新編

基礎食品学

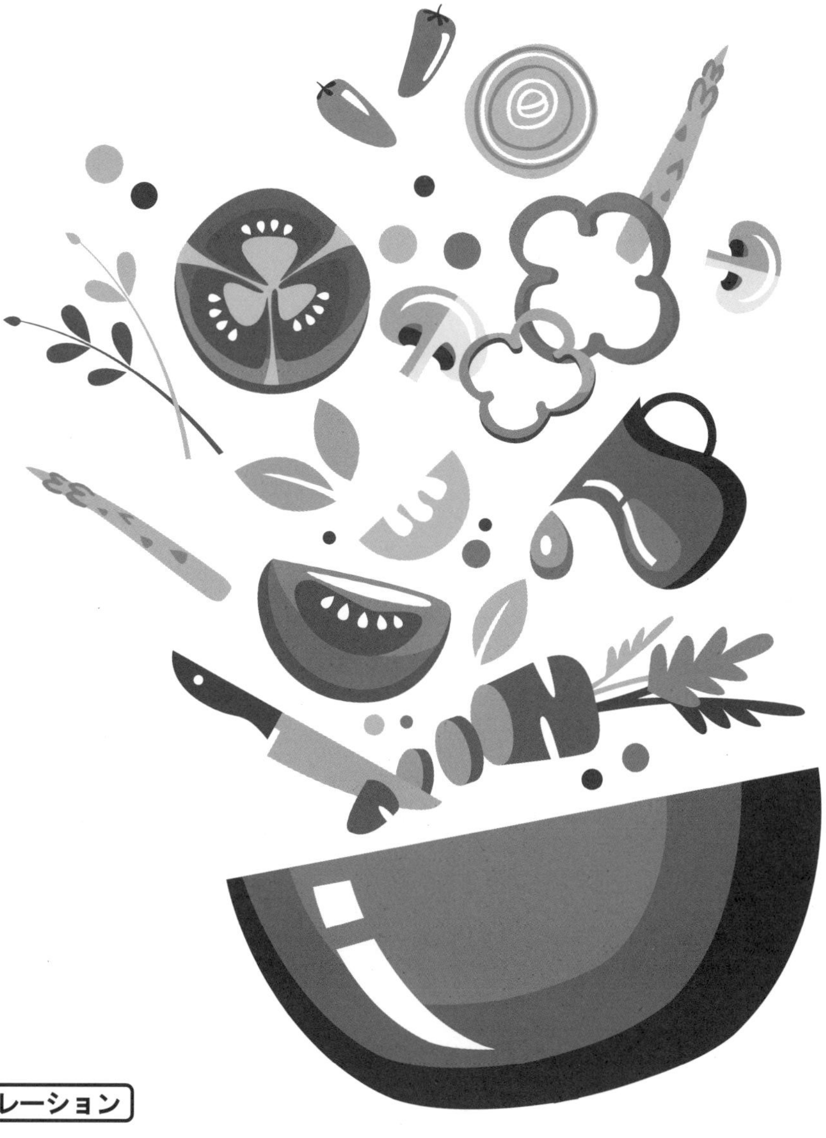

編著者
遠藤　泰志
池田　郁男

著者
阿部　周司
伊藤　芳明
小原　章裕
梶原　一人
駒井三千夫
下山田　真
白川　仁
仲川　清隆
長澤　孝志
西川　正純
西田　芳弘
丹羽　利夫
保科由智恵
三浦　靖
湊　健一郎
宮澤　陽夫
矢部　富雄

アイ・ケイ コーポレーション

まえがき

本書は，既刊書「健康からみた基礎食品学」の主旨を受け継ぎ，４年制大学および短期大学において，将来，食品に関する職種につくことを希望しつつ，主に食品学や栄養学を専攻している学生を対象としており，「食品学」を１年もしくは半年で学ぶための教科書となるように編集されている。内容は，基礎を重点とし，平易な文章で，２刷色とし，親しみやすく理解しやすいように心がけた。また，これまで通り，食品の各成分とその変化を中心に系統的に構成されているが，化学的視点から記述することを特徴とする点では，既刊書と大いに異なるところである。

健康に生活を維持するために，日々，食品の摂取は必要不可欠である。現代日本では，食事をはじめ，運動や飲酒，喫煙など普段の生活習慣によって引き起こされる生活習慣病(高血圧，糖尿病，脂質異常症)の発生が問題となっている。特に高齢者人口の比率が年々高まるにつれ，医療費を削減することを目的に，運動とともに食から健康を考えるようになってきている。実際，食品に含まれる成分に新たな健康機能が発見されたり，新しい機能性食品がつくられたりしており，なかでも特定保健用食品や栄養機能食品をはじめとする，いわゆる機能性食品のほか，高齢者を対象としたえん下食，流動食，介護食といった医療食の需要が高まっている。

一般に，食品には，エネルギー(カロリー)や身体をつくる栄養素としての一次機能，味や匂いなどのおいしさに関する二次機能，そして血圧や血糖値を抑えたり，体脂肪を下げるといった身体の調子を整える三次機能があるが，これらは食品成分の化学構造に由来することが多い。また，食中毒や有害物質の混入といった食の安全や安心の観点からも，食品分野における，化学的知識の重要性が益々高まってきていることを重視し，幅広い視点での執筆を心がけた。

以下本書の内容を簡単に紹介する。

1章では，食品の分類と，学校給食や病院での栄養管理に用いられる食品成分表について記述した。

2章では，食品の主要成分である水分，炭水化物(糖質)，脂質，たんぱく質について，その化学構造と機能について解説した。

3章では，食品の微量成分として，ビタミン，無機質（ミネラル），核酸，味成分，香気成分，色素成分，および有害成分について，その化学構造と性質について解説した。
4章では，食品に含まれる多糖類，脂質，たんぱく質の変化と代表的な食品成分の反応である褐変について解説した。
5章では，食品のおいしさのうち，硬さ，やわらかさ，のどごしなど食品の物性に関して解説した。
6章では，近年，食品の健康機能に関心が集まっており，多くの機能性食品やサプリメントが市販されているが，それらの特徴について記述した。

本書は，各分野の専門の方々にそれぞれ執筆していただき，本書で学習することで基本的な食品学の知識が得られるようになっている。また，学生が興味をもって学習できるよう，各章ごとにトピックスを設け，その分野での最新の研究情報を紹介した。

本書が，将来食品産業の分野で活躍が期待される食品学や栄養学を専攻する学生に対し，教科書や参考書として役に立つことを期待するものである。
なお，多くの読者からのご指導・ご叱正をいただければ幸いである。

本書の主旨に賛同し，快く執筆していただいた分担執筆各位に深くお礼申し上げる。さらに出版に協力されたアイ・ケイコーポレーションの森田富子社長をはじめとする各位に心から感謝する。

2023年1月

編著者　遠藤　泰志
　　　　池田　郁男

目　次

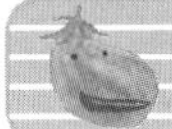

6章　食品の機能性

長澤　孝志／伊藤　芳明

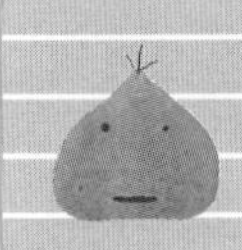

1章　食品とは

食品には，生命を維持する，生活を豊かにする，健康に関わるなどの機能がある。

1　食品の成分と機能

食品とは人の食べ物，および食べ物となる製品をいう。食料は食品と似た意味をもつが，食べ物，およびその材料を含む。日本は，飽食の時代といわれて久しいが，世界的には未だ飢餓に苦しんでいる人びとが多数存在する。日本でも，ほんの数十年前までは飽食とはほど遠い生活をしていた。食料が乏しいときには人びとは，生命を維持するために食べるのがやっとである。このような場合の食品には，生きるために必要とされる栄養素，およびエネルギー源としての機能が求められる。このような機能を食品の一次機能とよぶ。栄養素が欠乏するかも知れない時代には，主に栄養素の欠乏に伴う疾病が人びとを悩ますこととなる。食が満たされてくると，人びとは食品においしさや見た目の美しさなどを求めるようになる。すなわち，食品のし好特性である味，香り，色，テクスチャーを求める。これを食品の二次機能とよぶ。飽食や過食の時代になると，摂取した食べ物に由来する疾病が増加し，いわゆる生活習慣病を引き起こす。食品には疾病の予防，回復，生体防御，老化抑制などの生体調節機能を有する成分が含まれており，人びとは，この機能を食品に期待するようになる。このような機能を食品の三次機能とよぶ。これらの機能に関しては，第6章でも触れる。

このように食品は生命を維持する機能をもつだけでなく，人の生活を豊かにし，また健康に密接に関わる機能を有している。どのような食品を日々摂取するかは，われわれの生活や人生を決定するといっても過言ではない。

食品を構成する成分は，すべて化学物質である。上に挙げた食品の機能を理解し，利用するためには，食品を構成する成分やそれらの代謝，および機能の正確な知識や理解が必要となる。本書では，それらを学ぶこととする。

食品に含まれる成分を大別すると図1-1のようになる。食品の主成分である水を除いた固形物のうち，炭水化物，脂質，およびたんぱく質を食品の三大成分，または三大栄養素とよぶ。これにビタミンと無機質（ミネラル）を加えて五大栄養素とよぶ。それぞれの役割については，各章に記載されている。

また，し好成分は人が生きていくうえで必須の成分というわけではないが，食品の二次機能，三次機能に関係しており，豊かな生活や健康的な生活に貢献している。

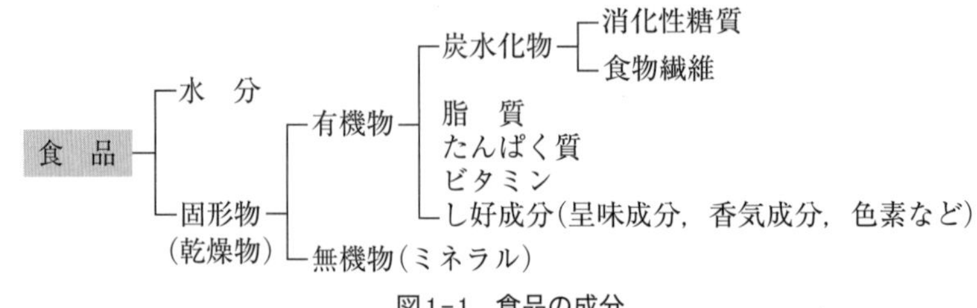

図1-1　食品の成分

食品には，目的の違いによりいろいろな分類法がある。

2　食品の分類

（1）　自然界での所属による分類

植物性食品

穀類，いも類，豆類，野菜類，果実類，藻類，きのこ類とその加工品

動物性食品

肉類，卵類，乳類，魚介類とその加工品

鉱物性食品

食塩，にがり，かん水

（2）　生産様式による分類

一次産業によって生産される食品とその加工品について，産業種別に分類する。

農産食品

穀類，いも類，野菜類，豆類など農業によって生産される植物性の食品

畜産食品

肉，乳，卵とそれらの加工品など畜産業によって生産される食品

水産食品

魚介類，くじら類，藻類とその加工品など水産業によって生産される食品

林産食品

きのこ類，山菜，たけのこなど林野で生産される食品とその加工品

発酵醸造食品

微生物による発酵により加工される食品，日本酒，紅茶，納豆，しょうゆ，みそ，かつおぶし，漬物，ヨーグルト，チーズなど。

（3）　加工・貯蔵方法による分類

長期保存のための食品の加工・貯蔵により分類する。

乾燥品，塩蔵品，糖蔵品，くん製品，漬物，冷凍品，冷蔵品などがある。また，包装形態により，缶詰，びん詰，レトルトパウチ食品などの分類もある。さらには，加工方法により，発酵醸造食品，加圧食品などの分類もある。

（4）　日本食品標準成分表による分類

日本食品標準成分表は，わが国で日常摂取する食品の標準的な成分値を示しているものである。わが国における日本食品標準成分表は，1950年に公表されたが，収載食品数はわずかに538であった。その後，何度かの改定を経て，最新版は，日本食品標準成分表2020年版（八訂）であり，収載食品数は2,478となっている。この表は，栄養素の含有量を調べたり，カロリーを計算するときに必ず参照される。そのほかにも表1-1に示すように，さまざまな場面で活用されており，国民に対する役割は非常に大きい。

日本食品標準成分表（日本食品標準成分表2020年版（八訂））については，次の項で詳細に述べる。なお，国民健康栄養調査での食品群は，野菜類をさらに緑黄色野菜とそ

表1-1　食品成分表の役割

行　政	厚生労働省：栄養状態評価のための統計調査(国民健康・栄養調査)， 栄養所要量作成のための基礎資料 農林水産省：食糧需給表，食糧自給率の目標設定のための基礎資料 食品の規格基準設定のための基礎資料 保健所での栄養指導や学校給食のための資料
教育研究	家庭科，家政学，栄養学，食品学，農学，医学，保健体育での利用
その他	学校，病院，事業所などでの給食管理・栄養評価 食事制限，治療食などの栄養指導 家庭での献立作成

の他に分けている。また，FAOでは，11の分類に分けている。すなわち，目的や用途に応じて分類の変更が行われる。

(5)　栄養指導を目的とした分類

同じような栄養素を含み，同じような栄養的役割が期待できる食品をグループに分類したもので，栄養指導や健康づくりに利用される。

主に，三色食品群，4つの食品群や6つの基礎食品群が広く利用されている。以下にそれぞれの分類を示す。

①　三色食品群

赤色群：魚介類，肉類，乳類などのたんぱく質を多く含む食品
黄色群：穀類，いも類，油脂，砂糖など，脂肪，糖質を多く含む食品
緑色群：野菜類，果実類，藻類など，ビタミン，ミネラルを多く含む食品

②　4つの食品群

第1群：栄養を完全にする食品グループ，牛乳・乳製品，卵類
第2群：からだや筋肉・血液を作る食品グループ，たんぱく質源になる食品群である魚介類，肉類，豆・豆製品
第3群：からだの調子をよくする食品グループ，ビタミン・ミネラル源になる食品群である野菜類(きのこ，藻類を含む)，果物，いも類
第4群：エネルギー源となる栄養素を含む食品グループ，穀類，砂糖，油脂，種実類，その他(調味料，飲料，菓子類)

③　6つの基礎食品群

第1類：「魚，肉，卵，大豆」主に良質のたんぱく質給源となる。
第2類：「牛乳，乳製品，骨ごと食べられる魚」特にカルシウムの給源として重要な食品
第3類：「緑黄色野菜」主にカロテン(ビタミンA)の給源となる。
第4類：「その他の野菜，果物」主にビタミンCの給源となる。
第5類：「米，パン，めん，いも」主に糖質由来のエネルギー源となる。
第6類：「油脂」主に脂肪由来のエネルギー源となる。

食品をこのように分類し，それぞれの群から選んで食べれば栄養素をまんべんなく摂取することができることから，栄養不足や偏りが出てこないといった栄養指導に用いられる。6つの基礎食品群は，カルシウムおよびカロテンの供給源を特に別立てにしていることが特徴的で，日本人で不足しがちな栄養素への配慮がみられる。

（6） 保健機能食品と特別用途食品としての分類

一般的な食品は，病気の治療や予防に役立つ成分を含んでいる可能性はあるが，法律的には，保健機能（健康機能）を説明したり，表示することはできない。いわゆる健康食品やサプリメントも一般の食品に分類されるので（6章3. サプリメント参照），健康機能を明記することはできない。効能を明記することのできる食品として法律で定められているものには，保健機能食品と特別用途食品がある。栄養機能食品や特定保健用食品などはこれらの範疇に分類される。以下に，特定保健用食品表示許可食品の分類を示す。詳細は6章2. 栄養機能食品・特定保健用食品で述べる。

① おなかの調子を整える食品
　オリゴ糖類を含む食品
　乳酸菌類を含む食品
　食物繊維類を含む食品
　その他の成分を含む食品
　複数の成分を含む食品
② コレステロールが高めの方の食品
③ コレステロールが高めの方，おなかの調子を整える食品
④ 血圧が高めの方の食品
⑤ ミネラルの吸収を助ける食品
⑥ ミネラルの吸収を助け，おなかの調子を整える食品
⑦ 骨の健康が気になる方の食品，疾病リスク低減表示
⑧ むし歯の原因になりにくい食品と歯を丈夫で健康にする食品
⑨ 血糖値が気になり始めた方の食品
⑩ 血中中性脂肪，体脂肪が気になる方の食品，条件付き特定保健用食品
⑪ 血中中性脂肪と体脂肪が気になる方の食品
⑫ 血糖値と血中中性脂肪が気になる方の食品
⑬ 体脂肪が気になる方，コレステロールが高めの方の食品

食品成分表は，日常摂取する食品の標準的な成分量を示している。

3 食品成分表（日本食品標準成分表2020年版（八訂））

（1） 収載食品

① 食品群の分類と配列

食品群は，次の18種類に分類されており，植物性食品，きのこ類，藻類，動物性食品，加工食品の順に並べている。

1. 穀　類	2. いも及びでん粉類	3. 砂糖及び甘味類	4. 豆　類
5. 種実類	6. 野菜類	7. 果実類	8. きのこ類
9. 藻　類	10. 魚介類	11. 肉　類	12. 卵　類
13. 乳　類	14. 油脂類	15. 菓子類	16. し好飲料類
17. 調味料及び香辛料類		18. 調理加工食品類	

② 収載食品の概要

収載食品数は，2,478食品である（表1-2）。食品の選定および調理に当たっては，原材料の生物の品種，生産条件などの各種の要因により，成分値に変動があることが知られているため，これらの変動要因に留意して収載されている。また，一部の食品においては，焼きやゆでなどの基本的な調理食品も収載されているほか，加工食品においては，標準的な食品が収載されている。

表1-2　食品群別収載食品数

食品群	食品数
1. 穀　類	205
2. いも及びでん粉類	70
3. 砂糖及び甘味類	30
4. 豆　類	108
5. 種実類	46
6. 野菜類	401
7. 果実類	183
8. きのこ類	55
9. 藻　類	57
10. 魚介類	453
11. 肉　類	310
12. 卵　類	23
13. 乳　類	59
14. 油脂類	34
15. 菓子類	185
16. し好飲料類	61
17. 調味料及び香辛料類	148
18. 調理加工食品類	50
計	2,478

日本食品標準成分表（2020）

なお，本成分表から，索引番号が付け加えられている。

③ 食品の分類・配列と食品番号

各食品群は，大分類，中分類，小分類および細分の4段階に分類・整理されている。大分類は原則として動植物の名称が当てられ，五十音順に配列されている。ただし，「いも及びでん粉類」，「魚介類」，「肉類」，「乳類」，「し好飲料類」，および「調味料及び香辛料類」は，大分類の前に副分類（<　>で表示）を設けて区分されている。中分類（〔　〕で表示）および小分類は，原則として原材料の形状から順次加工度の高まる順に配列されている。ただし，加工食品は，原則として主原材料の位置に配列されている。

食品番号は5桁で，初めの2桁は食品群を指し，残りの3桁が小分類または細分に用いられている。

④ 食品名

食品の名称は学術名または慣用名が採用されている。加工名称は一般に用いられている名称や食品規格基準などにおいて公的に定められている名称を用いている。広く用いられている別名，市販通称名などがある場合には，備考欄に記載している。また，食品名には，原則として英名が併記されている。

（2） 収載成分項目

① 項目およびその配列

成分表の一部を表1-3に示したが，廃棄率，エネルギー，水分，続いて成分項目群ごとに「たんぱく質」に属する成分，「脂質」に属する成分，「炭水化物」に属する成分，さらに有機酸，灰分，無機質，ビタミン，その他（アルコールおよび食塩相当量），備考の順に記載されている。

a）「たんぱく質」に属する成分：アミノ酸組成によるたんぱく質およびたんぱく質としている。

b）「脂質」に属する成分：脂肪酸のトリアシルグリセロール当量で表した 脂質，コレステロールおよび脂質としている。

c）「炭水化物」に属する成分：利用可能炭水化物（単糖当量），利用可能炭 水化物（質量計），差引き法による利用可能炭水化物，食物繊維総量，糖アルコールおよび炭水化物に分けている。また，利用可能炭水化物（単糖当量），利用可能炭水化物（質量計）差引き法による利用可能炭水化物から構成される成分項目群は，成分項目群「利用可能炭水化物」とよんでいる。

d）酢酸などすべての有機酸：エネルギー産生成分とし，炭水化物と分けて収載されている。

e）無機質：各成分の栄養上の関連性に配慮して，ナトリウム，カリウム，カルシウム，マグネシウム，リン，鉄，亜鉛，銅，マンガン，ヨウ素，セレン，クロムおよびモリブデンの順に記載されている。

f）ビタミン：脂溶性ビタミン，水溶性ビタミンの順に配列され，脂溶性ビタミンはビタミンA，ビタミンD，ビタミンEおよびビタミンKの順に，また水溶性ビタミンはビタミンB_1，ビタミンB_2，ナイアシン，ビタミンB_6，ビタミンB_{12}，葉酸，パントテン酸，ビオチンおよびビタミンCの順にそれぞれ配列されている。このうち，ビタミンAは，レチノール，α-およびβ-カロテン，β-クリプトキサンチン，β-カロテン当量ならびにレチノール当量として記載されている。また，ビタミンEは，同族体（α-，β-，γ-およびδ-トコフェロール）に分けられている。

g）脂肪酸と食物繊維：詳細な成分値については，脂肪酸成分表2020年版に記載されている。また，食物繊維の分析法別の成分値および水溶性食物繊維，不溶性食物繊維等の成分項目については，炭水化物成分表2020年版に記載されている。

② 廃棄率および可食部

本食品成分表の各成分の値は，可食部100g当たりの数値で示されている。可食部は，食品全体あるいは購入形態から廃棄部位を除いたもので，廃棄率は，原則として通常の食習慣において廃棄される部分を食品全体あるいは購入形態に対する重量の割合（%）で示し，廃棄部位を備考欄に記載している。

③ エネルギー

食品のエネルギー値は，可食部100g当たりのアミノ酸組成によるたんぱく質，脂肪酸のトリアシルグリセロール当量，利用可能炭水化物（単糖当量），糖アルコール，食物繊維総量，有機酸およびアルコールの量（g）に各成分のエネルギー換算係数（表1-4）を乗じて算出するが，食品の種類によりエネルギー換算係数は異なる。なお，エネルギーの単位は，キロカロリー（kcal）に加えてキロジュール（kJ）が併記されている。

④ 一般成分

一般成分とは，水分，たんぱく質，脂質，炭水化物，および灰分を指す。一般成分の測定法については，概要を表1-5に示した。

a）水　分：常圧加熱乾燥法，減圧加熱乾燥法，カールフィッシャー法，または蒸留法を用いて乾燥した際の重量の減少量から求める。ただしアルコール，または酢酸を含む食品は，乾燥減量からアルコール分，または酢酸の重量をそれぞれ差し引いて算出する。

b）たんぱく質：アミノ酸組成によるたんぱく質量と基準窒素量に，「窒素-たんぱく質換算係数」（表1-6）を乗じて算出してたんぱく質量が記載されている。なお茶類，およびコーヒーはカフェインを，ココア類およびチョコレート類はカフェインおよびテオブロミンを別に定量した後，これら由来の窒素量を差し引いて算出する。また，野菜類は別に定量した硝酸態窒素を差し引いて算出する。

表1-3　日本食品標準成分表(2020)の例

可食部100g当たり

食品番号	索引番号	食品名	廃棄率	エネルギー		水分	たんぱく質		脂質			炭水化物						有機酸	灰分	無機質								
							アミノ酸組成によるたんぱく質	たんぱく質	脂肪酸のトリアシルグリセロール当量	コレステロール	脂質	利用可能炭水化物 利用可能炭水化物(単糖当量)	利用可能炭水化物(質量計)	差引き法による利用可能炭水化物	食物繊維送料	糖アルコール	炭水化物			ナトリウム	カリウム	カルシウム	マグネシウム	リン	鉄	亜鉛	銅	マンガン
		単位	%	kcal	kJ	(……			g				……)	mg	(……	g		……)		(……				mg				……)
		成分識別子	REFUSE	ENNRC	ENNRC_KCAL	WATER	PROTCAA	PROT-	FATNLEA	CHOLE	FAT-	CHOAVLM	CHOAVL	CHOAVLDF-	FIB-	POLYL	CHOCDF-	OA	ASH	NA	K	CA	MG	P	FE	ZN	CU	MN
10001	1159	<魚類> あいなめ　生	50	443	105	76.0	(15.8)	19.1	2.9	76	3.4	(0.1)	(0.1)	3.8	(0)	–	0.1	–	1.4	150	370	55	39	220	0.4	0.5	0.06	–
10002	1160	<魚類> あこうだい　生	0	362	86	79.8	14.6	16.8	1.8	56	2.3	(0.1)	(0.1)	2.8*	(0)	–	0.1	–	1.0	75	310	15	24	170	0.3	0.4	0.02	Tr
10003	1161	<魚類>(あじ類) まあじ 皮付き 生	55	471	112	75.1	16.8	19.7	3.5	68	4.5	(0.1)	(0.1)	3.3*	(0)	–	0.1	–	1.3	130	360	66	34	230	0.6	1.1	0.07	0.01
10389	1162	<魚類>(あじ類) まあじ 皮付き 生	0	454	108	75.6	16.5	19.7	3.0	56	4.1	(0.2)	(0.2)	3.7*	(0)	–	0.2	–	1.2	110	360	12	31	220	0.9	0.6	0.09	0.01
10004	1163	<魚類>(あじ類) まあじ 皮付き 水煮	40	574	136	70.3	(19.1)	22.4	4.6	81	5.9	(0.1)	(0.1)	4.6*	(0)	–	0.1	–	1.3	130	350	80	36	250	0.7	1.3	0.07	0.01
10005	1164	<魚類>(あじ類) まあじ 皮付き 焼き	35	661	157	65.3	(22.0)	25.9	5.1	94	6.4	(0.1)	(0.1)	5.8*	(0)	–	0.1	–	1.8	180	470	100	44	320	0.8	1.5	0.08	0.01
10390	1165	<魚類>(あじ類) まあじ 皮付き フライ	0	1126	270	52.3	16.5	20.1	17.0	80	18.2	8.5	7.8	12.7*	–	–	7.9	–	1.4	160	330	100	35	250	0.8	1.2	0.08	0.11

可食部100g当たり																												備考
無機質				ビタミン																						アルコール	食塩相当量	
				ビタミンA							ビタミンE																	
ヨウ素	セレン	クロム	モリブデン	レチノール	β-カロテン	β-カロテン	β-カロテン	β-カロテン当量	レチノール活性当量	ビタミンD	α-トコフェロール	β-トコフェロール	γ-トコフェロール	δ-トコフェロール	ビタミンK	ビタミンB1	ビタミンB2	ナイアシン	ナイアシン当量	ビタミンB6	ビタミンB12	葉酸	パントテン酸	ビオチン	ビタミンC			
(……μg										……)	(……mg			……)	μg	(……mg				……)	(…μg	…)	mg	μg	mg	(…g	…)	
ID	SE	CR	MO	RETOL	CARTA	CARTB	CRYPXB	CARTBEQ	VITA_RAE	VITD	TOCPHA	TOCPHB	TOCPHG	TOCPHD	VITK	THIA	RIBF	NIA	NE	VITB6A	VITB12	FOL	PANTAC	BIOT	VITC	ALC	NACL_EQ	
–	–	–	–	6	0	(0)	(0)	(0)	6	9.0	1.7	0	0	0	(0)	0.24	0.26	2.6	(6.1)	0.18	2.2	8	0.98	–	2	–	0.4	別名：あぶらめ，あぶらこ 廃棄部位：頭部，内臓，骨，ひれ等（三枚下ろし）
–	–	–	–	26	0	0	(0)	(0)	26	1.0	3.4	0	0	0	(0)	0.11	0.04	1.1	4.1	0.05	0.7	3	0.35	–	Tr	–	0.2	切り身：魚全体から調理する場合，廃棄率：60%，廃棄部位：頭部，内臓，骨，ひれ等
20	46	1	0	7	0	0	0	0	7	8.9	0.6	0	0	0	Tr	0.13	0.13	5.5	9.2	0.30	7.1	5	0.41	3.3	Tr	–	0.3	別名：あじ 廃棄部位：頭部，内臓，骨，ひれ等（三枚下ろし）
20	42	0	(0)	7	(0)	(0)	(0)	(0)	7	7.9	0.9	0	0	0	(Tr)	0.14	0.20	6.4	10.0	0.41	9.8	9	0.53	4.7	Tr	–	0.3	別名：あじ
14	64	Tr	0	8	0	0	0	0	8	11.0	0.3	0	0	0	Tr	0.13	0.12	5.3	(9.5)	0.25	5.9	5	0.38	5.2	0	–	0.3	別名：あじ 内臓等を除き水煮したもの 廃棄部位：頭部，骨，ひれ等
27	78	2	0	8	0	0	0	0	8	12.0	0.7	0	0	0	Tr	0.15	0.15	6.8	(12.0)	0.27	7.1	5	0.47	5.3	0	–	0.4	別名：あじ 内臓等を除き焼いたもの 廃棄部位：頭部，骨，ひれ等
–	–	–	–	16	0	0	1	1	16	7.0	3.4	Tr	5.9	0.1	23	0.12	0.15	4.6	8.2	0.15	7.5	10	0.53	–	0	–	0.4	別名：あじ 三枚におろしたもの，調理による脂質の増減：第1章表13参照

表1-4　適用したエネルギー換算係数

成　分　名	換算係数(kJ/g)	換算係数(kcal/g)	備　　考
アミノ酸組成によるたんぱく質／たんぱく質*1	17	4	
脂肪酸のトリアシルグリセロール当量／脂質*1	37	9	
利用可能炭水化物(単糖当量)	16	3.75	
差引き法による利用可能炭水化物*1	17	4	
食物繊維総量	8	2	成分値はAOAC.2011.25法，プロスキー変法またはプロスキー法による食物繊維総量を用いる。
アルコール	29	7	
糖アルコール*2			
ソルビトール	10.8	2.6	
マンニトール	6.7	1.6	
マルチトール	8.8	2.1	
還元水あめ	12.6	3.0	
その他の糖アルコール	10	2.4	
有機酸*2			
酢酸	14.6	3.5	
乳酸	15.1	3.6	
クエン酸	10.3	2.5	
リンゴ酸	10.0	2.4	
その他の有機酸	13	3	

＊1　アミノ酸組成によるたんぱく質，脂肪酸のトリアシルグリセロール当量，利用可能炭水化物(単糖当量)の成分値がない食品では，それぞれたんぱく質，脂質，差引き法による利用可能炭水化物の成分値を用いてエネルギー計算を行う。利用可能炭水化物(単糖当量)の成分値がある食品でも，水分を除く一般成分等の合計値と100gから水分を差引いた乾物値との比が一定の範囲に入らない食品の場合(資料「エネルギーの計算方法」参照)には，利用可能炭水化物(単糖当量)に代えて，差引き法による利用可能炭水化物を用いてエネルギー計算をする
＊2　糖アルコール，有機酸のうち，収載値が1g以上の食品がある化合物で，エネルギー換算係数を定めてある化合物については，当該化合物に適用するエネルギー換算係数を用いてエネルギー計算を行う。

c)　脂　質：脂肪酸成分表の各脂肪酸量から，トリアシルグリセロールに換算した量として算出する。もしくは，ジエチルエーテルによるソックスレー抽出法，クロロホルム-メタノール改良抽出法，レーゼ・ゴットリーブ法または酸分解法で抽出される物質の重量から求める。

d)　炭水化物：エネルギーとしての利用性に応じて炭水化物を細分化している。

利用可能炭水化物(単糖当量)

エネルギー計算に用いるため，でん粉，ぶどう糖，果糖，ガラクトース，しょ糖，麦芽糖，乳糖，トレハロース，イソマルトース，80%エタノールに可溶性のマルトデキストリンおよびマルトトリオース等のオリゴ糖類等を直接分析または推計した利用可能炭水化物(単糖当量)として記載されている。この成分値は，各成分を単純に合計した質量ではなく，係数を乗じて，単糖の質量に換算した合計値である。

利用可能炭水化物由来のエネルギーは，原則として，この成分値(g)にエネルギー換算係数16 kJ/g (3.75 kcal/g)を乗じて算出する。

表1-5　一般成分の測定法

成　分	測　定　法
水　分	常圧加熱乾燥法，減圧加熱乾燥法，カールフィッシャー法または蒸留法。ただし，アルコールまたは酢酸を含む食品は，乾燥減量からアルコール分または酢酸の重量をそれぞれ差し引いて算出
たんぱく質	改良ケルダール法，サリチル酸添加改良ケルダール法または燃焼法（改良デュマ法）によって定量した窒素量からカフェイン，テオブロミンおよび/あるいは硝酸態窒素に由来する窒素量を差し引いた基準窒素量に，「窒素-たんぱく質換算係数」（表1-6）を乗じて算出 食品とその食品において考慮した窒素含有成分は次のとおり：コーヒー，カフェイン；ココアおよびチョコレート類，カフェインおよびテオブロミン；野菜類，硝酸態窒素；茶類，カフェインおよび硝酸態窒素
アミノ酸組成によるたんぱく質	アミノ酸成分表2020年版の各アミノ酸量に基づき，アミノ酸の脱水縮合物の量（アミノ酸残基の総量）として算出*1
脂　質	溶媒抽出-重量法：ジエチルエーテルによるソックスレー抽出法，酸分解法，液-液抽出法，クロロホルム-メタノール混液抽出法，レーゼ・ゴットリーブ法，酸・アンモニア分解法，ヘキサン-イソプロパノール法またはフォルチ法
脂肪酸のトリアシルグリセロール当量	脂肪酸成分表2020年版の各脂肪酸量を，トリアシルグリセロールに換算した量の総和として算出*2
コレステロール	けん化後，不けん化物を抽出分離後，水素炎イオン化検出-ガスクロマトグラフ法
炭水化物	差し引き法（水分，たんぱく質，脂質および灰分の合計(g)を100gから差し引く）。硝酸イオン，アルコール分，酢酸，ポリフェノール（タンニンを含む），カフェインまたはテオブロミンを多く含む食品や加熱により二酸化炭素等が多量に発生する食品では，これらも差し引いて算出 ただし，魚介類，肉類および卵類のうち原材料的食品はアンスロン-硫酸法による全糖
利用可能炭水化物（単糖当量）	炭水化物成分表2020年版の各利用可能炭水化物量（でん粉，単糖類，二糖類，80%エタノールに可溶性のマルトデキストリンおよびマルトトリオース等のオリゴ糖類）を単糖に換算した量の総和として算出*3 ただし，魚介類，肉類および卵類の原材料的食品のうち，炭水化物としてアンスロン-硫酸法による全糖の値が収載されているものは，その値を推定値とする。
利用可能炭水化物（質量計）	炭水化物成分表2020年版の各利用可能炭水化物量（でん粉，単糖類，二糖類，80%エタノールに可溶性のマルトデキストリンおよびマルトトリオース等のオリゴ糖類）の総和として算出 ただし，魚介類，肉類および卵類の原材料的食品のうち，炭水化物としてアンスロン-硫酸法による全糖の値が収載されているものは，その値に0.9を乗じた値を推定値とする。
差引き法による利用可能炭水化物	100gから，水分，アミノ酸組成によるたんぱく質（この収載値がない場合には，たんぱく質），脂肪酸のトリアシルグリセロール当量として表した脂質（この収載値がない場合には，脂質），食物繊維総量，有機酸，灰分，アルコール，硝酸イオン，ポリフェノール（タンニンを含む），カフェイン，テオブロミン，加熱により発生する二酸化炭素等の合計(g)を差し引いて算出
食物繊維総量	酵素-重量法（プロスキー変法またはプロスキー法），または，酵素-重量法・液体クロマトグラフ法（AOAC.2011.25法）
糖アルコール	高速液体クロマトグラフ法
有機酸	5%過塩素酸水で抽出，高速液体クロマトグラフ法，酵素
灰分	直接灰化法（550℃）

＊1 {可食部100g当たりの各アミノ酸の量 ×（そのアミノ酸の分子量 − 18.02）/ そのアミノ酸の分子量} の総量

＊2 {可食部100g当たりの各脂肪酸の量 ×（その脂肪酸の分子量 ＋ 12.6826）/ その脂肪酸の分子量} の総量。ただし，未同定脂肪酸は計算に含まない。12.6826は，脂肪酸をトリアシルグリセロールに換算する際の脂肪酸当たりの式量の増加量〔グリセロールの分子量 × 1/3 −（エステル結合時に失われる）水の分子量〕

＊3 単糖当量は，でん粉および80%エタノール可溶性のマルトデキストリンには1.10を，マルトトリオース等のオリゴ糖類には1.07を，二糖類には1.05をそれぞれの成分値に乗じて換算し，それらと単糖類の量を合計したもの

表1-6　窒素-たんぱく質換算係数

食 品 群	食 品 名	換算係数
1. 穀　類	アマランサス	5.30
	えんばく	
	オートミール	5.83
	おおむぎ	5.83
	こむぎ	
	玄穀，全粒粉	5.83
	小麦粉，フランスパン，うどん・そうめん類，中華めん類，マカロニ・スパゲッティ類，ふ類，小麦たんぱく，ぎょうざの皮，しゅうまいの皮	5.70
	小麦はいが	5.80
	こめ，こめ製品（赤飯を除く）	5.95
	ライ麦	5.83
4. 豆　類	だいず，だいず製品（豆腐竹輪を除く）	5.71
5. 種実類	アーモンド	5.18
	ブラジルナッツ，らっかせい	5.46
	その他のナッツ製品	5.30
	あさ，あまに，えごま，かぼちゃ，けし，ごま，すいか，はす，ひし，ひまわり	5.30
6. 野菜類	えだまめ，だいずもやし	5.71
	らっかせい（未熟豆）	5.46
10. 魚介類	ふかひれ	5.55
11. 肉　類	ゼラチン，腱（うし），豚足，軟骨（ぶた，にわとり）	5.55
13. 乳　類	液状乳類，チーズを含む乳製品，その他（シャーベットを除く）	6.38
14. 油脂類	バター類，マーガリン類	6.38
17. 調味料及び香辛料類	しょうゆ類，みそ類	5.71
上記以外の食品		6.25

利用可能炭水化物（質量計）

利用可能炭水化物（単糖当量）と同様に，でん粉，ぶどう糖，果糖，ガラクトース，しょ糖，麦芽糖，乳糖，トレハロース，イソマルトース，80％エタノールに可溶性のマルトデキストリンおよびマルトトリオース等のオリゴ糖類等を直接分析又は推計した質量の合計値である。

差引き法による利用可能炭水化物

100gから，水分，アミノ酸組成によるたんぱく質（この収載値がない場合には，たんぱく質），脂肪酸のトリアシルグリセロール当量として表した脂質（この収載値がない場合には，脂質），食物繊維総量，有機酸，灰分，アルコール，硝酸イオン，ポリフェノール（タンニンを含む），カフェイン，テオブロミン，加熱により発生する二酸化炭素等の合計（g）を差し引いた値である。

食物繊維総量

成分表では，食物繊維を「ヒトの消化酵素で消化されない食品中の難消化性成分の総体」と定義し，食物繊維総量は，プロスキー変法による高分子量の「水溶性食物繊維」と「不溶性食物繊維」を合計した「食物繊維総量」，プロスキー法による食物繊維総量，あるいは，AOAC法による「低分子量水溶性食物繊維」，「高分子量水溶性食物繊維」および「不溶性食物繊維」を合計した食物繊維総量である。食物繊維総量由来のエネルギーは，この成分値（g）にエネルギー換算係数8kJ/g（2kcal/g）を乗じて求める。

糖アルコール(Polyols)

糖アルコールもエネルギー産生成分として「炭水化物」に示されている。糖アルコールのうち，ソルビトール，マンニトール，マルチトールおよび還元水は，エネルギー換算係数として4.184を乗じる。糖アルコール由来のエネルギーは，各成分値(g)にそれぞれのエネルギー換算係数を乗じて算出したエネルギーの合計値として求める。

e) 有機酸：有機酸のうち，酢酸，乳酸，クエン酸およびリンゴ酸は，エネルギー換算係数4.184を乗じる。有機酸由来のエネルギーは，各成分値(g)にそれぞれのエネルギー換算係数を乗じて算出したエネルギーの合計値として求める。

f) 灰　分：直接灰化法(550℃)で残る灰の重量から求める。

⑤ 無機質

無機質は表1-7に示すように，リンを除き，原子吸光光度法，および誘導結合プラズマ質量分析法(ICP 質量分析法)により求める。

表1-7　無機質の測定法

成　　分	試料調製法	測　　定　　法
ナトリウム	希酸抽出法，乾式灰化法	原子吸光光度法，誘導結合プラズマ発光分析法
カリウム	希酸抽出法，乾式灰化法	原子吸光光度法，誘導結合プラズマ発光分析法，誘導結合プラズマ質量分析法
鉄	乾式灰化法	原子吸光光度法，誘導結合プラズマ発光分析法，誘導結合プラズマ質量分析法，1,10－フェナントロリン吸光光度法
亜　鉛	乾式灰化法	原子吸光光度法，キレート抽出－原子吸光光度法，誘導結合プラズマ発光分析法，誘導結合プラズマ質量分析法
マンガン	乾式灰化法	原子吸光光度法，キレート抽出－原子吸光光度法，誘導結合プラズマ発光分析法
銅	乾式灰化法，湿式分解法	原子吸光光度法，キレート抽出－原子吸光光度法，誘導結合プラズマ発光分析法，誘導結合プラズマ質量分析
カルシウム，マグネシウム	乾式灰化法	原子吸光光度法，誘導結合プラズマ発光分析法，誘導結合プラズマ質量分析
リ　ン	乾式灰化法	誘導結合プラズマ質量分析，バナドモリブデン酸吸光光度法
ヨウ素	アルカリ抽出法 アルカリ灰化法(魚類，≧20μg/100g)	誘導結合プラズマ質量分析法
セレン，クロム，モリブデン	マイクロ波による酸分解法	誘導結合プラズマ質量分析法

⑥ ビタミン

脂溶性ビタミンのビタミンA(レチノール，α-および β-カロテン，β-クリプトキサンチン，β-カロテン当量ならびにレチノール活性当量)，ビタミンD，ビタミンE(α-，β-，γ-および δ-トコフェロール)，およびビタミンKは高速液体クロマトグラフ法で，水溶性ビタミンのビタミンB_1とビタミンB_2，ビタミンCは高速液体クロマトグラフ法で，ナイアシン，ビタミンB_6，ビタミンB_{12}，葉酸，パントテン酸，およびビオチンは微生物学的定量法で求める(表1-8)。

表1-8　ビタミンの測定法

成　分	試料調製法	測　定　法
レチノール	けん化後，不けん化物を抽出分離，精製	ODS系カラムと水-メタノール混液による紫外部吸収検出—高速液体クロマトグラフ法
α-カロテン，β-カロテン，β-クリプトキサンチン	ヘキサン-アセトン-エタノール-トルエン混液抽出後，けん化，抽出	ODS系カラムとアセトニトリル—メタノール—テトラヒドロフラン—酢酸による可視部吸収検出—高速液体クロマトグラフ法
チアミン（ビタミンB_1）	酸性水溶液で加熱抽出	ODS系カラムとメタノール-0.01 mol/Lリン酸二水素ナトリウム-0.15 mol/L過塩素酸ナトリウム混液による分離とポストカラムでのフェリシアン化カリウムとの反応による蛍光検出—高速液体クロマトグラフ法
リボフラビン（ビタミンB_2）	酸性水溶液で加熱抽出	ODS系カラムとメタノール-酢酸緩衝液による蛍光検出—高速液体クロマトグラフ法
アスコルビン酸（ビタミンC）	メタリン酸溶液でホモジナイズ抽出，酸化型とした後，オサゾン生成	順相型カラムと酢酸-*n*-ヘキサン-酢酸エチル混液による可視部吸光検出—高速液体クロマトグラフ法
カルシフェロール（ビタミンD）	けん化後，不けん化物を抽出分離	順相型カラムと2-プロパノール-*n*-ヘキサン混液による分取高速液体クロマトグラフ法の後，逆相型カラムとアセトニトリル—水混液による紫外部吸収検出—高速液体クロマトグラフ法
トコフェロール（ビタミンE）	けん化後，不けん化物を抽出分離	順相型カラムと酢酸-2-プロパノール-*n*-ヘキサン混液による蛍光検出—高速液体クロマトグラフ法
フィロキノン類，メナキノン類（ビタミンK）	アセトンまたはヘサキン抽出後，精製	還元カラム-ODS系カラムとエタノール又はエタノール-メタノール混液による蛍光検出－高速液体クロマトグラフ法
ナイアシン	酸性水溶液で加圧加熱抽出	*Lactobacillus plantarum* ATCC 8014による微生物学的定量法
ビタミンB_6	酸性水溶液で加圧加熱抽出	*Saccharomyces cerevisiae* ATCC 9080による微生物学的定量法
ビタミンB_{12}	緩衝液およびシアン化カリウム溶液で加熱抽出	*Lactobacillus delbrueckii* subsp. *lactis* ATCC 7830による微生物学的定量法
葉　酸	緩衝液で加圧加熱抽出後，プロテアーゼ処理，コンジュガーゼ処理	*Lactobacillus rhamnosus* ATCC 7469による微生物学的定量法
パントテン酸	緩衝液で加圧加熱抽出後，アルカリホスファターゼ，ハト肝臓アミダーゼ処理	*Lactobacillus plantarum* ATCC 8014による微生物学的定量法
ビオチン	酸性水溶液で加圧加熱抽出	*Lactobacillus plantarum* ATCC 8014による微生物学的定量法

⑦　食塩相当量

食塩相当量は，ナトリウム量に2.54を乗じて算出した値を示している。ナトリウム量には食塩以外に，グルタミン酸ナトリウム，アスコルビン酸ナトリウム，リン酸ナトリウム，炭酸水素ナトリウムなどに由来するナトリウムも含まれる。

⑧　アルコール

浮標法，水素炎イオン化検出—ガスクロマトグラフ法，または振動式密度計法で求めたエチルアルコール量が示されている。

⑨　備考欄

食品の内容と各成分値などに関連の深い重要な事項について，以下のように記載している。

a)　食品の別名，性状，廃棄部位，あるいは加工食品の材料名，主原材料の配合割合，添加物など

b) 硝酸イオン，アルコール，酢酸，カフェイン，ポリフェノール，タンニン，テオブロミン，しょ糖，調理油などの含量

(3) 数値の表示方法

成分値の表示は，すべて可食部100 g当たりの値(g, mg, μg)として記載している。各成分の最小表示の位を表1-9, 10に示す。

表1-9 数値の表示方法(一般成分)

項目	単位	最小表示の位	数値の丸め方など
廃棄率	%	1の位	10未満は小数第1位を四捨五入，10以上は元の数値を2倍し，10の単位に四捨五入で丸め，その結果を2で除する
エネルギー	kJ	1の位	小数第1位を四捨五入
	kcal		
水分	g	小数第1位	小数第2位を四捨五入
たんぱく質			
アミノ酸組成によるたんぱく質			
脂質			
トリアシルグリセロール当量			
脂質			
炭水化物			
利用可能炭水化物(単糖当量)			
利用可能炭水化物(質量計)			
差し引き法による利用可能炭水化物			
食物繊維総量			
糖アルコール			
炭水化物			
有機酸			
灰分			

表1-10 数値の表示方法(無機質，ビタミン等)

項目		単位	最小表示の位	数値の丸め方など
無機質	ナトリウム	mg	1の位	整数表示では，大きい位から3桁目を四捨五入して有効数字2桁。ただし，10未満は小数第1位を四捨五入。小数表示では，最小表示の位の一つ下の位を四捨五入
	カリウム			
	カルシウム			
	マグネシウム			
	リン			
	鉄	mg	小数第1位	
	亜鉛			
	銅		小数第2位	
	マンガン			
	ヨウ素	μg	1の位	
	セレン			
	クロム			
	モリブデン			

<table>
<tr><th colspan="3">項　目</th><th>単位</th><th>最小表示の位</th><th>数値の丸め方など</th></tr>
<tr><td rowspan="21">ビタミン</td><td rowspan="6">A</td><td>レチノール</td><td rowspan="6">μg</td><td rowspan="6">1の位</td><td rowspan="21">整数表示では，大きい位から3桁目を四捨五入して有効数字2桁。ただし，10未満は小数第1位を四捨五入。小数表示では，最小表示の位の一つ下の位を四捨五入</td></tr>
<tr><td>α-カロテン</td></tr>
<tr><td>β-カロテン</td></tr>
<tr><td>β-クリプトキサンチン</td></tr>
<tr><td>β-カロテン当量</td></tr>
<tr><td>レチノール当量</td></tr>
<tr><td colspan="2">D</td><td>μg</td><td>小数第1位</td></tr>
<tr><td rowspan="4">E</td><td>α-トコフェロール</td><td rowspan="4">mg</td><td rowspan="4">小数第1位</td></tr>
<tr><td>β-トコフェロール</td></tr>
<tr><td>γ-トコフェロール</td></tr>
<tr><td>δ-トコフェロール</td></tr>
<tr><td colspan="2">K</td><td>μg</td><td>1の位</td></tr>
<tr><td colspan="2">B_1</td><td rowspan="3">mg</td><td rowspan="2">小数第2位</td></tr>
<tr><td colspan="2">B_2</td></tr>
<tr><td colspan="2">ナイアシン</td><td>小数第1位</td></tr>
<tr><td colspan="2">B_6</td><td>mg</td><td>小数第2位</td></tr>
<tr><td colspan="2">B_{12}</td><td rowspan="2">μg</td><td>小数第1位</td></tr>
<tr><td colspan="2">葉　酸</td><td>1の位</td></tr>
<tr><td colspan="2">パントテン酸</td><td>mg</td><td>小数第2位</td></tr>
<tr><td colspan="2">ビオチン</td><td>μg</td><td>小数第1位</td></tr>
<tr><td colspan="2">C</td><td>mg</td><td>1の位</td></tr>
<tr><td colspan="3">アルコール</td><td rowspan="3">g</td><td rowspan="3">小数第1位</td><td rowspan="3">小数第2位を四捨五入</td></tr>
<tr><td colspan="3">食塩相当量</td></tr>
<tr><td colspan="3">備考欄</td></tr>
</table>

（4） 食品の調理条件

食品の調理条件は，一般調理（小規模調理）を想定した条件を用いている。加熱調理は，ゆで，水煮（煮汁に調味料を加え，煮汁も料理の一部とする調理であるが，本成分表における分析に当たっては，煮汁に調味料を加えず，煮汁は廃棄している），炊き，蒸し，焼き，油炒め，および油揚げが含まれる。一方，非加熱調理は，水さらし，水戻し，塩漬，およびぬか漬を指す。

食品の調理において，水さらしや加熱により食品中の成分が溶出したり変化したりする。また，調理に用いる水や油の吸着により食品の重量が増減する。そのため本成分表における調理した食品の成分値は，原則として調理による成分変化率を求めて，これを調理前の成分値に乗じて算出する。

なお，栄養計算に当たっては，次の式のように「成分表の調理した食品の成分値」と「調理前の可食部重量」ならびに，「重量変化率」を用いて「調理された食品全重量に対する成分量」を算出する。

$$\text{調理された食品全重量に対する成分量} = \text{調理した食品の成分値（g/100 g 可食部）} \times \frac{\text{調理前の可食部重量（g）}}{100\text{（g）}} \times \frac{\text{重量変化率（\%）}}{100}$$

また，「廃棄率」と「調理前の可食部重量」から「廃棄部を含めた原材料重量」は，次の式より算出できる。

$$\text{廃棄部を含めた原材料重量（g）} = \frac{\text{調理前の可食部重量（g）} \times 100}{100 - \text{廃棄率（\%）}}$$

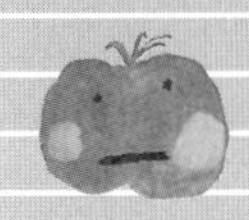

2章　食品の主要成分

水分は，食品の性質と状態を表す最も基本的な成分であり，食品の構造を維持している。

1　水　分

人体は体重の約60%の水を含むことから，水分(moisture)が構成成分として最も多く存在する。ヒトは1日に約2Lの水を摂取し，そして排泄している。この収支バランスを保つことにより，からだの細胞や組織は正常な機能を営んでいる。通常，ヒトは水分の約2分の1を食品から摂取している。では，食品中にはどのくらいの水が含まれているのだろうか。

(1)　食品中に含まれる水

食品に含まれる水分含有量を表2-1に示した。穀類，豆類などの種子食品を除くと，ほとんどの食品の水分含量は高い。特に，生鮮食品とよばれる野菜類・果物類の水分含量は75～96%と高く，魚肉類・畜肉類も50～85%である。これらの食品から水分が減少すると食品本来の機能，特性が失われてしまう。野菜類では5%，魚肉類・畜肉類では3%以上の水が減少すると鮮度や品質が保持されなくなる。食品の構造は水によって保持され乾燥によって組織が崩壊する。

表2-1　食品中の水分含量

分　類	水分含量(%)
野菜類	90～96
果実類	75～90
いも類	70～80
穀　類	10～15
豆　類	12～16
畜肉類	50～75
魚介類	70～85
甲殻類	75～85
卵　類	70～75

食品中の酵素反応，色の変化や褐変反応，組織の構造や物性の変化は水の存在下で起こる。水は食品の硬さ，粘度，流動性などのテクスチャー(食感)，呈味性などに関わる重要な役割を果たしている。食品中の水の機能・形態を理解するためには，水の物理化学的特性を知る必要がある。

(2)　水分子の構造と性質

水分子は2個の水素原子と1個の酸素原子が共有結合したもので，分子式はH_2Oで表される。気体の水分子の回転－振動スペクトル解析から，気体分子中の結合距離や結合角は求められており，分子振動からの算出ではO－H結合距離は95.7pm，∠H－O－H結合角は104.5°である。電子線回折法により実測されたO－H結合距離は97.6pmである。水分子の∠H－O－H結合角は，正四面体構造にみられる結合角(メタンの∠H－C－H結合角) 109.3°に近い値をとることから，水分子中の酸素原子がsp^3混成軌道をとっていることを示唆している。実際，水分子は酸素原子の軌道がsp^3混成により，2個の水素原子と2個の孤立電子対が正四面体の頂点を占めるように配置していると考えると，氷や液体の水の構造を説明するのに都合がよい(図2-1)。

∠H−O−H結合角が109.3°より小さいのは，2組の孤立電子対間の反発により孤立電子対間の距離が広がり，その結果，∠H−O−H結合角が狭められたと考えられている。中性子回折法などを用いれば，固体や液体の水の中の水素原子の位置を決定することができるが，これらの方法を用いても，孤立電子対の位置を決めることはできない。

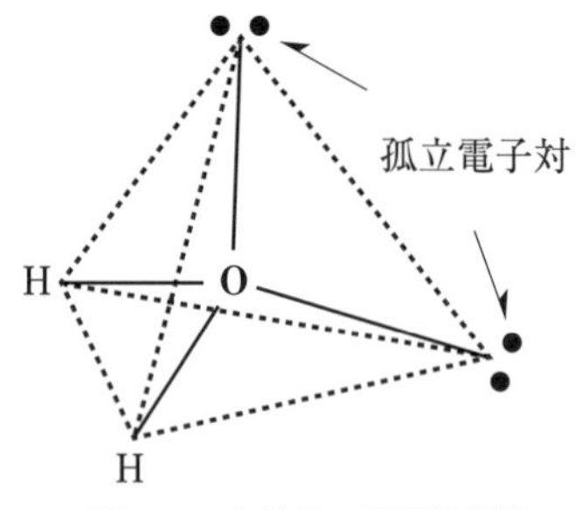

図2-1　水分子の四面体構造

したがって，水分子が正四面体構造をとっているかどうかは，実験的には確かめられていない。しかし，多くの実験事実は，水分子が正四面体に近い(やや歪んでいる)構造をとっていることを示唆している。

①　水素結合

水分子のように酸素原子と水素原子が共有結合していると，酸素原子の電気陰性度が大きいため，水素の電子は酸素原子に引っぱられ，水素原子には正の電荷が残される。これは，水素原子には電子が一つしかなく，その電子が酸素原子に引きつけられるため，水素原子の核がむき出しになることによる。すなわち，水分子は酸素原子に2組の孤立電子対と2つの正に荷電された水素原子から構成された極性分子である。この正に荷電された水素原子と隣接水分子の酸素の孤立電子対が電気的に引きつけられるために結合が生じる。この結合は水素原子が関与しているため，水素結合とよばれている。その結合エネルギーは約10 kJmol^{-1}である。また，O−Hの共有結合エネルギーは約400〜500 kJmol^{-1}である。

②　氷と液体の水

通常われわれが目にすることのできる氷(雪なども含めて)は，六方晶系に属し，I_h(hはhexagonal，六方晶系の意)とよばれている。その構造を図2-2aに示す。氷I_hとよく似た，立方晶系に属する氷I_c(cはcubic，立方晶系の意)とよばれる氷がある(図2-2b)。両者の性質や構造は，よく似ている。氷I_hの密度は0.92 gcm^{-3}であることより，水が凍ることにより体積は約1.09倍となり，約9%増加する。氷には温度・圧力によっていろいろな結晶の形がある。現在までにI_c，ガラス状氷を含めてⅠからⅨまでの番号がつけられているが，これ以外にも氷Ⅹ，氷Ⅺとされる結晶が存在すると考えられ，約10種類の氷が存在する。

氷は0℃，1気圧で水となる。このとき6.01 kJ mol^{-1}の熱を吸収し，融解に際して体

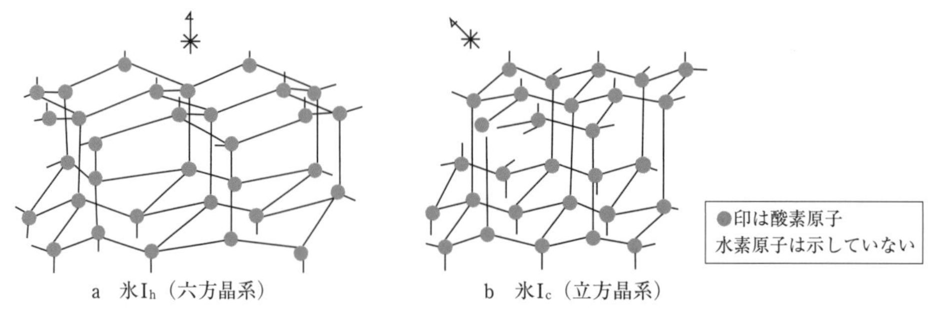

図2-2　(a)氷I_h(六方晶系)と(b)氷I_c(立方晶系)の構造

積が約8%収縮する。氷のなかの水分子間水素結合エネルギーは，17.5～32.2 kJ mol^{-1}程度と算定されているので，融解に際して，吸収した熱量は全水素結合エネルギーの19～35%程度にしかならない。このことは，水が融解して液体となっても，氷のなかの水素結合の65～81%程度がそのまま残っていることを示唆している。水の比熱容量がきわめて大きいこと，また，沸騰の際の蒸発エンタルピーが40.7 kJ mol^{-1}と非常に大きいことから，水は沸点に至っても，かなりの水素結合を残していると考えられる。すなわち，水は氷に似た水素結合をもつ会合性の液体である。

(3) 自由水と結合水

完全な無水状態にある，でんぷん，たんぱく質に少しずつ水分を吸着させていくと，これらの高分子化合物は表面に水酸基(－OH)，アミノ基($-NH_2$)，カルボニル基(＞C=O)などの水素結合しやすい極性基をもつため，水分子はこれらの高分子化合物の表面に吸着され，互いに水素結合する。吸着された水は，12.6～25.4 kJ mol^{-1}前後の水素結合で結合しているため，容易には高分子化合物から離脱されにくく，しかも普通の水と違って固定化されているため運動しにくく束縛されていることになる。このように高分子化合物などの表面に結合して束縛されている水を結合水 (boundary water) という。通常の食品でも，乾燥している粉体はもちろん，水分含量の高い粒状の食品内部においても，一部の水分は，この結合水の状態で保持されている。水の単分子膜，またはそれに近い形で存在しているといわれている。

さらにこの結合水以上に，多くの水をこれらの食品，あるいは高分子化合物に吸着させていくと，高分子との直接の水素結合は全くなくなり，高分子の表面に水素結合をしている結合水との間の水素結合で吸着されることになる。このような水分は準結合水といわれ，完全に自由に運動できるわけではないが，加熱などの処理で容易に除去することができる。さらに多くの水を吸着させていくと，準結合水以上の水分は容易に運動できる水分となる。このような水を自由水 (free water) という。この自由水は自由な運動が可能であるので，微生物も自由に利用できる。

一般的に，穀類などを貯蔵する際は10～15%の水分含量のところが多い。これは準結合水までの状態の水分のところでは，微生物が利用しにくいことと，また，結合水だけ，あるいはそれ以下に乾燥すると，組織，細胞，高分子化合物が直接空気中に露出されるため，脂質の酸化，成分の変化，組織の破壊などが起こりやすくなるのを防ぐためである。なお結合水は，食品に強く結合しているため，食品の凍結時にも結晶化せず，溶媒としての作用ももたないことが知られている。

(4) 水　和

食品中には多くの無機物(食塩，カリウム，カルシウム，マグネシウムなど)が含まれている。水は極性分子であり，食塩を溶かすことができる。これは水分子が静電気的相互作用でナトリウムイオンと塩化物イオンを取り囲むことにより生じる。水分子がイオンを取り囲んでいる状態のことを水和という。ナトリウムイオンと塩化物イオンが水和して安定化し，イオン間の静電気的相互作用を遮断して溶解が起こる。水和は無機イオンだけでなく，高分子化合物である糖質，たんぱく質などとも生じる。

(5) 水分活性

食品を保存するうえで問題となるのは，酵素や微生物による変質であるが，水分含量が必ずしもよい指標になるとは限らない。結合水が微生物に利用されにくく，酵素反応の溶媒にもならないためである。このような食品中の水分の状態を表す指標として，一定温度の食品の蒸気圧(P)と同一温度の純水の蒸気圧(P_0)との比で表す水分活性(water activity; Aw)があり，次式のように表される。

$$Aw = \frac{P}{P_0}$$

水分活性は，水に化合物などが溶解すると水の一部が自由に運動できなくなるために蒸気圧が低下するという現象に基づいている。すなわち，水分活性は自由に運動できる自由水の割合を示す。表2-2，図2-3に食品中の水分と水分活性の関係，ならびに微生物の増殖可能な下限をまとめた。野菜，果物，肉類，魚類は含水率が高く，水分活性も高い。穀類，豆類は含水率が13～15％と低く，水分活性も低い。一般に水分活性が低いほど微生物の繁殖は抑制されるので，食品の保存性は高まる。ジャム，ママレード，塩鮭，塩辛は砂糖や食塩を添加することにより水分活性が低くなり，長期

表2-2　各種食品の水分活性

水分活性(Aw)	食品の種類(かっこ内は水分含量)	食塩水および砂糖の濃度	生育可能な微生物(下限)
0.95～1.00	野菜(約90％)，果実(約90％)，肉類(50～70％)，魚類(65～85％)，ソーセージ(65～69％)	食塩(0～8％) 砂糖(0～44％)	大腸菌，シュードモナス
0.90～0.95	チーズ(約40％)，ハム(55～65％)	食塩(8～14％) 砂糖(44～59％)	サルモネラ菌，ボツリヌス菌，腸炎ビブリオ，乳酸菌
0.80～0.90	サラミ(30％)，スポンジケーキ(25％)，米(13～15％)，塩鮭(60％)，塩辛(64％)	食塩(14～19％) 砂糖(59～飽和)	酵母，カビ，黄色ブドウ球菌
0.70～0.80	ジャム・ママレード(約30％)，ハチミツ(約16％)	食塩(19～26％)	好塩性菌
0.60～0.70	穀類・豆類(13～15％)，ゼリー(18％)，乾燥果実(15～17％)，煮干し(16％)，小麦粉(13～15％)		耐乾性カビ，耐浸透圧性酵母
0.20～0.60	クッキー・クラッカー(3～5％)，乾燥野菜(5％)		微生物は生育不可

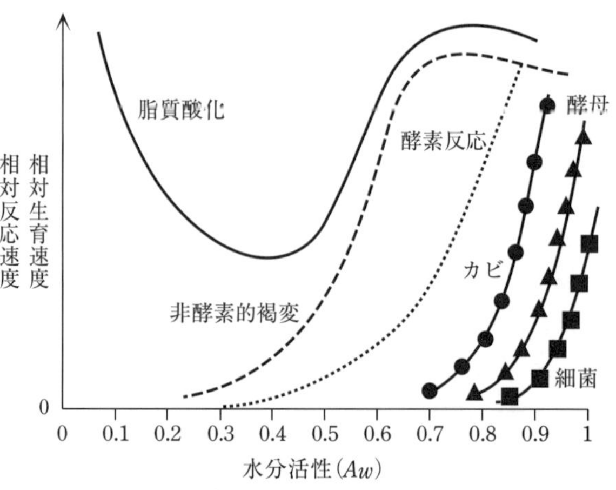

図2-3　水分活性と微生物の生育，および成分変化との関係

保存が可能となる。また微生物が繁殖するのに必要な水分活性は種によって異なるが，細菌は0.90，酵母は0.85，カビは0.80程度であり，一般に水分活性0.80以下の食品は保存性がよいとされ，水分活性は食品保存にとって重要な品質評価となっている。

（6） 等温吸湿脱湿曲線

非常に乾燥した食品を高湿度の場所に置くと吸湿する。また，高水分の食品を乾燥したところに置くと乾燥する。ある特定の温度におけるこれらの状態変化を食品の水分含量と水分活性で表すと図2-4のようになる。それぞれを吸湿曲線と脱湿曲線といい，両者をあわせて等温吸湿脱湿曲線という。両者には差がみられ，吸湿曲線の場合，吸湿のごく初期では，まず結合水が食品の表面に単分子層状に吸着するため，水分含量が多少増えても水分活性は上昇が抑えられる傾向にある。次に水分活性に影響する準結合水と自由水の吸着が進むので，水分含量の増加により，水分活性の上昇が大きくなる。さらに吸湿すると，食品表面から内部に水が浸入し，水分含量が高まる。しかし食品内部の水は水分活性に影響しにくく，水分含量が上昇する割には水分活性が大きくならない。

一方，脱湿曲線の場合，脱湿するときは，まず表層の自由水が少なくなるため，水分含量が急速に減少するが，この時点では自由水あるいは準結合水がまだ残っており，水分活性は高いままである。さらに表面から自由水が蒸発すると，自由水の割合が減るため水分活性が急速に減少するが，食品内部の水分は蒸発しにくいため水分含量はあまり減少しない。その後，脱湿がさらに起こると内部の水分も蒸発し，水分含量の減少に伴い水分活性も減少する。

実際の食品を等温吸湿脱湿曲線にプロットすると，図2-4のように，クッキーやクラッカー，乾燥野菜など加熱乾燥された食品は吸湿曲線に近く，逆に水分の多い野菜や果実，肉類などの動植物食品は脱湿曲線の近くに存在する。また，水分活性が0.65～0.85の食品を中間水分食品といい，魚の干し物，塩辛，燻製，ぎゅうひ，ようかんなどの日本の伝統的な保存食品はここにあてはまる。

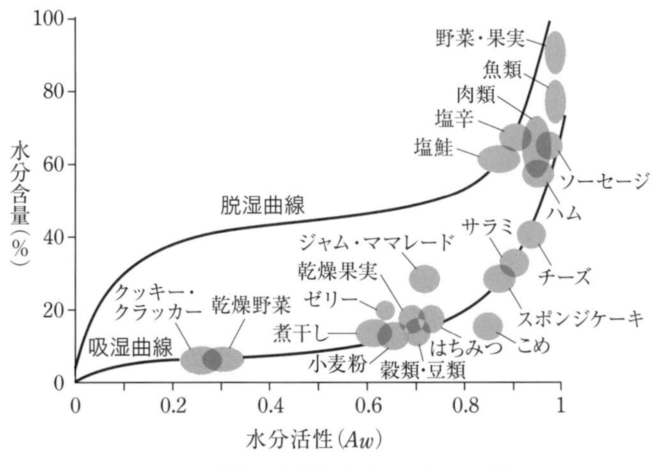

図2-4　等温吸湿脱湿曲線と食品との関係

出典　好井久雄：「味噌の科学と技術」，p.260，5-13（1975）より作成

(7) 食品の冷凍

表2-3 各温度における水と氷の蒸気圧

温度(℃)	蒸気圧(Pa)
100	101,325
60	19,932
20	2,339
0	611
−10	260
−20	103
−30	38
−40	13
−50	4
−60	1
−70	0.3
−80	0.06

水が氷になることによる体積の増加(約9%)は，食品の冷凍保存による品質劣化という問題を引き起こす。生鮮食品とくに鮮魚，野菜を家庭用冷凍庫(約−20℃)で凍結させると，細胞内の水が大きな氷の結晶となり，細胞膜を突き破る。この状態の凍結食品を解凍すると，細胞質の流失(ドリップ)が生じる。これを避けるため，産業的には−40℃以下で急速冷凍させ，微細な氷結晶からなる冷凍品としている。急速冷凍する理由は−5～0℃の最大氷結晶生成温度帯(氷結晶が成長しやすい温度帯)を素早く通過させ，微細な氷結晶とするためである。

アイスクリームを家庭用冷凍庫で長期間保存すると，滑らかさが失われる。これはアイスクリームに含まれていた微細氷結晶が成長したことによる。−50℃に保存すると食感の劣化が抑えられることが知られている。表2-3に各温度における水と氷の蒸気圧を示す。−20℃で氷の蒸気圧は103 Paであり，−50℃では4 Paとなり約26分の1となる。−20℃では比較的小さいサイズの氷から水蒸気が出て大きな氷表面につき，結晶成長する。これはサイズの小さい氷のほうが蒸気圧が高くなるためである。−50℃では蒸気圧が小さいため結晶成長に時間がかかり，食感の劣化がわかりにくい。このように冷凍保存温度は食品の劣化に重大な影響を及ぼす。

〈参考文献〉

久保田紀久枝他：「スタンダード栄養・食物シリーズ5食品学－食品成分と機能性－」，p.15，東京化学同人(2004)

大瀧仁志：「化学選書溶液化学－溶質と溶媒の微視的相互作用－」，p.3-21，裳華房(1985)

五十嵐脩：「食品化学－食品成分の特性と変化－」，p.4-5，弘学出版(1999)

藤本健四郎他：「健康からみた基礎食品学」，p.28-30，アイ・ケイコーポレーション(2007)

topic

野菜の冷凍食品

多様な生活様式が進む現代において，調理が簡便な冷凍食品の需要は今後も高まっていくだろう。冷凍食品の種類は多種多様であるが，生のままで食する葉物野菜の冷凍品はあまり存在しない。これは細胞内の水分が凍ることによる体積膨張が細胞壁を物理的に破壊し，食感を著しく劣化させるためである。しかしながら，冷凍により細胞壁が破壊されることはわるいことばかりではない。例えば，おでんの大根は煮込むことにより味をしみ込ませるのだが，細胞壁が破壊されている方が早くしみ込み，食感もよくなる。一般的に野菜の冷凍は，ブランチングという硬めにゆで，水分を取ってから冷凍する。ブランチングすることで細胞壁の軟化および酵素類の失活により，野菜の栄養価や色，食感が保てる。

炭水化物の基本単位は単糖であり，その名称は炭素に水が結合した化合物 Carbohydrates に由来する。

2　炭水化物（糖質）

炭水化物（carbohydrates）はたんぱく質，脂質とともに三大栄養素の一つであり，穀類，いも，野菜，果実などの植物性食品のほかに，海藻やきのこに多く含まれる。炭水化物には，グルコース，フルクトース，スクロースのように，水溶性で甘みを呈する低分子化合物（単糖，二糖，オリゴ糖類）に加えて，でんぷんやグリコーゲンのような高分子化合物（多糖類）が含まれる。これらは，いずれも単糖を基本とする有機化合物であり，糖質，あるいは糖類（saccharides）ともよばれている。

炭水化物のうち，ヒトの消化酵素で分解できるでんぷんなどは，活動が盛んな脳細胞や筋肉組織に欠かせないエネルギー物質であり，　その重要性は，私たちを惹きつけてやまない「糖の甘み」からも推察できよう。その一方で，糖質の過剰な摂取は，むし歯，肥満，糖尿病などの生活習慣病につながる。健康維持には，炭水化物の十分な理解と生活での実践が必要である。

（1）　炭水化物の定義と分類

炭水化物は炭素，水素，酸素から成り立ち，複数個の水酸基（－OH）と，アルデヒド基（－CHO），またはケトン基（>C＝O）などのカルボニル基を有する化合物，あるいはそれらが重合した化合物の総称である。一般式 $C_m(H_2O)_n$（m, n：整数）で表されるが，窒素，リン，硫黄を含有する化合物も含まれる。

炭水化物は，表2-4に示すように，基本単位である単糖の結合数によって，単糖類（糖誘導体を含む），少糖（オリゴ糖）類，多糖類に大別される。以下，それぞれの構造や性質について述べる。

表2-4　炭水化物の分類

単糖類	三炭糖（グリセルアルデヒド，ジヒドロキシアセトン），四炭糖（エリスロースなど），五炭糖（リボース，アラビノースなど），六炭糖（グルコース，フルクトースなど）
少糖（オリゴ）糖類	二糖（スクロース，マルトース，ラクトースなど），三糖（ラフィノース，ケストースなど），四糖（スタキオースなど），オリゴ糖（環状デキストリン，フルクトオリゴ糖，マルトオリゴ糖など）
多糖類	単純多糖（でんぷん，グリコーゲン，セルロース，キチンなど），複合多糖（グルコマンナン，ペクチン，寒天，アルギン酸など）
糖誘導体	アミノ糖，糖酸（ウロン酸，アルドン酸　糖ラクトン），糖アルコール（ソルビトール，マンニトール，キシリトール，エリスリトールなど），硫酸化糖，アセチル化糖
その他	植物中の配糖体（フェノール配糖体，ステロイド配糖体，フラボノイド配糖体など），生体中の配糖体（糖脂質，糖たんぱく質など）

（2）　単糖類

炭水化物の基本単位は単糖（monosaccharide）である。その名称は，英語の“carbohydrates”「炭素に水が結合した化合物」に由来する。光合成産物であるグルコースやフルクトースは，それ自体が炭水化物であり，また，多くの炭水化物の基本になっている。ヒトを含む生物の細胞，特に脳細胞は単糖をエネルギー源に用いて活動している。同時に，グルコースとフルクトースから，立体が異なるガラクトースやマンノースなどの単糖異性体，アミノ基をもったグルコサミン，カルボキシ基をもったグルクロン酸などの単糖誘導体が生体内で合成されている。これらは単糖類とよばれ，エネルギー物質として機能するほか，オリゴ糖や多糖の合成，糖たんぱく質や核酸(DNA，RNA など)の構築材料として重要な役割を担っている。

① 基本構造と分類

単糖のうち，最も単純な構造をもつ化合物は，グリセルアルデヒドとジヒドロキシアセトンである(図2-5)。これらは，最小の炭水化物であり，単糖の基本要素が分子中に含まれている。つまり，3つある炭素には，いずれも酸素原子が結合しており，一つはカルボニル基(−C＝O)を形成し，他方には水酸基(−OH)が結合している。カルボニル基と水酸基は，炭水化物，とりわけ単糖が示す水溶性，生体親和性，高い反応性を決める重要な化学的因子である。反応性の一つに還元性がある。還元性とは，銅や銀などの金属イオンをアルカリ条件下で還元する化学的な能力のことで，このような還元力をもった糖を還元糖という。グルコースやフルクトースなどは還元糖であり，銀鏡反応やフェーリング反応を示す。

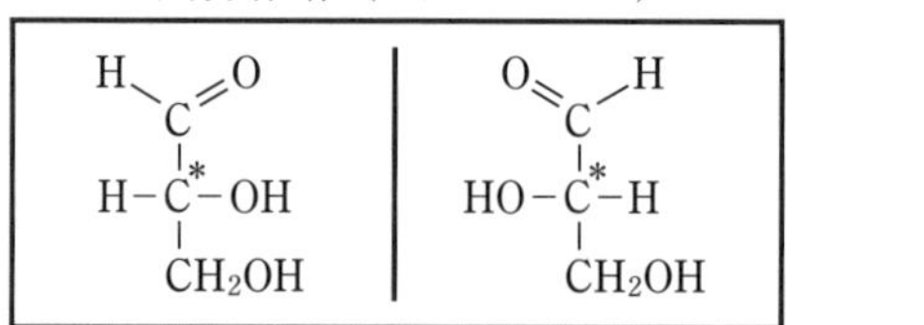

図2-5 最小の炭水化物-グリセルアルデヒド

グリセルアルデヒドの2番目の炭素は不斉炭素(図中の＊がついている炭素)とよばれ，単糖類のD-系列とL-系列を決める基準になっている。自然界のグルコースとフルクトースは，D-グリセルアルデヒドと同じ不斉炭素をもち，D-系列(D-グルコースとD-フルクトース)の単糖である。

単糖は炭素数をもとに三炭糖(トリオース)，四炭糖(テトロース)，五炭糖(ペン

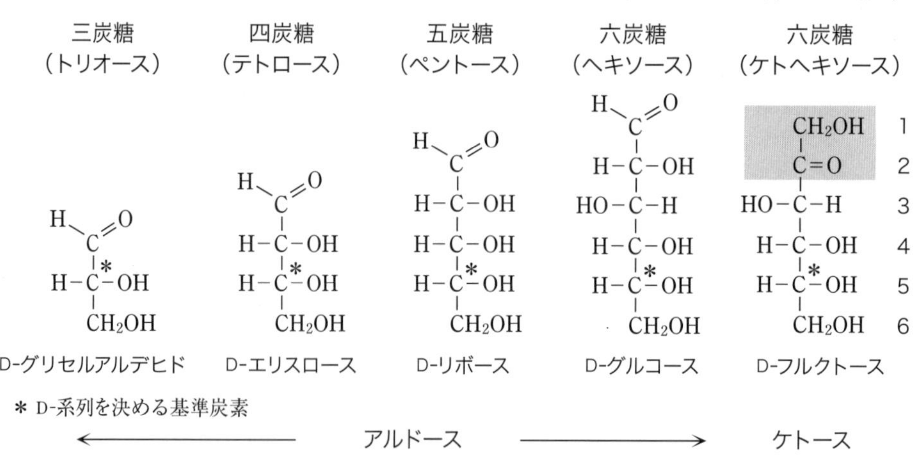

図2-6 炭素数が異なる単糖類の化学構造とその名称

トース)，六炭糖(ヘキソース)のように分類される(図2-6)。グルコースとフルクトースは六炭糖に分類される。また，グルコースのように，アルデヒド構造(－CHO)をもつ単糖をアルドース，フルクトースのようにケトン構造(＞C＝O)をもつ単糖をケトースとよんで区別している。自然界，とりわけ食品中に存在する炭水化物のほとんどは，グルコースとその立体異性体からできており，アルドース型の六炭糖(ヘキソース)，つまりアルドヘキソースが単糖とその重合体であるオリゴ糖や多糖の基本構造となる。

② 環状構造とアノマー異性体

単糖の化学構造は図2-6のように鎖状構造で描かれることが多いが，水溶液中のグルコースはピラノース(6員環を意味する)とよばれる環状構造をとっている(図2-7)。これは，5位炭素上の水酸基がカルボニル炭素に付加する閉環反応とヘミアセタールとよばれる化学構造の形成による。この閉環反応により，α型とβ型の立体異性体が生じ，これらはアノマー異性体とよばれる。アノマー異性体は水溶液中で相互変換が

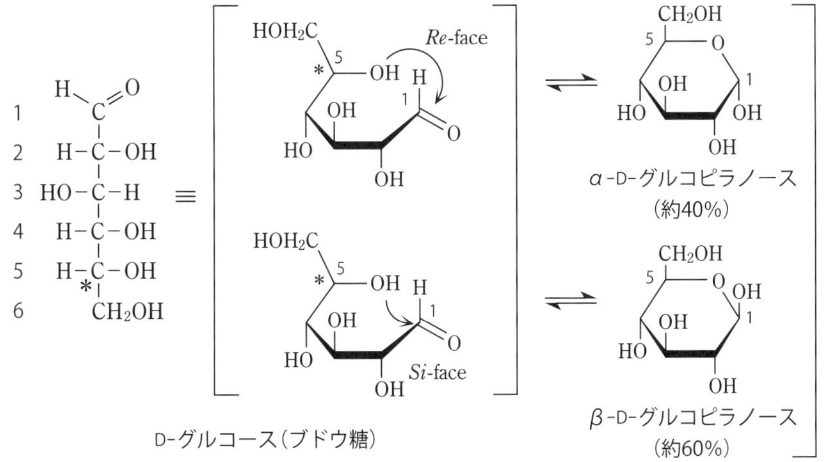

D-グルコース(ブドウ糖)
Re-face
Si-face
α-D-グルコピラノース
(約40%)
β-D-グルコピラノース
(約60%)
アノマー異性体

図2-7　水溶液中におけるグルコースの構造変化(純水，25℃)

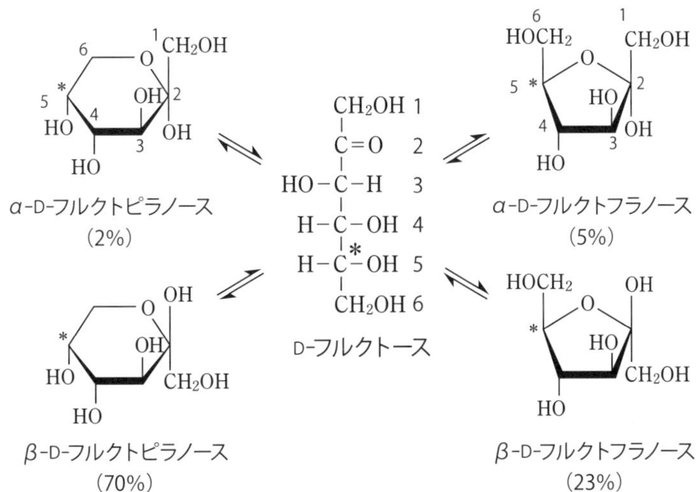

図2-8　水溶液中におけるフルクトースの構造変化(純水，温度25℃)

可能な立体異性体である。

フルクトース（果糖）の水溶液は，さらに複雑な異性体の混合物となる。ピラノースのアノマー異性体に加えて，5員環構造をとるフラノースのアノマー異性体も存在する。それぞれのアノマー異性体を加えると計4種の異なる化合物が存在することになる（図2-8）。フルクトースは甘味料の王様とよばれ，グルコースの2.3倍，スクロース（砂糖）の1.7倍の甘みをもつ。そのため，フルクトースを多く含む果物（メロン，かきなど）やはちみつ（グルコースとフルクトースが主な成分）は甘い。一方，甘みをはじめとする糖の機能は，異性体の存在が重要な意味をもつことがある。例えば，フルクトースの強い甘さは，ピラノース構造をもつ異性体によるもので，その比率は，pH，温度，金属イオンなどによって変化する。また，糖の還元性やアミノ-カルボニル反応などは，平衡状態で，わずかに存在する鎖状構造（アルデヒドなどのカルボニル基をもつ）に由来している。還元糖を取り扱う場合は，以上に述べたような複数の異性体の存在を常に意識しておくことが重要である。

③　主な単糖類とその誘導体

中性糖（ペントース，ヘキソース，デオキシ糖）

アミノ基やカルボキシ基（－COOH）などをもたない一般的な糖類を中性糖といい，天然に多いのはペントースとヘキソースであり，水酸基が一部欠如したデオキシ糖も含まれる。

a)　五炭糖（ペントース）：ペントースのうち，天然物ではD-キシロース，L-アラビノース，D-リボースなどのアルドースとケトースのリブロースが主な中性糖である。多くの単糖はD-系列であるが，アラビノースとリブロースには，両方（L-型，D-型）の光学異性体が存在し，生物種によりL-型とD-型のどちらかを使い分けている。

ペントースは食品中に単糖として存在することは少なく，D-キシロースやL-アラビノースなどは多糖類の構成成分として，またD-リボースは核酸の成分として存在している（表2-5）。

b)　六炭糖（ヘキソース）：D-系列のヘキソースには，D-グルコースを含めて8種類の中性糖の異性体（2位，3位，4位の立体異性体，$2^3 = 8$種類）が存在する（ただし，アノマー異性体は除く）。そのうち，自然界に多いのは，D-グルコース，D-ガラクトース，D-マンノースである（表2-5）。複数ある不斉炭素のうち，一か所の立体だけが異なった異性体をエピマーという。例えば，D-ガラクトースはD-グルコースの4位炭素のエピマー，D-マンノースは2位炭素のエピマーに相当する。

● グルコース（glucose ブドウ糖）：天然に最も広く存在するアルドースで，でんぷん，グリコーゲンなどの構成単位。血液中に0.1%含まれ，生物のエネルギー源として重要な役割を担う。

● ガラクトース（galactose）：単糖としては存在せず，二糖のラクトース（乳糖）や三糖のラフィノースのほか，糖たんぱく質や糖脂質の構成成分として存在する。

● マンノース（mannose）：単糖としては存在せず，植物や海藻などの多糖類の構成成分として存在する。特にこんにゃくではグルコマンナン（多糖）として存在し，食物繊維として利用される。

● フルクトース（fructose 果糖）：天然に最も広く存在するケトースで，中性糖の一種である。果実やはちみつに多く，甘みを呈する。二糖のスクロース（ショ糖）の構成成分でもある。

c）　デオキシ糖：DNA（デオキシリボ核酸）を構成する2-デオキシ-D-リボースやL-ラムノース（6-デオキシ-L-マンノース）とL-フコース（6-デオキシ-L-ガラクトース）などのデオキシ糖は中性糖の一種であり，多糖や複合糖質（糖とたんぱく質，あるいは脂質が結合した化合物）に含まれる。

表2-5　主な中性糖の構造と特徴

	アルドース（aldose）			ケトース（ketose）
ペントース（五炭糖）	α-D-キシロピラノース（キシロース）	β-L-アラビノピラノース（アラビノース）	β-D-リボフラノース（リボース）	β-D-リブロフラノース（リブロース）
	細胞壁多糖（ヘミセルロース）の構成糖，キシリトールの合成原料である。食品の風味づけ，色づけに利用されている。	多糖（アラビノキシランなど）の構成糖，体内で吸収されにくく，血糖値の上昇を抑えるなどの効果が確認されている。	核酸（RNA），補酵素（FAD，NAD）を構成する時はフラノース型であるが，水溶液中ではピラノース型も存在する。	リボース，キシロースの合成中間体，1,5-ビスリン酸誘導体は，光合成で重要な炭酸固定の担い手となる。
ヘキソース（六炭糖）	α-D-グルコピラノース（グルコース）	α-D-ガラクトピラノース（ガラクトース）	α-D-マンノピラノース（マンノース）	β-D-フルクトフラノース（フルクトース）
	でんぷん，グリコーゲンの構成糖で，炭水化物の基本である。細胞，特に脳細胞のエネルギー源ではちみつ，果実，血中に少量だけ含まれる。	グルコースの4位炭素のエピマーである。乳糖の構成糖。糖たんぱく質，糖脂質に重要な糖で乳児の発育に必須である。代謝不全はガラクトース血症の原因になる。	グルコースの2位炭素のエピマーである。こんにゃくマンナンや糖たんぱく質の基本構造を構築する重要な単糖である。	グルコースと並び炭水化物の基本となる単糖である。甘みの成分。スクロースの構成糖。光合成，糖新生の合成産物でもある。

アミノ糖　（アミノデオキシ糖）

一部の水酸基がアミノ基（$-NH_2$）に置換された糖類をアミノ糖，あるいはアミノデオキシ糖という。D-グルコサミンが代表的なアミノ糖で，えびやかにの殻を構成するキチン質（多糖）を構成している。また，動物性ムコ多糖，特にヒアルロン酸やコン

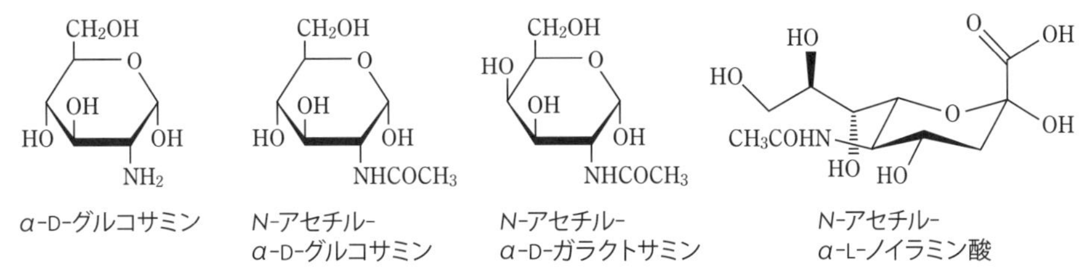

図2-9　主なアミノ糖の化学構造

ドロイチン硫酸の主要な構成糖である。通常，多糖中のアミノ基はアセチル化されており，D-グルコサミンは，主としてN-アセチル-D-グルコサミンとして存在している。ムコ多糖ではアセチル化のほかに硫酸化されていることもある。このほかにN-アセチル-D-ガラクトサミンやN-アセチルノイラミン酸などがある（図2-9）。

糖酸　（ウロン酸，アルドン酸，糖ラクトン）

ヘキソースの6位炭素がカルボン酸（－COOH）まで酸化された糖類は，ウロン酸とよばれる（表2-6）。これらはアミノ糖とともに，動物の細胞間基質や細胞外マトリックスに広く分布するムチンやムコ多糖，あるいは，植物や海藻類が生産する粘性多糖を構成する酸性糖である。D-グルクロン酸はヒト体内の不要物と結合し，水溶性化合物として体外に排出するはたらきも担っている。

一方，アルドースのアノマー炭素が酸化された誘導体をアルドン酸という（表2-6）。通常は分子内でエステル縮合したアルドノ-δ-ラクトン（糖ラクトン）との混合物である。D-グルコン酸ははちみつに含まれ，マグネシウム塩やカルシウム塩は食品（豆腐，チーズなど）の凝固剤やカルシウム，鉄，亜鉛などの体内吸収促進剤に利用されている。

表2-6　糖酸（ウロン酸，アルドン酸）と糖ラクトン

ウロン酸	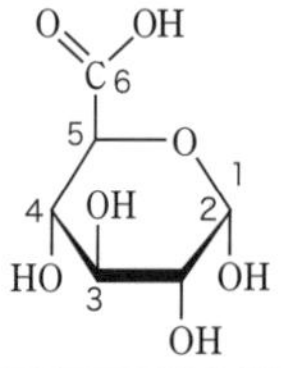	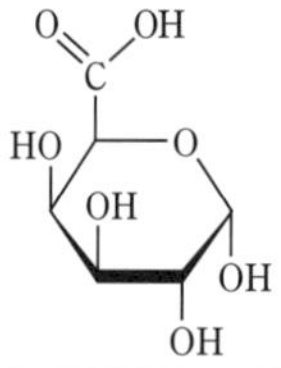	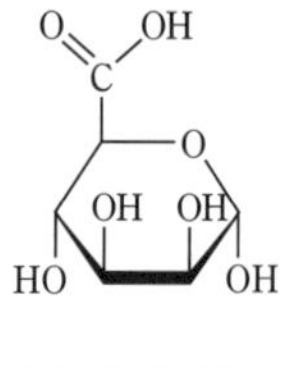	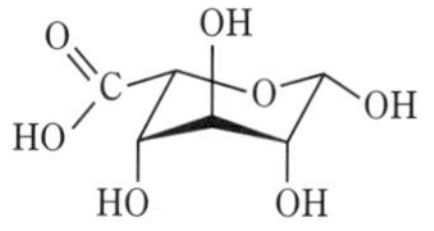
	α-D-グルクロン酸	α-D-ガラクツロン酸	α-D-マンヌロン酸	β-L-イズロン酸
	グルコースの6位炭素がカルボン酸まで酸化されている。体内で有害物質の無毒化と対外排除に関わる。ヒアルロン酸，コンドロイチン硫酸の構成糖である。	ガラクトースの6位炭素が酸化されている。レモンなどの果皮に含まれるペクチンの構成糖である。	マンノースの6位炭素が酸化されている。炭素5位のエピマーであるL-グルロン酸とともに，海藻に含まれる多糖，アルギン酸の構成糖である。	グルクロン酸の5位不斉炭素のエピマーで，デルマタン硫酸，ヘパラン，ヘパラン硫酸の構成糖である。環の立体配座は図に示したイス型（$^{1}C_4$）と反転した$^{4}C_1$イス型の平衡状態にある。
アルドン酸 アルドノラクトン	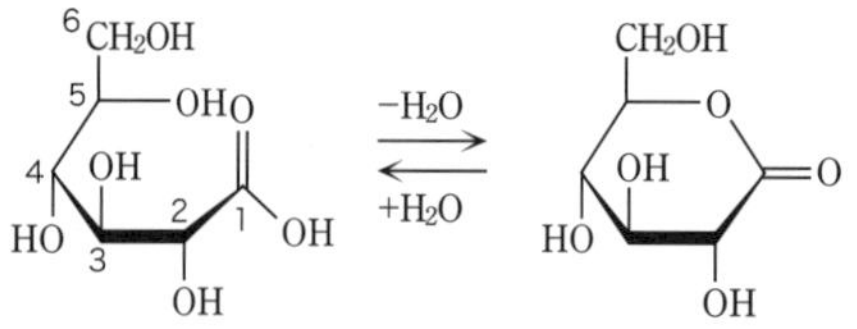			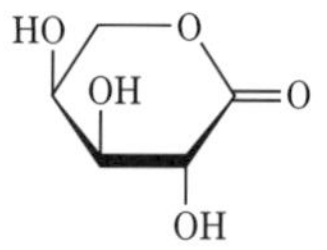
	D-グルコン酸	D-グルコノ-δ-ラクトン		L-アラボノ-δ-ラクトン
	グルコースのC1位がカルボン酸まで酸化された酸性糖である。水溶液中では，分子内でエステル化反応が起こって，ラクトン体との平衡混合物となる。みつばち体内の酵素によってグルコースからつくられる。はちみつのほかワインに存在する。豆腐やチーズの凝固剤，ドーナツなどの膨張剤として利用されているほか，キニーネとの塩は，マラリヤの治療薬に用いられる。			L-アラビノースのC1位を酸化して得られるδ-ラクトンとL-アラボン酸の平衡混合物である。カルシウム吸収促進作用があり，骨粗しょう症の予防，改善に向けた機能開発が進められている。

糖アルコール

D-グルコースのカルボニル基が還元されたD-ソルビトールやD-キシロースが還元されたキシリトールなどの誘導体を糖アルコールという。消化性が還元糖と異なるこ

とから，食品の栄養表示では糖類と区別して表示される。糖アルコールの特徴は，はちみつなどの自然界に存在する天然成分であること，高い水溶性と保湿性をもつこと，まろやかな甘みをもつこと，熱や広範囲のpHで安定であること，低カロリーで虫歯になりにくいこと，血糖値やインスリン値への影響が少ないことなどである(図2-10)。

一方で，とり過ぎると下痢を起こす可能性がある。単糖に限らず，二糖のマルトース(麦芽糖)を還元した還元麦芽糖(マルチトール)や水飴(でんぷんを酸や酵素で糖化したもの)を還元した還元水飴なども同様の性質をもち，低カロリー甘味剤として菓子などに広く利用されている。

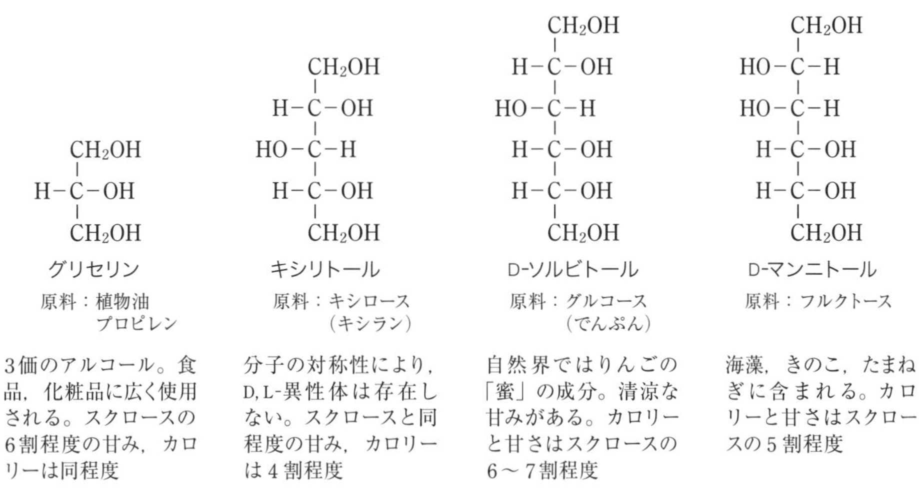

グリセリン
原料：植物油
プロピレン
3価のアルコール。食品，化粧品に広く使用される。スクロースの6割程度の甘み，カロリーは同程度
キシリトール
原料：キシロース
(キシラン)
分子の対称性により，D,L-異性体は存在しない。スクロースと同程度の甘み，カロリーは4割程度
D-ソルビトール
原料：グルコース
(でんぷん)
自然界ではりんごの「蜜」の成分。清涼な甘みがある。カロリーと甘さはスクロースの6〜7割程度
D-マンニトール
原料：フルクトース
海藻，きのこ，たまねぎに含まれる。カロリーと甘さはスクロースの5割程度

図2-10　糖アルコール類の化学構造と主な性質

グリコシド化合物と配糖体

還元糖のアノマー部位は，ヘミアセタール(アルドースの場合)あるいはヘミケタール(ケトースの場合)とよばれる特殊な化学構造をとり，高い反応性を示す。例えば，

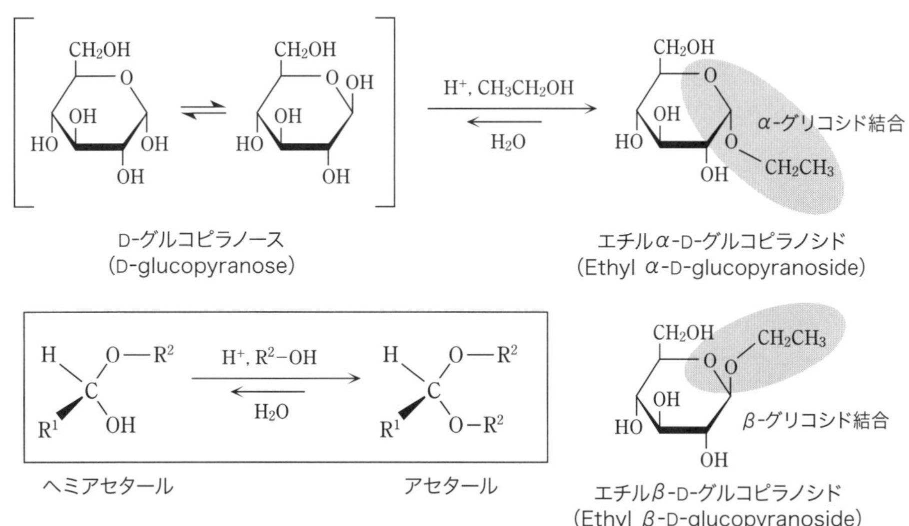

図2-11　グリコシド化合物の作成

アルカリ条件で銀イオンなどの金属イオンを還元して銀鏡反応を示す。また，たんぱく質などのアミノ基と反応(糖化反応)する。一方，この部位は，酸性条件あるいは酵素反応によって，アルコール類やフェノール類の水酸基と縮合して，化学的に安定なグリコシド結合を形成する(図2-11)。生成する誘導体はグリコシド化合物とよばれ，グリコシド化合物の非糖部位(図ではエチル基)をアグリコン(aglycon)とよぶ。

植物，特に種子と果実には，さまざまな天然グリコシド化合物が存在し，これらは配糖体とよばれる。配糖体はアグリコンの種類によって，フェノール配糖体(サリシンなど)，ステロイド配糖体(サポニン)，テルペン配糖体(ステビア，グリチルリチン)，フラボノイド配糖体(ルチン，ヘスペリジン)などに分類される。

転化糖と異性化糖

グルコースとフルクトースは，同じ分子量と分子式をもつ構造異性体で，中性から酸性の条件では互いに移行しないが，アルカリの条件下，酵素(グルコースイソメラーゼ)の作用によって相互に変換される。フルクトースは冷やすと，ピラノース異性体が増えるためさらによい甘みを増す。こうした特徴は，転化糖と異性化糖とよばれる甘味剤に活かされ，広く利用されてきた。

転化糖は，二糖のスクロースを酸または酵素(フルクトフラノシダーゼ，またはインベルターゼ，サッカラーゼ)によってフルクトースとグルコースに加水分解した甘味剤で，生産プロセスを含め，はちみつに類似している。異性化糖はでんぷんから得られる甘味剤で，フルクトースの含有比(%)によって規格化されている。

(3) 少糖類(オリゴ糖)

少糖(オリゴ糖)類は，同一あるいは異なる単糖がグリコシド結合で繋がった炭水化合物である。単糖の数によって，二糖，三糖，四糖などとよばれる。食品の栄養表示では，単糖と二糖を糖類とし，それ以上をオリゴ糖(糖の数で10数個まで)と多糖(高分子化合物)に分けている。天然や食品中に存在する配糖体や，生体内の糖たんぱく質に結合したオリゴ糖を糖鎖とよぶことが多い。

① グリコシド結合の形成と表示法

二糖を繋ぐ結合はグリコシド結合である(図2-11)。一般的には，酸素原子(O)で結合した*O*-グリコシドであるが，糖たんぱく質では，窒素(N)に結合した*N*-グリコシドがあり，そのほかに硫黄(S)に結合した*S*-グリコシド結合がある。

a)　グリコシル化反応：単糖(A)と単糖(B)から，二糖(A-O-B)を形成する反応をグリコシル化反応という。生体内酵素反応の場合は糖転移反応ともよばれる。アノマー部位が活性化された糖供与体A-X(Xはリン酸など，脱離しやすい活性基)と糖受容体の水酸基(HO-B)が縮合して，新たに，二糖(A-O-B)を形成する反応である。ここで生じる二糖のB側を還元末端といい，一方，A側を非還元末端という。

動植物を問わず，細胞のなかに存在している，糖鎖を構築する合成酵素(糖ヌクレオチド糖転移酵素)がグリコシル化反応を触媒する。例えば，ラクトース(乳糖)は，UDP-ガラクトースを糖供与体にして，UDP-ガラクトース転移酵素によって合成される(図2-12)。

UDP-ガラクトース　＋　α-D-グルコピラース

乳糖合成酵素
α-ラクトアルブミン

UDP-OH

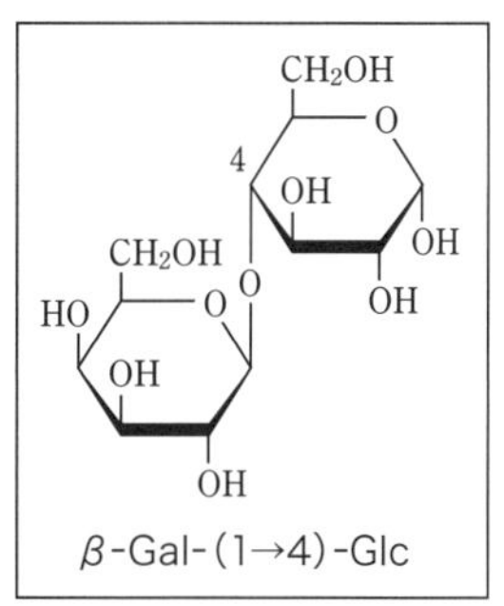

UDP＝

ラクトース（乳糖）：母の乳腺細胞でつくられる乳幼児の主な栄養素。ガラクトース（脳糖）は脳，神経細胞の発育に欠かせない。大腸菌の育成にも必要である。

図2-12　ラクトース（乳糖）の生体内合成反応

b)　結合様式の表し方：二糖やオリゴ糖の結合様式は，単糖の略号（表2-7）を用いて表すことができる。例えば，　ラクトースはD-ガラクトース（Gal）とD-グルコース（Glc）がβ-1,4結合した二糖なので，β-Gal-(1→4)-Glc，マルトースは，2つのD-グルコースがα-1,4-結合した二糖なので，α-Glc-(1→4)-Glcのように表す。D,L-系列を示す場合は，略号の前に“D-”または“L-”をつける。例えば，D-アラビノースはD-Araである。環構造（ピラノースとフラノース）を示す必要がある場合は，略号の後に，イタリックで“*p*”（ピラノース）または“*f*“（フラノース）　をつける。例えば，D-リボフラノースはD-Rib*f*，D-リボピラノースはD-Rib*p*となる。オリゴ糖や多糖を構成するペントースとヘキソースはD-系列で，ピラノース構造をとることが多いため，“D”と“*p*”は省略されることが多い。

表2-7　単糖の略号表記

略号	単糖名	略号	単糖名	略号	単糖名	略号	単糖名
Glc	グルコース	Rha	ラムノース	GalN	ガラクトサミン	GlcA	グルクロン酸
Fru	フルクトース	Fuc	フコース	GlcN	グルコサミン	GalA	ガラクツロン酸
Gal	ガラクトース	Xyl	キシロース	GlcNAc	*N*-アセチルグルコサミン	IdoA	イズロン酸
Man	マンノース	Ara	アラビノース	GalNAc	*N*-アセチルガラクトサミン	ManA	マンヌロン酸
Gul	グロース	Rib	リボース	Neu5Ac	*N*-アセチルノイラミン酸	GulA	グルロン酸

②　二糖類とその誘導体

自然界に遊離の状態で存在する二糖は，マルトース（麦芽糖），スクロース（ショ糖），ラクトース（乳糖），トレハロース，ラクツロース（α-Gal-(1→4)-Fru*f*），パラチノース（α-Glc-(1→6)-Fru*f*），セロビオースなどで，ヒトの食生活に浸透しているものが多い（表2-8）。たんぱく質や脂質に結合した二糖では，*N*-アセチルラクトサミン（β-Gal-(1→4)-GlcNAc）やルチノース（α-L-Rha*p*-(1→6)-D-Glc*p*）などがある。

a)　マルトース　（麦芽糖）と関連オリゴ糖：マルトースは麦芽糖ともよばれるが，グルコースがα-1,4結合で縮合した還元性の二糖で，でんぷんとグリコーゲンのα-

表2-8　主な二糖類とその誘導体

マルトース（麦芽糖）	マルチトール（還元麦芽糖）	トレハロース
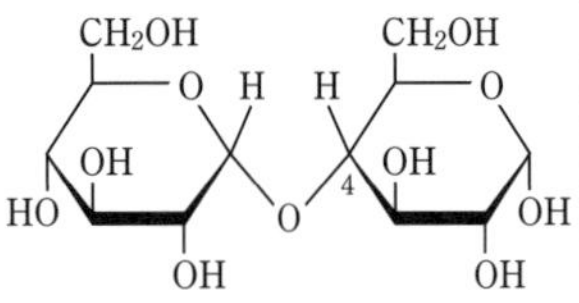	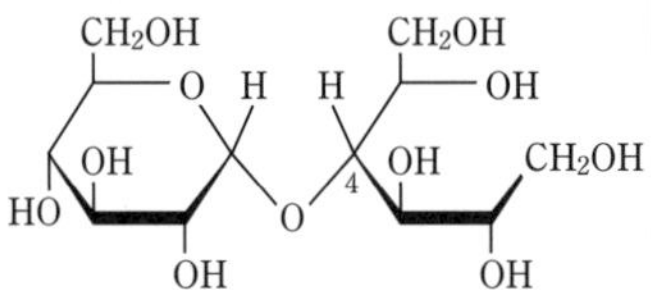	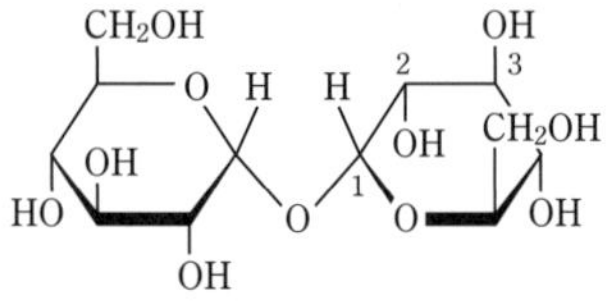
α-Glc-(1→4)-Glc	α-Glc-(1→4)-Glucitol	α-Glc-(1↔1)-α-Glc
還元糖，発芽中の種子，でんぷんの酵素分解物，水飴の主成分	非還元糖。甘味はスクロースの90%，熱，化学的に安定，低カロリー甘味料	非還元糖。でんぷんから酵素的に生産される。保水性が高く加熱，調理に安定
セロビオース	**ラクトース（乳糖）**	**スクロース（ショ糖）**
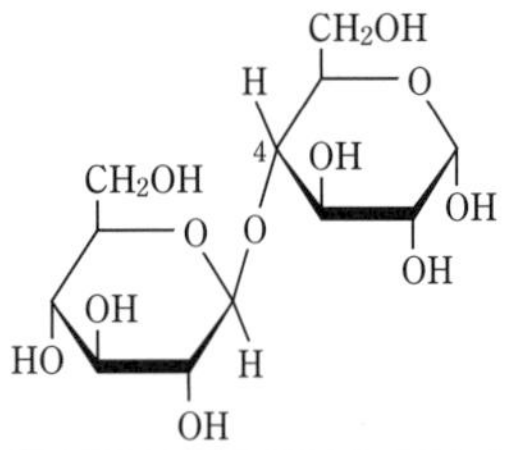	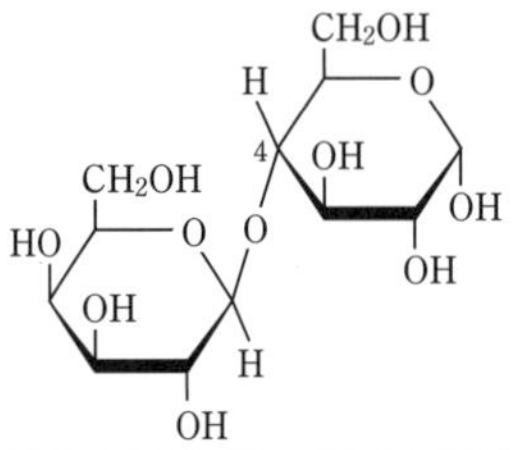	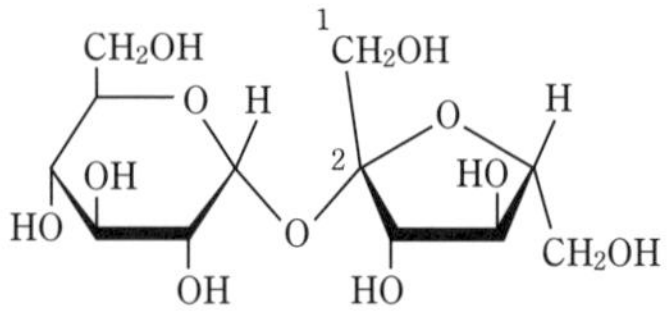
β-Glc-(1→4)-Glc	β-Gal-(1→4)-Glc	α-Glc-(1↔2)-β-Fru *f*
還元糖，セルロースの基本単位，ヒトの酵素では代謝されない。	ミルクに含まれる還元糖。乳幼児の主な栄養素。甘味はスクロースの30～35%	非還元糖。てんさい，さとうきびから抽出。強い甘味をもつが虫歯や肥満につながる。

1,4主鎖の基本単位である。発芽中の種子に含まれ，ビールとウイスキー製造の原料となる。でんぷんをアミラーゼ処理すると，マルトースのほかに，マルトオリゴ糖（三糖，四糖）やα-1,6結合をもつイソマルトオリゴ糖を含むシロップや水飴ができる。マルチトール（還元麦芽糖）はマルトースを還元した非還元性二糖（表2-8），還元水飴はマルトオリゴ糖を還元したもので，低カロリー甘味剤として広く用いられている。

b)　スクロース　（ショ糖）：スクロースはショ糖ともよばれるが，α-グルコースがβ-フルクトフラノースのアノマー部位（2位炭素）に結合した非還元性の二糖で，さとうきびや甜菜（さとうだいこん）から抽出される。「上白糖」，「グラニュー糖」，「氷砂糖」といった砂糖の主成分である。熱や化学的に安定で，長期保存ができるため，家庭で広く使われている。ヒト消化酵素（スクラーゼ）で単糖まで分解され，一時的に血糖値を上げるほか，虫歯と肥満の原因にもなる。

c)　トレハロース：2分子のα-グルコースが互いにアノマー部位で縮合した非還元性の二糖で（表2-8），自然界ではきのこ，酵母，昆虫の血液などに含まれる。スクロースと同様にヒト消化酵素（トレハラーゼ）によって分解される。保水性に優れ，加熱や調理に安定である。でんぷんを原料に用いて生産する技術が日本で開発され，以降，食品や化粧品に広く使われるようになった。

d)　セロビオース：2分子のグルコースがβ-1,4結合した還元性の二糖で，多糖であるセルロースの基本単位である。自然界では，とうもろこしなどに微量含まれるが，セルロースから酵素法で生産されている。ヒト消化酵素で分解されないため大腸に達して腸内細菌の栄養素になる。

e)　ラクトース（乳糖）：β-ガラクトースを非還元末端にもつ還元性の二糖で，哺乳動物の乳汁(母乳)に含まれ，乳児の発育に重要な栄養素である(図2-12)。その一部は，酵素(ラクターゼ)でグルコースとガラクトースに分解されて吸収されるが，酵素活性が低いと，下痢や胃腸障害を引き起こすことがある(乳糖不耐症)。

③ オリゴ糖

多くの植物は光合成で得た単糖を，主にでんぷんに変えて貯蔵するが，同時に，スクロースにガラクトースやフルクトースが結合したオリゴ糖が多数生産されている(図2-13)。これらオリゴ糖は水溶性で，ほどよい甘みをもつ。一方，ヒト消化酵素で消化されないため，これらは水溶性食物繊維としてはたらく。

a) ラフィノースとスタキオース：ラフィノースは甜菜，さとうきび，ユーカリ，大豆などに含まれる三糖で，スクロースのグルコース残基にガラクトースが α-1,6結合している。スタキオースは，もう1分子のガラクトースが α-1,6結合した四糖で，大豆に多く含まれる。

b) ケストースと関連オリゴ糖：ケストースはスクロースの1位，または6位水酸基にフルクトースが結合した三糖で，1位に結合したものは1-ケストトリオースとよばれる。もう一分子のフルクトースが結合した四糖(1,1-ケストテトラオース，またはニストース)とともにフラクトオリゴ糖(またはフルクトオリゴ糖)とよばれ，ごぼう，にんにく，ねぎ，たまねぎ，らっきょうなどの食品に含まれる。これらの植物は，同時に，貯蔵多糖のフラクタン(フルクタン)を生産する。その一つがイヌリンである(図2-13)。

c) 機能性オリゴ糖：でんぷんやスクロースを原料に用いて，ヒトの健康維持に役

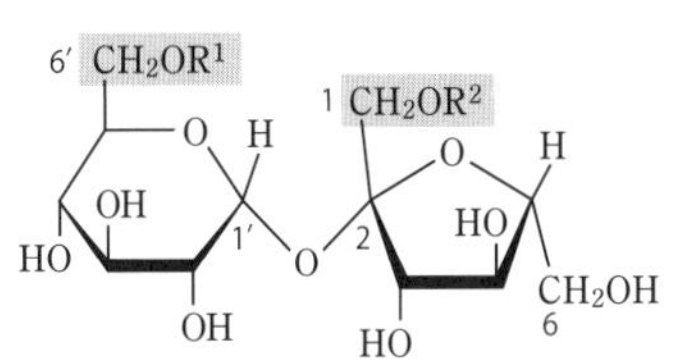

置換基(R^1, R^2)	天然オリゴ糖
$R^1 = \alpha$-Gal*p*-	ラフィノース
$R^1 = \alpha$-Gal*p*-(1-6)-α-Gal*p*-	スタキオース
$R^2 = \beta$-Fru*f*-	1-ケストトリース
$R^2 = \beta$-Fru*f*-(2-1)-β-Fru*f*-	1,1-ケストテトラオース
$R^2 = [\beta$-Fru*f*-(2-1)$]_n$-β-Fru*f*-	イヌリン(多糖)

図2-13 スクロースを基本とする天然オリゴ糖

α-シクロデキストリン (α-CD)

β-シクロデキストリン (β-CD)

γ-シクロデキストリン (γ-CD)

図2-14 環状デキストリンの化学構造

立つ機能性オリゴ糖をつくる研究が進んでいる。これらは甘いが，低カロリーである，食後に血糖値やインスリン値の上昇を穏やかにする，虫歯になりにくい，腸内フローラ(腸内細菌のバランス)を整え，免疫力を高めるなどの効果(プレバイオティクス効果)やカルシウムの体内吸収を促進して骨粗しょう症を予防するなどの多くの機能が期待されている。前述したフラクトオリゴ糖もその一つで，すでにスクロースを原料に大量生産されている。また，ラクトスクロース(乳果オリゴ糖)はラクトースとスクロースから，マルトオリゴ糖とイソマルトオリゴ糖はでんぷんから生産されている。

環状デキストリンも機能性オリゴ糖の一つで，でんぷんを原料に酵素法(シクロデキストリングルカノトランスフェラーゼ)で生産され，食品，化学，香料，医療などの場で広く利用されている(図2-14)。α-シクロデキストリン(α-CD)は6個のグルコース，β-CDは7個，γ-CDは8個のグルコースが環を形成している。これらは水によく溶けるが，環の内側には疎水的な空洞がある。空洞の直径はナノメートルサイズ(α-CDでは0.45-0.6 nm，β-CDでは0.6-0.8 nm，γ-CDでは0.8-0.95 nm)と非常に小さいが，空洞にうまく合う脂溶性化合物などはシクロデキストリンに包接されて水に溶けるなど，物理的な性質が大きく変化する。また，αとβ-シクロデキストリンは難消化性であり，水溶性食物繊維として，脂肪の体内吸収を抑えるなどの効果がある。

(4) 多糖類

多糖は多数の単糖がグリコシド結合した炭水化物である。そのなかででんぷんは炭水化物の代名詞となる存在で，ヒトの重要な栄養源である。その対局にある多糖がセルロースである。セルロースは，地上で最も大量に存在する有機化合物で，バイオエネルギーをとりだす生物資源としても多くの注目を集めている。

表2-9　でんぷんの原料とでんぷん粒の形状

原　料	でんぷん粒		アミロース含量(%)	顕微鏡観察
	形　状(単粒，複粒)	大きさ(μm)		
うるち米	多角多面形(複粒)	2～10	15～30	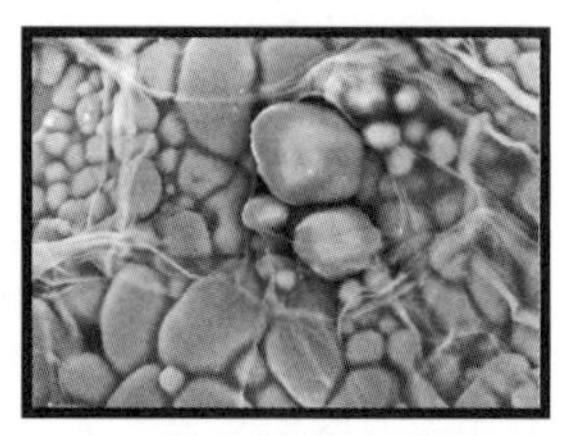 じゃがいもでんぷん粒 (×1,000倍) (提供：千葉大学大学院・園芸学研究科小川幸春先生)
もち米	多角多面形(複粒)	2～10	0	
小　麦	凸レンズ形(単粒)	2～40	30	
大　麦	凸レンズ形(単粒)	5～50	24～28	
とうもろこし	多角多面形(単粒)	5～30	20～25	
さつまいも(かんしょ)	球，つり鐘型(複粒)	5～60	15～20	
じゃがいも(ばれいしょ)	球，卵型(単粒)	2～120(Av, 30-40)	20～25	

① 分類と名称

多糖には，単一の糖からなる単純多糖（またはホモ多糖，単一多糖）と二種以上の糖からなる複合多糖（またはヘテロ多糖）がある。これらは，自然界での役割に基づいて，貯蔵多糖，構造多糖，ムコ多糖などに分けられる。多糖の命名は，構成糖の種類と多糖を意味するグリカン（glycan）を用いて行われる。例えば，グルコースからなる多糖をグルカン（glucan）とよび，"glucose"の末尾"ose"が"an"に変えられる。同様に，ペントースからなる多糖はペントザン（pentosan），ヘキソースの多糖をヘキソザン（hexosan）とよぶ。複合多糖の場合は，構成する単糖を続けてよぶ。例えば，グルコースとマンノースからなる多糖はグルコマンナン，あるいはグルコマンナン（ヘテロ）グリカンである。

② 単純（ホモ）多糖

a）でんぷん（starch）：でんぷんは，こめ，麦，とうもろこしなどの穀類や，じゃがいも，さつまいもなどのいも類に多く含まれる。でんぷんは，これら植物のアミロプラスト（色素細胞の一種）に，でんぷん粒として貯蔵されている。その形状は原料となる植物によって異なる（表2-9）。でんぷん粒を水中で加熱すると，次第に水を取り込んで膨張し，やがて，粒が崩壊して糊化（こか）する。糊化したでんぷんは消化性がよく，食用となる（4章1節 多糖類の変化を参照）。

●アミロース：でんぷんはアミロースとアミロペクチンの2種の単純多糖（α-グルカン）を主な成分とする。アミロースはグルコースが α-1,4結合した直鎖状の多糖で，分子量はアミロペクチンに比べると小さい。でんぷんから分離されるアミロース成分は完全な直鎖ではなく，α-1,6結合の分岐点がわずかに存在する。でんぷんの「アミロース鎖」という場合は，分岐をもたない α-1,4結合部位を意味する。

アミロースの α-1,4結合は，緩やかに湾曲するためアミロース鎖はらせん状になる（図2-15）。らせんはグルコース6残基で1周する大きさで，環状デキストリン（図2-14）と同じように内部に疎水的な空間をもち，脂質を取り込む性質がある。ヨウ素でんぷん反応では，複数個のヨウ素がこの疎水空間に包接されて褐色～青色に呈色する。

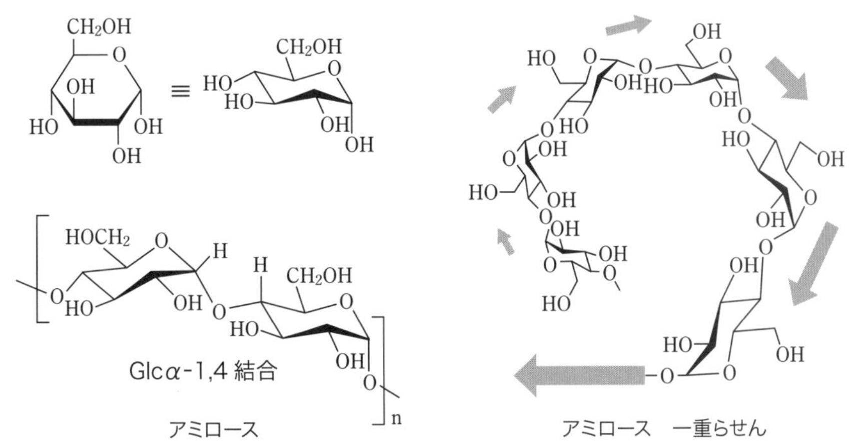

図2-15　アミロースの基本構造

● アミロペクチン：アミロースと同様，でんぷんの主成分である。アミロースの分子量が数万〜数十万(糖残基　数百〜数千個)であるのに対して，アミロペクチンの分子量は数百万〜数千万(糖残基　数万個〜数十万個)とアミロースより大きく，ヨウ素でんぷん反応は赤紫色に呈色する。一定の鎖長をもつアミロース鎖(Glc残基20個程度)の還元末端が，他のアミロース鎖にα-1,6結合した分岐点を多数もっている(図2-16a)。分子全体は，何本ものアミロース鎖がクラスター状に繋がった構造をとり(図2-16b)，このような分子構造がでんぷんの糊化と消化性に重要と考えられている。

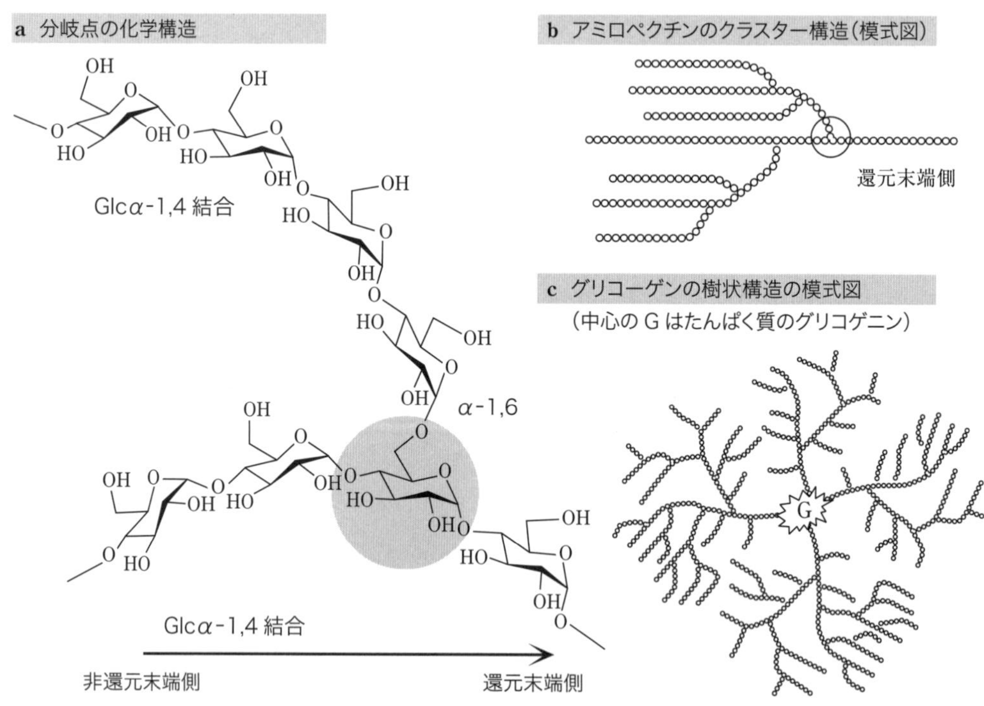

図2-16　アミロペクチン並びにグリコ―ゲンの基本構造

b)　グリコーゲン：動物細胞がつくる単純多糖(α-グルカン)である(図2-16c，表2-12)。食品ではかき(貝)，うに，レバーなどに含まれる。アミロペクチン同様の分子構造をもつが，分岐の頻度が高く，グルコース残基の約10%にα-1,6結合の分岐点が存在する(アミロペクチンでは5%程度)。分子全体の構造は，図2-16cのように，グルコ―ゲン合成の出発物質となるたんぱく質(グリコゲニンとよばれる)を中心に樹状に広がり，球状の構造体を形成する。ヒトの肝細胞と骨格筋細胞では，過剰のグルコースをグリコーゲンに変えて蓄えるが，その量には制限があり，ヒト成人で500g程度である。血糖値を一定に保つため，グルコ―ゲンの合成と分解は，インシュリンやグルカゴンなどのホルモンによって制御されている。

c)　セルロース：植物組織全体，特に幹と茎に含まれる構造多糖で，地上で最も大量に存在する炭水化物であり，エネルギーを取り出す重要な炭素源として注目されている。数千〜数万個のグルコースがβ-1,4結合した直鎖状の多糖で，枝分かれのない直線的に伸びた分子構造をとる(図2-17)。植物組織では，多数のセルロース鎖が絡み合い，さらに，リグニン(非糖質高分子)やヘミセルロース(セルロース以外の構造多糖)と強固な複合体(リグノセルロース)を形成している。食品では，野菜，海藻，きのこ，果実などに多く含まれる。不溶性の食物繊維として，水分と不要物を取り込んで膨張し，便の量をふやして便通をよくするなど，ヒトの健康維持に重要なはたらきをしている。水溶性セルロース(CMC)はアルカリ処理によってカルボキシメチル基を導入したもので，アイスクリームなどの増粘剤や乳化剤に利用されている。

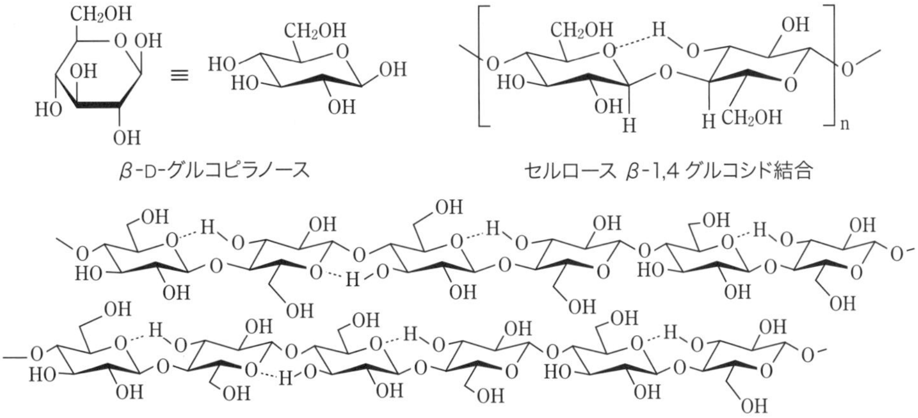

β-D-グルコピラノース　　セルロース β-1,4 グルコシド結合

図2-17　セルロースの基本構造

d)　β-1,3-グルカン：細胞壁多糖を構築する構造多糖で，グルコースがβ-1,3結合した直鎖状の単純多糖である。不溶性の食物繊維として機能する。ラミナラン(きのこ，海藻)，カロース(植物)，カードラン(細菌)などが知られている。

e)　キチン：キチンは*N*-アセチルグルコサミンがβ-1,4結合で繋がった直鎖状の単純多糖(難溶性)である(表2-12参照)。キトサンはアミノ基部分が脱アセチル化されたものをいう。その中間状態にあるキチン質は，かに，えび，昆虫などの甲殻を形成する。他に，植物や菌類(きのこ)の細胞壁にも含まれている。キチンを酸加水分解して得られるグルコサミンは，健康補助食品(サプリメント)に利用されている。

f)　フコイダン：α-L-フコースからなる単純多糖であるが，任意の位置に硫酸基がエステル結合している。もずく，めかぶ，ひじきなどの褐藻類の粘着質成分である。抗がん作用や抗炎症作用などの生理機能をもつ(表2-11)。

②　複合(ヘテロ)多糖

植物や海藻には，さまざまな複合多糖が存在する。そのなかには，水溶性の食物繊維としてヒトの健康維持に役立ち，加工食品の添加物(増粘剤，ゲル化剤，安定化剤など)に広く利用されているものが多い(4章1節 多糖類の変化を参照)。

a)　ペクチン：α-ガラクツロン酸メチルエステルがα-1,4結合で繋がった単純多糖(ホモガラクツロナン)を主成分とするが，エステル結合が部分的に外れたペクチン酸や中性糖(ラムノースやアラビノースなど)が結合した複合多糖の混合物である(表2-10)。果実，特にりんごと柑橘類の皮に多く含まれ，酸，スクロース，カルシウムイオンなどの添加でゲル化する。ジャムやゼリーのゲル化剤やヨーグルト飲料の安定剤に利用されている。

b)　グルコマンナン(こんにゃくマンナン)：グルコースとマンノースが約2：3の割

表2-10　植物性食品中の多糖類

多　糖・分　類	構成糖・結合様式	所　在（自然界・食品）
セルロース（cellulose）	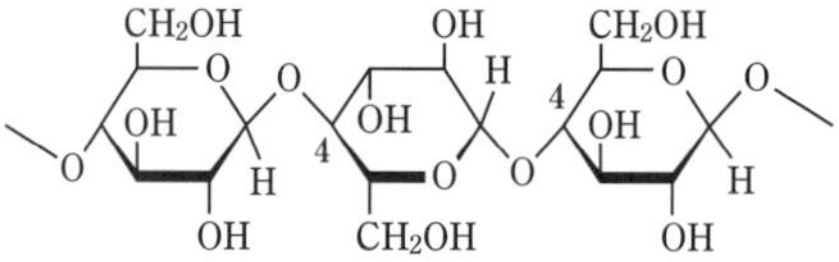	植物，菌類細胞壁多糖，樹皮，バルブ種子の外皮，木綿
ホモ多糖，β-1,4-グルカン（直鎖状），細胞壁多糖，不溶性食物繊維	β-D-グルコピラノース	植物の繊維質として，野菜，たけのこ，きのこなどに含まれる。木綿やナタデココの主成分。カルボキシメチル化されたセルロース（CMC）は水溶性で粘性を示す。食品の増粘剤安定剤としてアイスクリームなどに用いられている。
ペクチン（pectin）	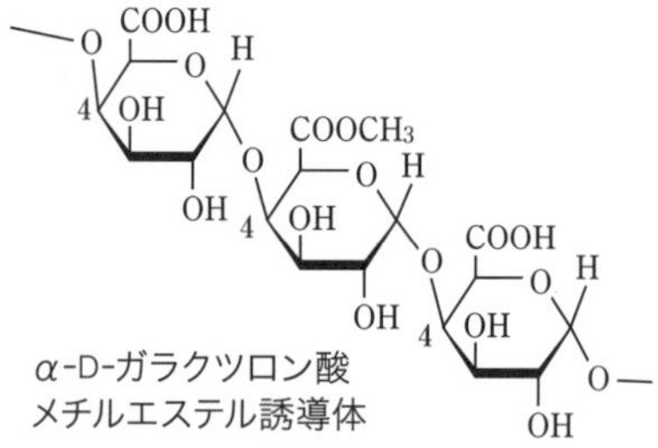	植物の細胞壁，果実，特にりんごと柑橘類（レモン，みかん）の皮
ヘテロ・酸性多糖，細胞壁多糖，α-1,4-ガラクツロナンとそのメチルエステル。水溶性の食物繊維。カルボキシ基がメチルエステル化された多糖をペクチン，エステルを含まないものをペクチン酸とよぶ。	α-D-ガラクツロン酸 メチルエステル誘導体	メチルエステル化の度合い，pH，塩濃度などによってゲル化性が異なる。食品や化粧品の安定剤，ゲル化剤，増粘剤として広く利用されている。りんご，レモン，オレンジの果皮や野菜に多い。家庭では，ジャムやゼリーを作るのに利用されている。
グルコマンナン（glucomannan）	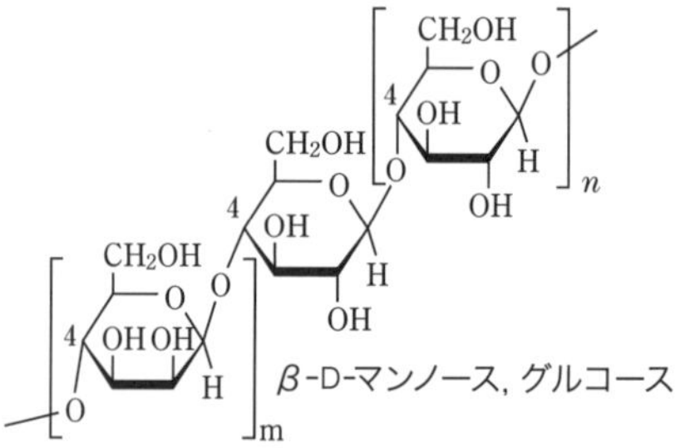	こんにゃくいもの貯蔵細胞（マンナン細胞），針葉樹の細胞壁
別名はこんにゃくマンナン。ヘテロ多糖，貯蔵多糖，β-1,4-グルコマンナン（グルコース，マンノース＝約2.3）で直鎖状，細胞壁多糖としては，α-ガラクトース，またはβ-グルコースが1,6分岐したものもある。水溶性食物繊維	β-D-マンノース，グルコース	こんにゃく，しらたき，いとこんにゃく，ダイエットフードとして，また食品用の増粘剤に広く用いられている。コレステロール値や血糖値を抑える効果が確認されている。
ガラクトマンナン（galactomannan）	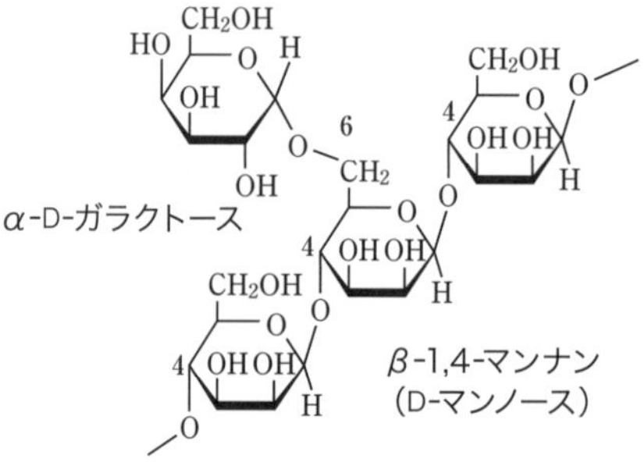	グァーガム：インド，バングラディッシュなどで栽培される一年生植物（グァー）の種子。ローカストビーンガム：ヨーロッパに広くみられる常緑植物カロブ樹の種子（カロブ豆）
ヘテロ多糖。α-ガラクトースがβ-1,4-マンナンに分岐したガラクトマンナン。グアーガムは，ガラクトースの比率（1：2）がローカストビーンガム（1：4）に比べて高い。水溶性で，水溶液は高粘性を示す。	α-D-ガラクトース β-1,4-マンナン（D-マンノース）	食品の増粘安定剤あるいはゲル化剤として，飲料，ジャム，フルーツソース，プリン，アイスクリーム，畜肉製品，内用ゼリー剤などに広く利用されている。

合でβ-1,4結合した複合多糖（表2-10）で水溶性の食物繊維として機能する。こんにゃくの地下茎に含まれ，カルシウムイオンを加えると凝固して，高い弾力性をもつこんにゃくができる。

c）　ガラクトマンナン：β-1,4マンナンにα-ガラクトースが分岐した水溶性の複合多糖である（表2-10）。グアー豆やカロブ豆から分離され，グアーガムやローカストビーンガムとして，ジャム，ソース，アイスクリームの増粘安定剤に利用されている。

d）　寒　天：D-ガラクトースとL-ガラクトースのアンヒドロ誘導体（分子内で脱水環化した誘導体）を基本構造にもつ水溶性の複合多糖である（表2-11）。アガロースと硫酸基をもつアガロペクチンを主成分にもつ。「ところてん」はてんぐさ（海藻）を水煮で溶かし，ろ過して固めたもの。寒天は，ところてんを凍結，乾燥させた製品である。

e)　カラギーナン：β-D-ガラクトースとアンヒドロ-α-D-ガラクトースの繰り返し構造をもつ複合多糖で，水酸基の一部が硫酸化されている。海藻(すぎのり)の粘性成分で，ゲル化剤，安定剤，分離防止剤に利用されている。

f)　アルギン酸：D-マンヌロン酸とL-グルロン酸からなる複合多糖で，こんぶ，わかめなどの粘着質成分である。人工いくらや人工ふかひれの原料になる。

表2-11　海藻中の多糖類

多　糖・分　類	構成糖・結合様式	所　在(自然界・食品)
アガロース(agarose) ヘテロ多糖，藻類コロイド，細胞壁多糖，β-D-ガラクトースとα-L-ガラクトースの3,6-アンヒドロ誘導体を含む水溶性多糖。アガロースと硫酸化されたアガロペクチンの混合物	3,6-アンヒドロ-L-ガラクトース アガロペクチンは一部の水酸基が硫酸化されたもの	紅藻類(てんぐさ，おごのり)の粘着質成分，細胞壁多糖 「ところてん」は海藻のてんぐさを水で煮て溶かし，ろ過して固めたもの。寒天は，この「ところてん」を凍結したものを乾燥させた加工品を指す。アガロースゲルは生化学実験の電気泳動のゲルとして核酸やたんぱく質の分離と同定に広く用いられている。
カラギーナン(carrageenan) ヘテロ・酸性多糖，海藻コロイド，硫酸化ガラクタン，細胞壁多糖，水溶性食物繊維。β-D-ガラクトースと3,6-アンヒドロ-α-D-ガラクトースの繰り返し構造をもつ。任意の位置に硫酸エステルが存在する。	β-D-Gal*p* 硫酸エステル　3,6-アンヒドロ-α-D-Gal*p* 硫酸エステル	褐藻(すぎのり，とちゃか)の粘着質成分，細胞壁多糖，細胞外マトリックス 海藻，特にすぎのり。さまざまな加工食品に幅広く利用されている。ゲル化剤，安定剤，接合剤，分離防止剤としてカップゼリー，アイスクリーム，チョコレートミルク，ヨーグルト，ハム，ソーセージ，チーズなどの食品，化粧品，歯磨き製品に，また医薬品のカプセルに幅広く利用されている。
アルギン酸(alginate) ヘテロ・酸性多糖，酸性糖(D-マンヌロン酸とL-グルロン酸)を含む水溶性多糖	β-D-マンヌロン酸　α-L-グルロン酸	褐藻(こんぶ)の粘着質成分，細胞壁，細胞外マトリックス多糖 こんぶ，わかめ，食品素材として，東アジア，とくに中国では，年間4,000トン以上の消費需要がある。主な用途は中華料理の人工ふかひれ，欧米食品分野でも需要は大きく，年間1.5万トン程度が，食品および医薬品用に消費されている。
フコイダン(fucoidan, fucan) ホモ酸性多糖，藻類細胞壁多糖，硫酸化多糖，水溶性食物繊維。フコースはL-系列，グリコシド統合はα-L-1,3またはα-L-1,4，硫酸基の位置と数は多様である。	α-L-フコース　硫酸エステル	褐藻類(もずく，こんぶ，ひじき)の表皮粘着質，細胞壁多糖，細胞マトリックス多糖 海藻，特に褐藻類(もずく)。細胞試験では抗癌作用のほかに，コレステロール低下作用，血糖値と中性脂肪の上昇抑制作用，中性脂肪抑制作用，抗アレルギー作用，血液凝固阻止作用，抗ウイルス・抗菌作用，ピロリ菌感染阻害作用，育毛作用などが確認されている。

④　その他の多糖類

a)　キサンタンガム：キャベツの葉から分離された細菌(*Xanthomonas campestris*)が生産する複合多糖で，セルロース鎖の側鎖にグルクロン酸などの酸性糖が結合した複雑な化学構造をもつ。発酵法で生産でき，ゲル化剤や増粘安定剤として広く食品に利用されている。

b)　酸性ムコ多糖：動物細胞はグリコサミノグリカンとよばれる酸性ムコ多糖を複

数生産する。ヒアルロン酸，ヘパリン，ヘパラン硫酸，コンドロイチン硫酸，ケラタン硫酸，デルマタン硫酸などである。これらは，動物の結合組織(軟骨，関節，角膜，皮膚など)の細胞間質や細胞外基質中でたんぱく質と結合してプロテオグリカンを形成している。このうち，ヒアルロン酸はたんぱく質結合を含まず，遊離の状態で存在する。これらは，高い保水性と粘着性をもち，乾燥や微生物感染からの防御，細胞の修復，分化や成長に関係するなど，重要な役割を担っている。食品では，うなぎ，いか，ふか(さめ)ひれ，すっぽん，豚足などの動物性食品に多く含まれる。ヒアルロン酸とコンドロイチン硫酸(表2-12)はサプリメントのほか，化粧品の保湿剤にも広く利用されている。

表2-12　動物性食品中の多糖類

多　糖・分　類	構成糖・結合様式	所　在(自然界・食　品)
グリコーゲン(glycogen)	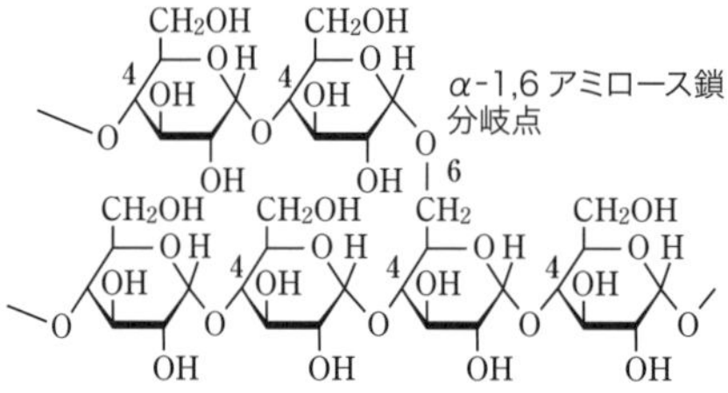 α-1,6 アミロース鎖分岐点	動物の肝臓細胞，骨格筋
ホモ多糖，動物貯蔵多糖，高度に分岐したα-グルカン，アミロペクチンと同じ基本構造であるが分岐点が多く，アミロース鎖が短い。水溶性でヨウ素でんぷん反応で赤紫色～赤褐色に呈色する。		えび，かき，かにみそ，うに，貝類，レバー，ヒト体内では血糖値の調整，グルコースの一時的な保存と供給に重要な役割。体内の蓄積量に限界があり，肝臓細胞の8％(重量)，骨格筋細胞の1～2％まで，細胞内ではグリコゲニン(たんぱく質)を中心樹状に広がり，球形粒子を形成する。
キチン(chitin)	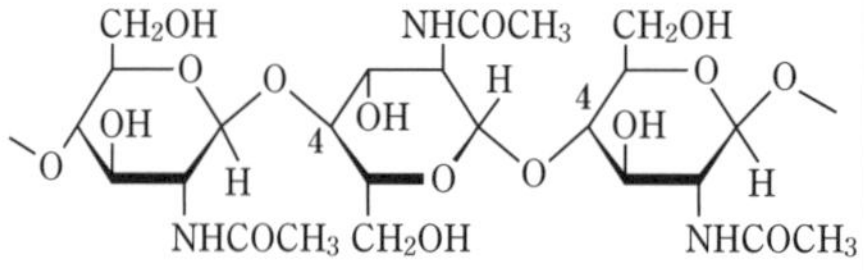 N-アセチル-β-D-グルコサミン	節足動物や甲殻類の外骨格を形成する構造多糖，きのこなど菌類では細胞壁多糖として存在する。
ホモ多糖，グルコサミノグリカン，構造多糖，不溶性食物繊維		えび，かに，きのこ類，酸で加水分解して得られるグルコサミンは健康補助食品，サプリメントとして普及している。
ヒアルロン酸(hyaluronate)	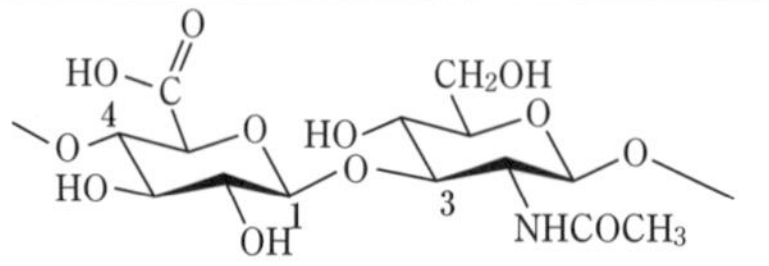 β-D-グルクロン酸　N-アセチル-β-D-グルコサミン	動物の結合組織(軟骨，骨，リンパ，皮膚)の細胞間基質
ヘテロ・酸性多糖，グリコサミノグリカン，ムコ多糖，機能多糖，細胞間質多糖		とんこつスープ，ふかひれ，うなぎすっぽん，豚足
コンドロイチン硫酸(chondroitin sulfate)	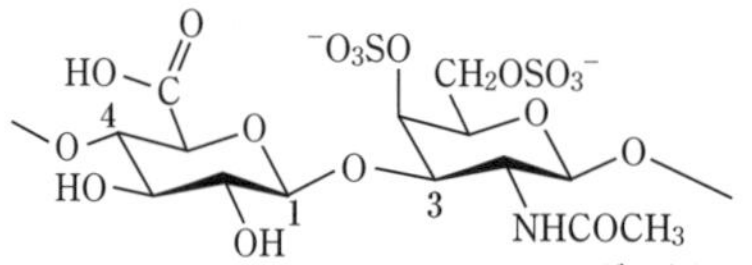 β-D-グルクロン酸　N-アセチル-β-D-ガラクトサミン硫酸エステル	動物の結合組織(軟骨，骨，リンパ，皮膚)の細胞間基質
ヘテロ・酸性多糖，グリコサミノグリカン，ムコ多糖，機能多糖，細胞間質多糖		とんこつスープ，ふかひれ，うなぎすっぽん，豚足

(5)　炭水化物の栄養

炭水化物は，たんぱく質や脂質とともにエネルギー物質としての機能がある。特に脳細胞はでんぷんやグリコーゲンを分解して得られるグルコース(ブドウ糖)を唯一のエネルギー源としている。脳の活動を考慮すると，でんぷんの必要摂取量は1日当たり100g程度と推定されている。

炭水化物は，同時に，さまざまな機能をもつことが知られている。例えば，単糖の一つである2-デオキシリボースとリボースは，遺伝情報をつかさどるDNAとRNAの基本骨格を形成している(構造材料としての機能)。また，生体中に存在するたんぱく質の多くは，オリゴ糖(糖鎖)で修飾された糖たんぱく質として存在する。この糖鎖部分は，たんぱく質の機能調整，生体内移動，代謝などに重要なはたらきをしている(たんぱく質の機能調整物質としての機能)。また糖鎖は，細胞に重要な情報を伝えて，細胞の機能を制御している(情報伝達分子としての機能)。

母親の乳腺細胞では，グルコースからラクトース(乳糖)が合成されて乳児に与えられる。その子は，自分の力で乳糖を分解し，再び単糖に戻して，生きるための栄養にしなければならない。乳糖には，母親の優しさと同時に厳しさが込められている。

① エネルギー源としての炭水化物

炭水化物のうち，スクロース(ショ糖)，でんぷん，グリコーゲンなどは，ヒト消化酵素であるアミラーゼとα-グルコシダーゼによって，グルコース(ブドウ糖)やフルクトース(果糖)などの単糖に分解されて，細胞の栄養素になる。しかし，ヒトの消化酵素はα-グルコシド結合(図2-18左)には作用するが，β-グルコシド結合(図2-18右)には作用しないため，β-グルコシド結合をもつセルロースやグルコマンナンなどは分解されない(図2-18)。

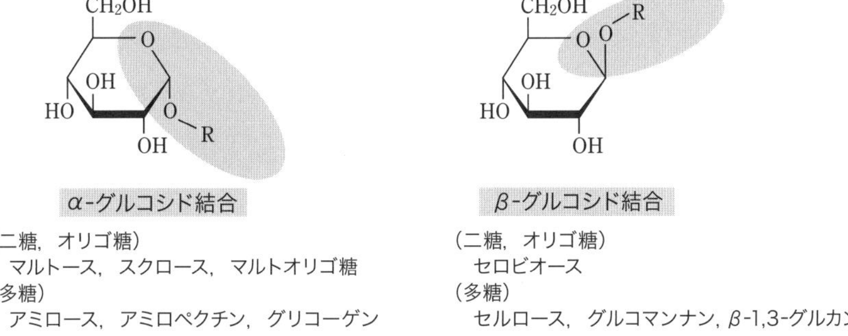

図2-18　α-およびβ-グルコシド結合をもつ二糖，オリゴ糖，多糖類

それぞれの細胞には，単糖と結合して，これを細胞内に取り込むたんぱく質(輸送たんぱく質)が存在する。取り込まれた単糖は，解糖系とよばれる代謝過程で，有機酸の一つであるピルビン酸に変換される。さらに，ピルビン酸はクエン酸経路と電子伝達経路とよばれる代謝をうけ，最終的に，二酸化炭素(CO_2)と水に分解される。これらの代謝過程を通して，ヒトは単糖，特にグルコースとフルクトースから多くのエネルギーを獲得し，同時に，アミノ酸や脂質合成に必要な有機酸を生産している。

過剰に摂取された単糖は，グリコーゲンと脂質に変換されて体内に蓄えられる。ヒトが1日にとる炭水化物は，総エネルギー必要量(成人男性で2,660 kcal，成人女性で1995 kcal)の6割程度を目標にすべきとされている。また，健康維持のため，砂糖(スクロース)の摂取は総エネルギー必要量の10%未満にすべきだとWHO/FAOのレポートは勧告している。

② 食物繊維としての炭水化物

食品に含まれる炭水化物のうち，ヒトの消化酵素が分解して実際に栄養にできるものは，スクロース，でんぷん，グリコーゲンなどの一部にすぎない。食品中，特に植物性食品や海藻中に含まれる多糖類のほとんどは，消化されずに大腸に達して排出される。そのため長い間，消化されない多糖類は無用であると考えられてきたが，近年になり，これらは「食物繊維」として，ヒトの健康維持に重要であることが明らかにされてきた。

消費者に供給される食品の栄養表示では，炭水化物は「糖質」と「食物繊維」に区別される（図2-19）。栄養表示における「糖質」は，ヒト消化酵素によって消化される炭水化物であり，これには糖類（単糖，砂糖（スクロース），マルトースなどの二糖）と糖アルコールが含まれる。オリゴ糖と多糖のうち，消化できるでんぷんとその分解物であるマルトオリゴ糖などは「糖質」に含まれる。一方，「食物繊維」は，消化されない炭水化物であり，セルロース，ペクチン，グルコマンナン，イヌリン，難消化性デキストリン（でんぷんから得られる水溶性難消化性成分）などが含まれる。植物性食品中の食物繊維は，セルロースを主成分とするが，このほかに，リグニンやポリフェノールなどの非糖質成分が含まれている。

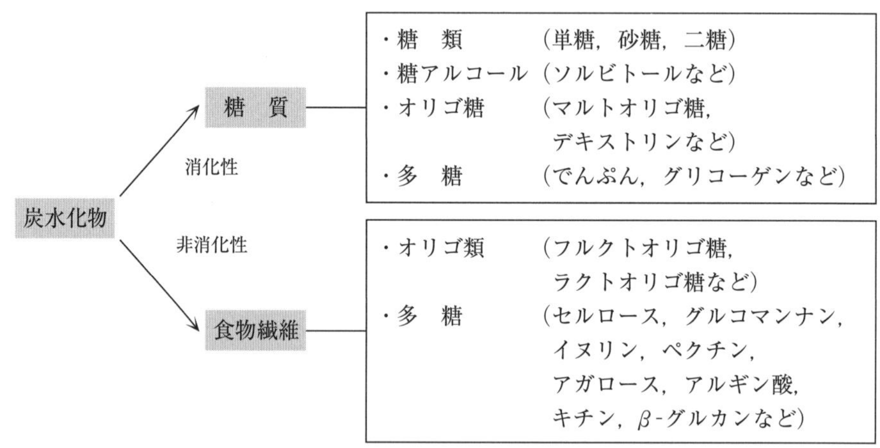

図2-19　食品の栄養表示に基づく炭水化物，糖質，食物繊維の関係

食物繊維は，水中での溶解性から，不溶性食物繊維（セルロース，キチン，β-1，3-グルカンなど）と水溶性食物繊維（ペクチン，イヌリン，アガロース，グルコマンナン，難消化性デキストリンなど）に分けられる。いずれも，ヒト消化酵素による分解を受けにくいため，そのほとんどが大腸に達する。不溶性食物繊維は水分とともに体内の不要物を取り込んで膨張し，腸の運動を活発にして排便をうながす整腸作用がある。一方，水溶性食物繊維には，大腸に達する過程で糖やコレステロールの体内吸収を抑える効果や有用な腸内細菌を増やすプレバイオティクス効果などがある。望ましい食物繊維の摂取量は，成人男性で19g／日以上，成人女性で17g／日以上とされている。

topic

感染症と糖鎖

微生物毒素やウイルスの細胞感染に，ヒト細胞膜に存在している糖脂質や糖タンパク質が関わっていることが，最近の研究で明らかにされている。例えば，毎年のように食中毒を引き起こす大腸菌(O-157)は，タンパク質毒素(志賀毒素)をみずから作り出す。この毒素は血液や腎臓細胞膜に多く存在している糖脂質(Gb3セラミド)に結合して細胞内に侵入する。この糖脂質には，乳糖(ラクトース)のガラクトース残基に，もう一分子のガラクトースが α(1→4) 結合したオリゴ糖(Gb3)が結合している。また，鳥型インフルエンザウイルスは，乳糖のガラクトース残基にシアル酸が α(2→3) 結合したオリゴ糖(図2-20上の構造)に結合する。その一方で，ヒト型インフルエンザウイルスは，このシアル酸が α(2→3) 結合したオリゴ糖(図2-20下の構造)に結合する。ウイルスが示す宿主細胞の選択に，オリゴ糖の微細な化学構造の違いが関与しているのである。

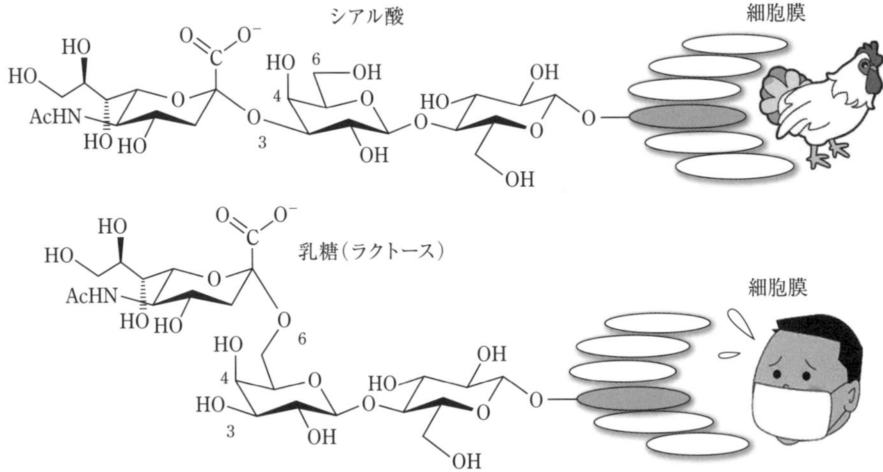

図2-20　トリ型，ヒト型インフルエンザウイルスが識別するオリゴ糖(三糖)

〈参考文献〉

谷口直之監訳：「変貌するグライコサエンス－未来へのロードマップ－」，日本糖鎖科学コンソーシアム，*National Academic Press* (2013)

J. P. Kamerling, "Comprehensive Glycosciences, From Chemistry to System Biology Vol 1", (Elsevier).

中久喜輝夫：「オリゴ糖の新しい機能特性と応用」，10月号，p 25-30. 月刊フードケミカル(2000)

R. A. Rastall: "Functional oligosaccharides: application and manufacture". *Annu Rev Food Sci Technol.* (2010) 1, 305-339.

A.Varki, R.D.Cummings, J.D.Esko, H.H.Freeze, G.W.Hart, M. E. Etzler, "Essentials of Glycobiology", (2nd edition) (Cold Spring Harbor Laboratory Press).

藤本健四郎：「健康からみた基礎食品学」，アイ・ケイコーポレーション(2013)

脂質は，生体組織の維持に貢献し，生体調整因子の前駆体としてのはたらきをもつ。

3 脂 質

脂質(lipids)は，炭水化物やたんぱく質とともに三大栄養素の一つであり，生命活動を維持するためのエネルギー源として重要な役割を担っている。また，細胞膜の構成成分として生体組織の維持に役立つとともに，生体調整因子の前駆体としてのはたらきもある。脂質は，水に不溶な性質を有することから農畜水産物の加工特性にさまざまな影響を与える。

(1) 脂質の特徴

脂質は，一般に水に不溶で，ベンゼン，クロロホルム，エーテルなどの有機溶媒に可溶な性質をもつ。脂質には，構造内に脂肪酸とアルコールやステロールがエステル結合する単純脂質とそれに加えてリン酸，塩基，糖，窒素化合物などを含む複合脂質がある。さらに，単純脂質や複合脂質が加水分解されて生成する物質のうち，有機溶剤に可溶なものを誘導脂質という(図2-21)。

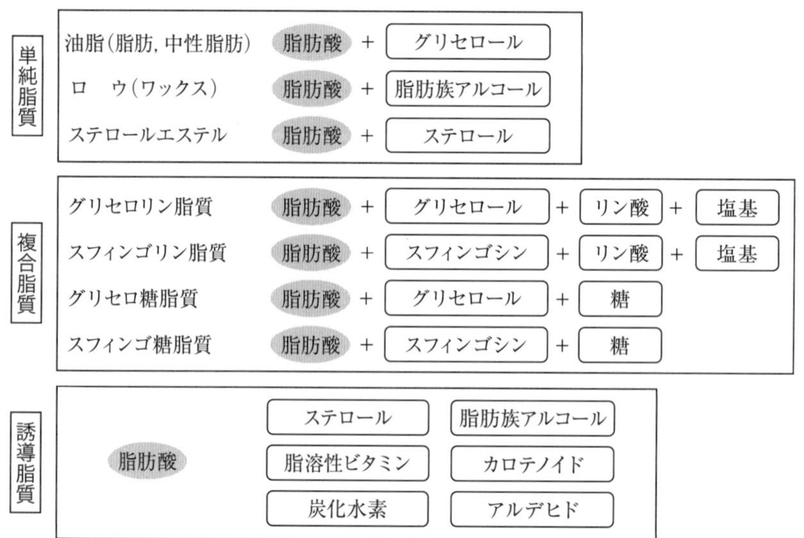

図2-21　脂質の分類

(2) 脂質の分類

① 単純脂質(simple lipids)

a)　アシルグリセロール(トリ・ジ・モノアシルグリセロール; acylglycerols)：脂肪酸とアルコールのグリセロールがエステル結合した構造をアシルグリセロールといい，1個のグリセロールに3個の脂肪酸がエステル結合したトリアシルグリセロール(トリグリセリド)が動植物中で一番多く存在する脂質であり，脂肪，または中性脂肪ともいう。サラダ油や天ぷら油などの食用油脂はトリアシルグリセロールが主成分である。このほか1個のグリセロールに2個の脂肪酸が結合したジアシルグリセロール(ジグリセリド)，1個のグリセロールに1個の脂肪酸が結合したモノアシルグリセロール(モノグリセリド)も微量ながら存在する(図2-22)。

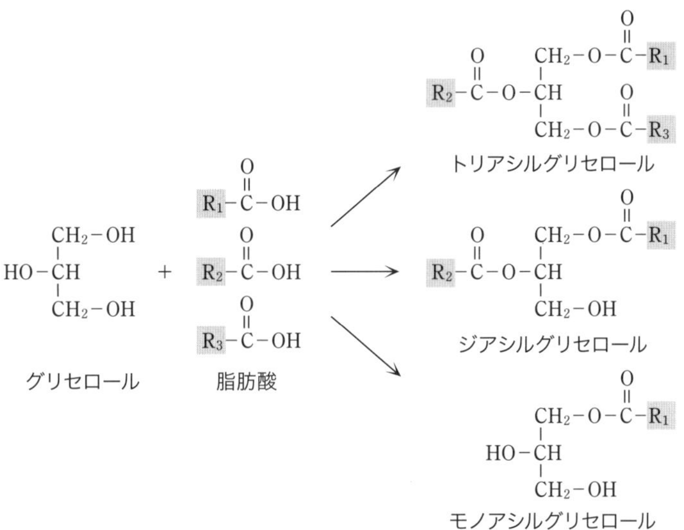

図2-22　トリ・ジ・モノアシルグリセロールの構造

注〕R_1, R_2, R_3はさまざまな脂肪酸の炭素鎖

b)　ロウ(ワックス; waxes)：脂肪酸と脂肪族アルコールのエステルをロウ(ワックス)という。大量に摂取した場合，下痢などを引き起こすため，食用の脂質としては，あまり適さない。カルナバヤシやホホバなどの植物やアブラソコムツやオレンジラフィーなどの魚類に多く含まれる。

c)　ステロールエステル(sterol esters)：脂肪酸とステロールのエステルをステロールエステルという。動物性食品の卵や魚卵，肝臓などにコレステロールエステルが，米ぬかなどに植物ステロールエステルが微量含まれる。

② **複合脂質(complex lipids)**

a)　リン脂質(phospholipids)：リン酸を構成成分として含む脂質のことで，グリセロールと脂肪酸が基本の場合はグリセロリン脂質，スフィンゴシンと脂肪酸が基本の場合はスフィンゴリン脂質という。グリセロリン脂質やスフィンゴリン脂質は体内の細胞膜の主構成成分であり，スフィンゴ脂質のスフィンゴミエリンは，動物などの脳に多い。食品ではグリセロリン脂質は，大豆，卵黄，オキアミなどに多く含まれ，スフィンゴ脂質は，卵，乳製品，畜肉に微量含まれる。また，グリセロリン脂質のグリセロールの1位に脂肪酸ではなく，アルケニル基がエーテル結合した構造体をプラズマローゲンといい，水産物のホヤやムール貝に含まれる。

b)　糖脂質(glycolipids)：糖を構成成分として含む脂質のことで，グリセロールと脂肪酸が基本の場合は，グリセロ糖脂質，スフィンゴシンと脂肪酸が基本の場合はスフィンゴ糖脂質といい，セレブロシドやガングリオシドがある。セレブロシドは穀類や豆類に含まれ，ガングリオシドは動物の脳や神経組織に多く含まれている。

c)　硫脂質(sulfolipids)：分子中に硫黄(硫酸基またはスルホン酸基)を含む酸性脂質の総称で，天然には硫酸エステル型スルファチド(sulfatide)とスルホン酸型のスルホノリピド(sulfonolipid)がある。硫脂質のほとんどは糖に結合しているので硫糖脂質(sulfoglycolipid)ともよばれ，グリセロ硫糖脂質とスフィンゴ硫糖脂質に大別される。

前者は，高等植物や藻類の葉緑体や哺乳類の精巣，うになどに，また後者は，脊椎動物に微量に存在する。

d)　リポたんぱく質(lipoproteins)：たんぱく質を構成成分として含む脂質のことで，食品では，卵黄のリポビテリンが知られている。生体内ではカイロミクロン，超低比重リポたんぱく(VLDL)，低比重リポたんぱく(LDL)，高比重リポたんぱく(HDL)などが血液中に存在し，脂質の運搬などの役割をもつ。

③　**誘導脂質**(derived lipids)

単純脂質や複合脂質から加水分解によって得られる脂質のことで，脂肪酸，テルペノイド，ステロイド，カロテノイドなどがある。特に，脂質を水酸化ナトリウムなどのアルカリでケン化(加水分解)すると脂肪酸は塩となり水層に溶解するが，脂質成分中には加水分解を受けず脂溶性を保ったものがある。これを不ケン化物といい，コレステロールや植物性ステロールなどのステロール，脂肪族アルコール，ビタミンA,ビタミンD,ビタミンEなどの脂溶性ビタミン，アスタキサンチン，ルテインなどのカロテノイド，スクワレンやプリスタンなどの炭化水素が含まれる。

(3)　脂肪酸

脂肪酸(fatty acids)は，脂肪族炭化水素の末端にカルボキシ基(－COOH)もつ構造体であり，主に油脂やリン脂質にエステル結合して存在する。動植物は，エネルギー蓄積の目的で脂肪酸を生合成するが，その際，2個の炭素鎖ずつ，順次鎖長が延長されることから，脂肪酸の炭素数は12，14，16，18，20，22と偶数個で存在し，かつ直鎖の脂肪酸がほとんどとなっている。一部，魚類や微生物に分岐や炭素数が奇数個の脂肪酸が存在するが非常に少ない。脂肪酸は，炭素数が6個までを短鎖脂肪酸，8個から12個を中鎖脂肪酸，それ以上を長鎖脂肪酸(または高級脂肪酸)といい，また，炭素鎖に二重結合をもたないものを飽和脂肪酸，二重結合をもつものを不飽和脂肪酸という。ただし，炭素数1個のギ酸，炭素数2個の酢酸，および炭素数3個のプロピオン酸は水に可溶なので，脂肪酸に含めないことが多い。食品に存在する脂肪酸を表2-12に示した。ちなみに脂肪酸の簡単な表記として，例えば，炭素数16個の飽和脂肪酸のパルミチン酸は，16：0，C16：0または$C_{16:0}$(16は炭素数，0は二重結合の数)と表すことができる。

①　**飽和脂肪酸**

飽和脂肪酸(saturated fatty acids)は，炭素数が4個から20個をこえるものまで幅広く存在する。一般の動植物には，長鎖脂肪酸，特にパルミチン酸(C16：0)とステアリン酸(C18：0)が最も多く含まれる。短鎖脂肪酸の酪酸(C4：0)やカプロン酸(C6：0)は牛乳やバターの乳脂肪に含まれ，中鎖脂肪酸のカプリル酸(C8：0)，カプリン酸(C10：0)，ラウリン酸(C12：0)は乳脂肪や植物のやし油(ココナッツオイル)，パーム核油に多く含まれる。中鎖脂肪酸は，腸管吸収性に優れ，エネルギー源としての代謝が速いことから，手術後の栄養補給用途に利用されている。近年，中鎖脂肪酸がケトン体に代謝され，脳や筋肉でグルコース代替のエネルギー源になることが明らかとなっている。また，バターの匂いは短鎖脂肪酸に由来する。

表2-12　主な脂肪酸の種類

	慣用名	略　号	系統名	構造式	主な所在
飽和脂肪酸	酪　酸 butyric acid	C4:0	ブタン酸	$CH_3(CH_2)_2COOH$	バター
	カプロン酸 caproic acid	C6:0	ヘキサン酸	$CH_3(CH_2)_4COOH$	バター，やし油
	カプリル酸 caprylic acid	C8:0	オクタン酸	$CH_3(CH_2)_6COOH$	バター，やし油
	カプリン酸 capric acid	C10:0	デカン酸	$CH_3(CH_2)_8COOH$	バター，やし油
	ラウリン酸 lauric acid	C12:0	ドデカン酸	$CH_3(CH_2)_{10}COOH$	やし油，パーム核油
	ミリスチン酸 myristic acid	C14:0	テトラデカン酸	$CH_3(CH_2)_{12}COOH$	動植物油脂全般
	パルミチン酸 palmitic acid	C16:0	ヘキサデカン酸	$CH_3(CH_2)_{14}COOH$	動植物油脂全般
	ステアリン酸 stearic acid	C18:0	オクタデカン酸	$CH_3(CH_2)_{16}COOH$	動植物油脂全般
	アラキジン酸 arachidic acid	C20:0	エイコサン酸	$CH_3(CH_2)_{18}COOH$	魚油，落花生油
モノエン酸	パルミトレイン酸 palmitoleic acid	C16:1 n-7	9-ヘキサデセン酸	$CH_3(CH_2)_5CH=CH(CH_2)_7COOH$	動植物油脂全般
	オレイン酸 oleic acid	C18:1 n-9	9-オクタデセン酸	$CH_3(CH_2)_7CH=CH(CH_2)_7COOH$	動植物油脂全般
	バクセン酸 vaccenic acid	C18:1 n-7	11-オクタデセン酸	$CH_3(CH_2)_5CH=CH(CH_2)_9COOH$	牛乳，ヨーグルト
ポリエン酸	リノール酸 linoleic acid	C18:2 n-6	9,12-オクタデカジエン酸	$CH_3(CH_2)_4CH=CHCH_2CH=CH(CH_2)_7COOH$	植物油全般
	α-リノレン酸 α-linolenic acid	C18:3 n-3	9,12,15-オクタデカトリエン酸	$CH_3(CH_2CH=CH)_3(CH_2)_7COOH$	えごま油，あまに油大豆油
	γ-リノレン酸 γ-linolenic acid	C18:3 n-6	6,9,12-オクタデカトリエン酸	$CH_3(CH_2)_3(CH_2CH=CH)_3(CH_2)_4COOH$	月見草油
	アラキドン酸 arachidonic acid	C20:4 n-6	5,8,11,14-エイコサテトラエン酸	$CH_3(CH_2)_3(CH_2CH=CH)_4(CH_2)_3COOH$	動物肝臓，卵黄
	エイコサペンタエン酸(EPA) eicosapentaenoic acid	C20:5 n-3	5,8,11,14,17-エイコサペンタエン酸	$CH_3(CH_2CH=CH)_5(CH_2)_3COOH$	いわし，さんまなどの魚油
	ドコサヘキサエン酸(DHA) docosahexaenoic acid	C22:6 n-3	4,7,10,12,16,19-ドコサヘキサエン酸	$CH_3(CH_2CH=CH)_6(CH_2)_2COOH$	まぐろ，かつおなどの魚油，動物脳

②　不飽和脂肪酸

不飽和脂肪酸(unsaturated fatty acids)は，二重結合の数によって，1個もつものをモノエン酸(monoenoic acids)，2個をジエン酸(dienoic acids)，3個をトリエン酸(triethenoid acids)というが，2個以上を総称してポリエン酸(polyenoic acids)または多価不飽和脂肪酸(polyunsaturated fatty acids；PUFA)とよんでいる。特に二重結合を4個以上もつ多価不飽和脂肪酸を高度不飽和脂肪酸(highly unsaturated fatty acids)といい，後述する魚油に多いエイコサペンタエン酸(EPA)やドコサヘキサエン酸(DHA)などがこれに該当する。天然に存在する不飽和脂肪酸の二重結合は，ほとんどがシス型の構造をとっており，トランス型は非常に少ない。また，ポリエン酸のほとんどは，共役二重結合の配置をとらず，メチレン基($-CH_2-$)をはさんで存在する。不飽和脂肪酸の二重結合を表記する方法としては，カルボキシ基の炭素を1番目としてメチル基末端側に向かって数えた場合，例えば，炭素数18個のオレイン酸は9番目の炭素に二重結合が存在するので *cis*-9-octadecenoic acid，もしくはΔ(デルタ)を用い，Δ^9-18：1，または18：1(Δ9)と表記できる。同様に，リノール酸は *cis*, *cis*-9,12-

octadecadienoic acid，$\Delta^{9,12}$-18：2，18：2(Δ9, 12)と表記できる。また，反対にメチル基末端側から数えた場合，慣例によってカルボキシ基から一番遠くの炭素，すなわちメチル基末端の炭素はω位となるので，二重結合の位置がω位の炭素から数えて何番目かで表す方法と，メチル基末端の炭素がカルボキシ基から数えて何番目にあるかを表すn(脂肪酸の総炭素鎖数)を利用して，二重結合がカルボキシ基から数えて何番目にあるかをn-(マイナス)数で示す方法があり，オレイン酸はメチル基末端から9番目の炭素に二重結合が存在するのでC18：1ω9，あるいはカルボキシ基から9(=n-9)番目の炭素に二重結合が存在するのでC18：1n-9と表す。また，リノール酸はメチル基末端から6番目の炭素に二重結合が存在するのでC18：2ω6，あるいはC18：2 n-6と表記できる。ここで，リノール酸のように2個の二重結合をもつにもかかわらず，最初の二重結合の位置だけを表示するのは，不飽和脂肪酸の二重結合は，通常メチレン基($-CH_2-$)をはさんで炭素3個ごとに存在するので，この表記法ですべての二重結合が把握できるからである(図2-23, 24)。

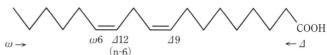

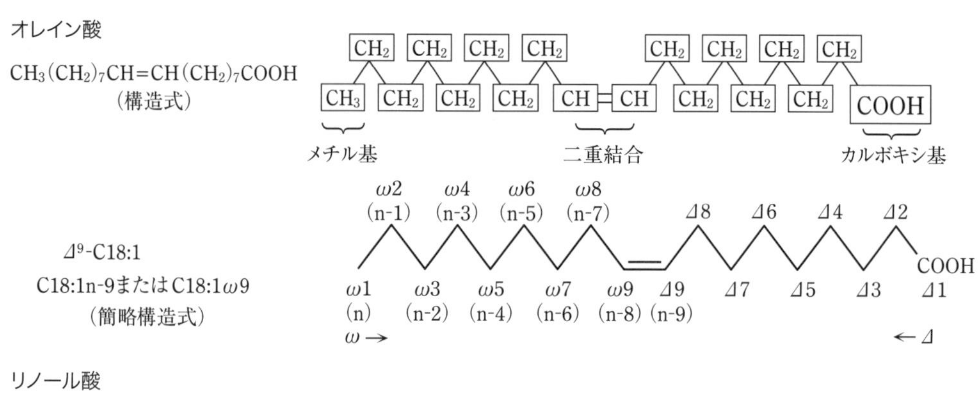

図2-23　脂肪酸の構造と表記法(I)

動植物は，体内で飽和脂肪酸や不飽和脂肪酸を生合成できるが，ポリエン酸以上では一般に動物と植物で機構は異なっている。例えば，植物はオレイン酸(C18：1 n-9)からリノール酸(C18：2 n-6)やα-リノレン酸(C18：3 n-3)を合成する経路をもっており，メチル基側に二重結合を導入(不飽和化)できる。しかし，動物は既存の二重結合からカルボキシ基側にしか二重結合を導入できないので，例えば，オレイン酸からリノール酸やα-リノレン酸を生合成することができず，食物から摂取するよりほかない(図2-25)。したがって動物においてはリノール酸とα-リノレン酸は必須脂肪酸ということになる。また，動物は不飽和化と鎖長延長の反応を同じカルボキシ基側に反応を進めることができることから，食物から得られたリノール酸やα-リノレン酸を原料として，さらに長鎖で二重結合の多い脂肪酸を合成できる。植物より動物に長鎖のポリエン酸が多いのはこのためである。また，以上のことは動物が生合成するポリエン酸の構造は，メチル基側から数えて最初の二重結合の位置が常に変わらないことを意味しており，リノール酸から生合成されるポリエン酸をω6系脂肪酸，または n-6系脂肪酸とよび，α-リノレン酸から生合成されるポリエン酸をω3系脂肪酸，または n-3系脂肪酸とよぶ。n-6系脂肪酸にはリノール酸のほか，γ-リノレン酸，ジホモγ-リノレン酸，アラキドン酸などが該当し，n-3系脂肪酸には α-リノレン酸のほか，エイコサペンタエン酸(EPA)，ドコサヘキサエン酸(DHA)が該当する(図2-24, 25)。動植物とも生合成が可能な飽和脂肪酸やオレイン酸(ω9系脂肪酸または n-9系脂肪酸)は，あらゆる生物に共通して多く含まれるが，リノール酸と α-リノレン酸は植物に豊富に含まれる。特にリノール酸は大豆油，コーン油，サフラワー油に，α-

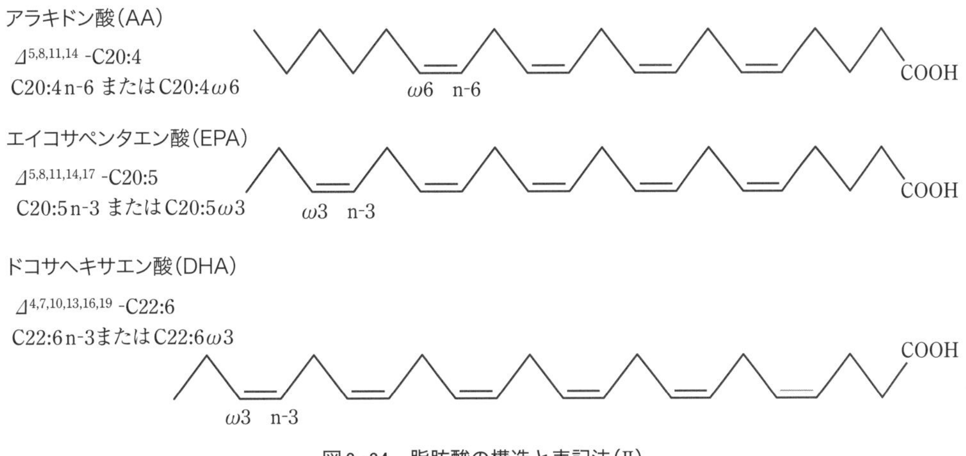

図2-24　脂肪酸の構造と表記法(II)

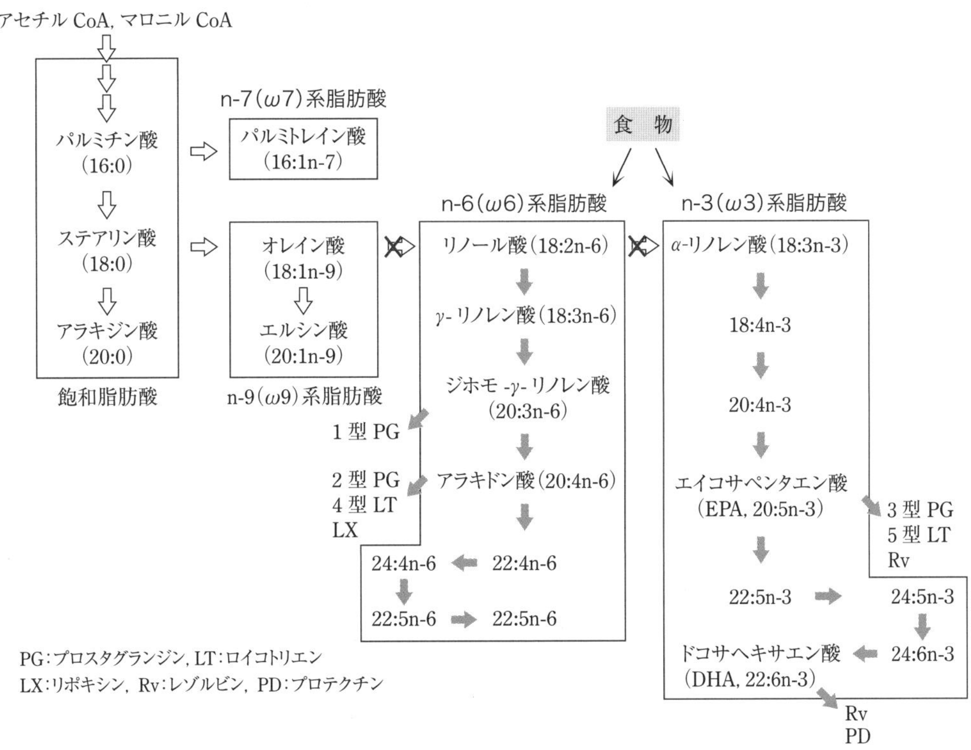

図2-25　動物の脂肪酸合成経路

表2-13　主要油脂の脂肪酸組成(mg/g 脂質)

脂肪酸名	カプリル酸	カプリン酸	ラウリン酸	ミリスチン酸	パルミチン酸	パルミトレイン酸	ステアリン酸	オレイン酸+バクセン酸	リノール酸	α-リノレン酸	アラキドン酸	エイコサペンタエン酸	ドコサヘキサエン酸
脂肪酸略号	C8:0	C10:0	C12:0	C14:0	C16:0	C16:1 n-7	18:0	C18:1 n-7+ n-9	C18:2 n-6	C18:3 n-3	C20:4 n-6	C20:5 n-3	C22:6 n-3
バター(有塩)	12	26	31	102	277	14	94	193	21	3	1		
豚　脂		7	1	16	233	23	134	400	89	5	1		
牛　脂			1	22	234	27	141	409	33	2			
やし油	76	56	431	159	85		26	65	15				
米ぬか油				3	156	2	17	391	321	12			
なたね油			1	1	40	2	19	585	186	75			
パーム油			4	11	409	2	41	364	90	2			
オリーブ油					98	7	29	731	66	6			
大豆油				1	99	1	40	218	497	61			
いわし油				50	168	44	37	114	10	6	11	84	95
かつお油				37	150	39	36	125	14	7	14	64	156
まぐろ油				33	127	36	40	169	12	8	6	53	117

日本食品標準成分表2020年版(八訂)脂肪酸成分表編より抜粋

リノレン酸はえごま(しそ)油，あまに油に多い。アラキドン酸は牛・豚などの動物の肝臓や神経組織に多く，肉にも若干含まれる。また，EPA や DHA は植物や動物の肉にはほとんど存在せず，特徴的に魚類(内臓，肉)や海藻に多く含まれる。動植物油脂の脂肪酸組成を表2-13に示した。

③　共役脂肪酸

天然には，二重結合が共役(-C=C-C=C-)した多価不飽和脂肪酸が存在する。このうち，共役リノール酸(conjugated linoleic acids; CLA)は，リノール酸の位置および幾何異性体であり，構造内に共役二重結合をもつ。牛や羊などの反芻動物の胃中の微生

topic

トピックス：記憶と脂肪酸

認知症は「生後いったん正常に発達した種々の精神機能が慢性的に減退・消失することで，日常生活・社会生活を営めない状態」を指す。アルツハイマー型認知症の予防に効果的といわれている脂肪酸に n-3系脂肪酸がある。なかでも DHA は，哺乳動物の記憶の形成に重要なはたらきを担っており，母乳にも含まれ胎児期や乳児期の脳の発達に欠かすことのできない重要な成分である。最近，記憶の形成に関与する脂肪酸として，中鎖脂肪酸(medium-chain fatty acid)にも注目が集まっている。疫学調査で，中鎖脂肪酸の摂取が高齢期の認知症罹患者数の割合を減少させることや軽度のアルツハイマー型認知症患者の記憶力・判断力の維持に寄与することが明らかになってきており，今後の展開が興味深い。

物により生産されるため，反芻動物の肉や乳，乳製品に含まれる。さまざまな異性体が存在するが，*cis*-9, *trans*-11-CLAが最も多く，発がん抑制作用，抗肥満作用，免疫調節作用などの効果が報告されている。また，にがうりの種子や桐油には共役リノレン酸であるα-およびβ-エレオステアリン酸が含まれており，発がん抑制作用，抗肥満作用などの生理機能が報告されている。

④　脂肪酸の栄養

脂肪酸は脂肪という形で貯蔵され，必要なときエネルギー源として活用されるが，n-6系脂肪酸とn-3系脂肪酸には，少し違った役割がある。n-6系脂肪酸のリノール酸とアラキドン酸は欠乏すると成長障害や皮膚の水バリア機能の低下を引き起こし，n-3系脂肪酸のα-リノレン酸の欠乏は皮膚炎，知覚障害や視覚障害などの神経障害を招く。またn-3系脂肪酸のEPAやDHAは，心血管リスク低減作用，血中中性脂肪低下作用，関節リウマチ症状緩和作用，血圧改善作用，抗アレルギー作用，抗炎症作用など，さまざまな効果が明らかにされ，その血中中性脂肪低下作用は，特定保健用食品や機能性表示食品の保健効果として活用されている。さらに，DHAは，胎児から乳幼児の脳の発達に重要な役割を果たしていることが報告されており，認知症予防効果も期待されている。

n-6系脂肪酸のジホモγ-リノレン酸やアラキドン酸，n-3系脂肪酸のEPAやDHAは，生体内でそれぞれ作用の異なる数多くのプロスタグランジン(PG)やロイコトリエン(LT)，リポキシン(LX)，レゾルビン(Rv)などのエイコサノイドやドコサノイドに変換され，炎症，免疫，中枢機能，血液機能などの調節に深く関与している(図2-25)。

例えば，アラキドン酸から変換されるプロスタグランジンには，血管壁の内皮細胞から産生されるプロスタグランジンI_2(PGI_2)と血小板から産生されるトロンボキサンA_2(TXA_2)という物質がある。PGI_2は血小板凝集を抑制する作用を示し，TXA_2は血小板を凝集させる作用を示す。同様にEPAも血管の内皮細胞でPGI_3に，血小板でTXA_3に変換されるが，PGI_3はPGI_2同様に血小板凝集を抑制するが，TXA_3は血小板凝集の作用を示さない(図2-26)。このことはEPA，あるいは同系列のn-3系脂肪酸を多く摂取すると，血管内の血小板凝集能が変化することを意味する。さらにアラキドン酸は，炎症初期にプロスタグランジンE_2(PGE_2)などの炎症惹起物質に変換され好中球の遊走を経て炎症を増強させるが，EPAやDHAはレゾルビンE1(RvE1)やレゾルビンD1(RvD1)などの抗炎症物質に変換され炎症を収束に導くことも示されている。油脂栄養においてn-6系脂肪酸とn-3系脂肪酸の摂取比率が重要であるのは，この様な理由による。

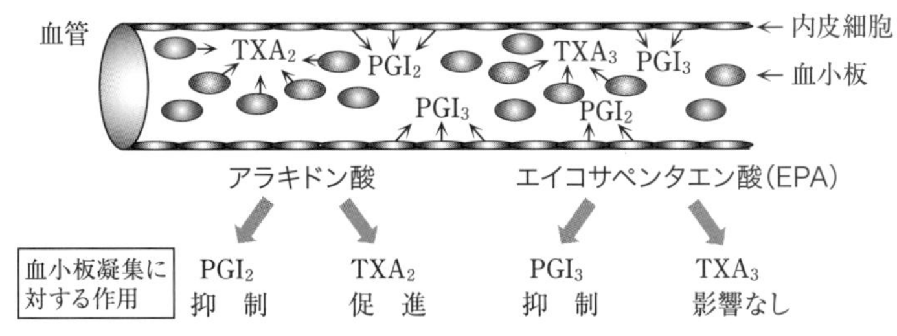

図2-26　アラキドン酸，EPA由来プロスタグランジンの役割(例)

⑤ 脂肪酸の物性

脂肪酸は鎖長と不飽和度によって融点は大きく変化する。例えば，飽和脂肪酸において，ラウリン酸（C12：0）の融点は44.2℃，ミリスチン酸（C14：0）は58.5℃，パルミチン酸（C16：0）は63.1℃と鎖長が長くなるほど融点は高い。また，不飽和脂肪酸では，モノエン酸のオレイン酸（C18：1 n-9）が16.3℃，ジエン酸のリノール酸（C18：2 n-6）が－5.2℃，トリエン酸の α-リノレン酸（C18：3 n-3）が－11.3℃，アラキドン酸（C20：4 n-6）が－49℃，EPA（C20：5 n-3）が－53℃と不飽和度が増すほど融点は低い。したがって，トリアシルグリセロールなどの油脂の融点は構成脂肪酸によって決まることになり，パルミチン酸とオレイン酸の多い牛脂や豚脂の融点は，25～50℃，リノール酸の多いサフラワー油は，－5～0℃，まぐろ油やかつお油は，－5℃以下である。融点の低い油脂からは，不飽和脂肪酸の二重結合を飽和化する水素添加の技術を用いることで，水素添加油，または硬化油ともよばれる融点の高い油脂を製造できる。実際マーガリンやファットスプレッド，ショートニングはこの技術を用いて作られている。近年，水素添加工程中に一部生成するトランス脂肪酸の栄養価について，冠動脈心疾患のリスクファクターである血中LDLコレステロールを増加させ，HDLコレステロールを低下させる可能性が指摘され，世界保健機関（WHO）/国際連合食糧農業機関（FAO）による合同専門家会合でトランス脂肪酸の摂取量を最大でも1日当たり摂取エネルギー量の1％未満とするよう勧告している。それを受けてアメリカでは2006年より加工食品の栄養成分表示欄に含量表示が義務づけられた。わが国のトランス脂肪酸摂取量は，食品安全委員会の調査によれば1日当たり平均0.7gで，平均総エネルギー摂取量の0.3％と低く，冠動脈心疾患リスクが高まる可能性は低いと推定されている。現在，油脂業界ではトランス脂肪酸低減を目的にエステル交換法などの新規技術の開発が進められている。

（4） リン脂質

リン脂質（phospholipids）は，リン酸を構成成分として含む脂質であり，食品成分としてはグリセロールと脂肪酸を含むグリセロリン脂質が主である。グリセロリン脂質は，グリセロールの1，2位に脂肪酸が，3位にはリン酸がエステル結合し，それを挟んで塩基やアミノ酸が結合している構造をもつ（図2-27）。コリン塩基が結合したホスファチジルコリン，エタノールアミンが結合したホスファチジルエタノールアミン，セリンが結合したホスファチジルセリン，イノシトールが結合したホスファチジルイ

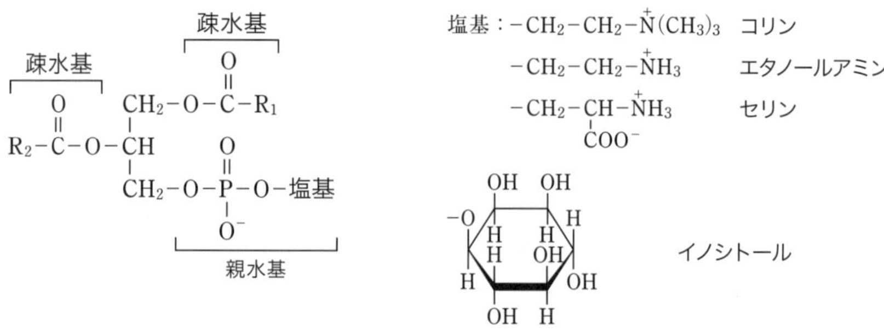

図2-27 グリセロリン脂質の構造

ノシトールなどがある。また，2位の脂肪酸はポリエン酸が占める割合が高いが，これはリン脂質が存在する細胞膜の流動性を高めたり，必要に応じてポリエン酸をリン脂質より切り出して生体反応に利用するためである。またリン脂質は，疎水性の脂肪酸の炭素鎖と親水性のリン酸と塩基をもつ両親媒性の化合物であるので界面活性作用を示す。特に，ホスファチジルコリンはレシチンともよばれ，界面活性作用に優れるため，チョコレート，マーガリン，マヨネーズ，アイスクリーム，水産練り製品などさまざまな食品に乳化剤，安定剤として利用されている。

(5) ステロール

ステロール(sterols)は動物と植物では種類が異なる。動物ではほとんどがコレステロールであり，植物では，側鎖の構造が異なったシトステロールやカンペステロールなど複数個のステロールが存在する。また，菌類にはプロビタミン D_2 のエルゴステロールが存在する(図2-28)。

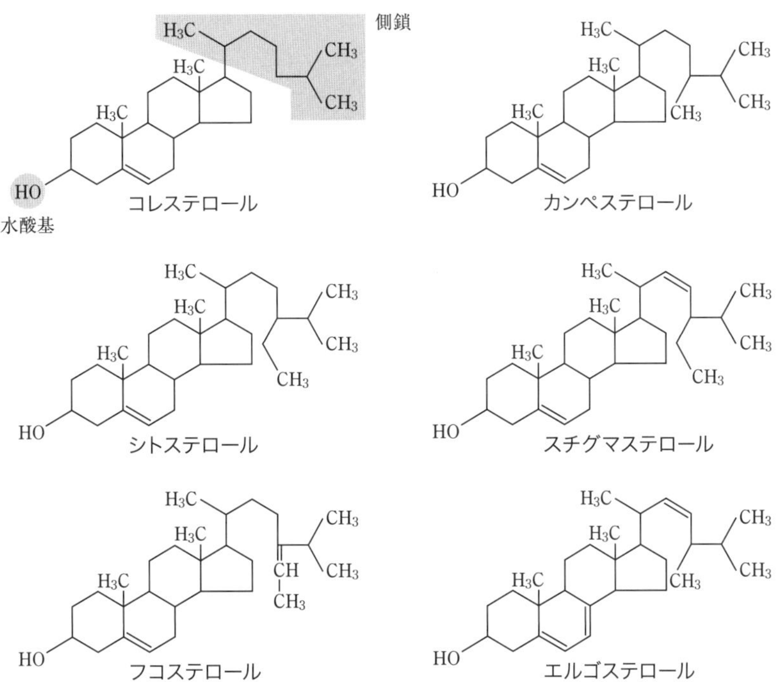

図2-28　食品に含まれるステロール

① コレステロール

コレステロール(cholesterols)は動物性食品の卵や魚卵，肝臓などの内臓，いか，たこ，貝類に多く含まれる。生体では細胞や組織の重要な構成成分であり，胆汁酸，男性ホルモン，女性ホルモン，副腎皮質ホルモンの原料となっている。食物からの摂取で補充できるが，体内での生合成経路もある。

② 植物ステロール

植物ステロール(phytosterols)には，穀類，豆類，野菜類，果実類に含まれるシトステロール，カンペステロール，スチグマステロール，しいたけ，しめじなどのきのこ類に多いエルゴステロール，こんぶ，わかめなどの褐藻類に多いフコステロールなどがある。植物ステロールは生体内で腸管からのコレステロールの吸収を阻害し，血液中のコレステロールを低下させる作用が知られている。

(6) 保健機能食品

保健機能食品には，特定保健用食品，栄養機能食品，機能性表示食品の3つのカテゴリーがある。いずれも身体の生理学的機能等に影響を与える保健機能成分を含む食品で，特定の保健効果を表示できる。脂質には，α-リノレン酸やEPA, DHAなどのn-3系脂肪酸，中鎖脂肪酸，植物ステロールなどの機能性成分が含まれることから，それらを使用した保健機能食品の開発が進んでいる。

① 特定保健用食品

EPAやDHAの血中中性脂肪を低下させる作用を保健効果とした清涼飲料水やフィッシュソーセージが，また植物ステロールは，腸管からのコレステロールの吸収を抑えるはたらきがあることから，植物ステロールを添加した食用調理油，調味料(マヨネーズ)，マーガリンが上市されている。中鎖脂肪酸は，長鎖脂肪酸と異なり腸管吸収後，門脈を経て直接肝臓に運ばれ，エネルギー源として代謝が速いことから，体脂肪の蓄積を抑えるはたらきがあるとされ，食用調理油，ファットスプレッド(マーガリン類)が上市されている。

② 栄養機能食品

n-3系脂肪酸が皮膚の健康維持をたすける栄養素としての表示が可能となっており，えごま油(しそ油)やあまに油などが食用調理油として製品化されている。

③ 機能性表示食品

国が定めるルールに基づき，事業者が食品の安全性と機能性に関する科学的根拠などの必要事項を消費者庁官庁に届け出れば，機能性を表示することができる。n-3系脂脂肪酸のEPAやDHAは，血中中性脂肪を低下させる作用や認知機能の一部である記憶力や判断力を維持するなどを保健効果の，焼き菓子，缶詰，冷凍食品など多岐に利用されている。また，中鎖脂肪酸は，体脂肪や内臓脂肪の低下，ウエスト周囲計の減少作用などを保健効果に，焼き菓子やドレッシングに利用されている。

(7) 油脂の特徴

① 油脂の分類

図2-29に示すように，油脂は天然物から抽出した油脂と，抽出した油脂を水素添

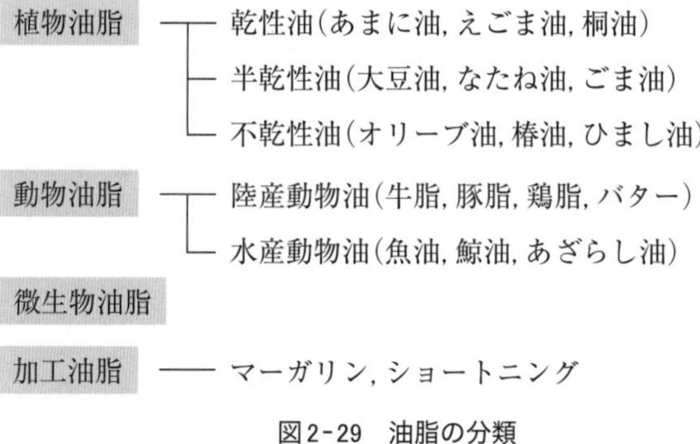

図2-29 油脂の分類

加あるいはエステル交換等の加工処理によって作るマーガリンやショートニングのような加工油脂に大別される。さらに油脂は，その起源により植物油脂，動物油脂，微生物油脂に分類される。

植物油脂は，下記のように，乾燥性の強弱により，乾性油，半乾性油，不乾性油に分けられる。表2-13に示されるように，油脂はその種類により脂肪酸組成が異なるが，構成する脂肪酸の二重結合の数が多いほど乾燥しやすい。

＜植物油脂の分類＞

a）乾性油：ヨウ素価130以上の植物油をいう。薄膜にして空気中に放置すると，短時間で固化乾燥する。あまに油，えごま（しそ）油，桐油などがこれに含まれる。

b）半乾性油：ヨウ素価100～130の植物油をいう。やや乾燥性があり，主に食用，せっけん製造などに用いられる。なたね油，大豆油，綿実油，コーン油，ごま油などがこれに含まれる。

c）不乾性油：ヨウ素価100以下の植物油をいう。乾燥性が弱く，固化しない。食用，せっけん，化粧品などの製造に用いられる。オリーブ油，椿油，ひまし油などがこれに含まれる。

また動物油脂は，陸産動物油脂と海産動物油脂に分けられ，そのまま食用，または加工油脂の原料となるほか，化粧品や医薬品に用いられる。最近では，微生物や藻類を培養してγ-リノレン酸やアラキドン酸，DHAなどの特定の脂肪酸に富む油脂の製造が行われている。

②　化学的特性

油脂は，動物，植物，種子など原料によって特性は異なっている。

a）酸価（acid value；AV）：油脂1gに含まれる遊離脂肪酸を中和するのに必要な水酸化カリウム（KOH）のmg数であり，油脂の品質評価に用いる。油脂のいたみ具合を反映し，例えば，頻繁に使用したてんぷら油では，加熱と水分の影響で脂肪酸が徐々に遊離するため酸価が高くなる。

b）過酸化物価（peroxide value；PV）：油脂が酸化されて生じる過酸化物（ヒドロペルオキシド）の量を示し，初期酸化の指標となる。油脂中の過酸化物がヨウ化カリウム（KI）と反応してヨウ素（I_2）を生成することを利用した方法で，試料kg当たりの浮遊されるヨウ素のミリ当量数で表す。精製された油脂や新鮮な油脂の過酸化物価はゼロである。また，即席めんなどは過酸化物価30以下の規定がある。

c）ヨウ素価（iodine value；IV）：油脂を構成する脂肪酸の二重結合にハロゲンが付加する性質を利用して不飽和度を知る方法で，油脂100gに吸収されるハロゲン量をヨウ素（I_2）のg数で表したものである。飽和脂肪酸の多い牛脂や豚脂は70以下と低く，不飽和脂肪酸の多い植物油は100前後，DHAやEPAの多いまぐろ油やいわし油などの魚油は150以上の値を示す。

d）ケン化価（saponification value；SV）：油脂は脂肪酸とグリセロールがエステル結合した構造であるが，この油脂1gを完全に加水分解（ケン化）するのに必要なKOHのmg数であり，構成する脂肪酸の分子量が小さいほどケン化価は大きくなる。また，油脂中にステロールなどの不ケン化物が多い場合は小さい値を示す。

e）カルボニル価（carbonyl value；CV）：油脂の酸化は初期段階では過酸化物を生

じ，るが，その後過酸化物の一部はカルボニル化合物（アルデヒドやケトン類）などの低分子化合物に変化していく。このカルボニル化合物と特異的に結合する2,4-ジニトロフェニルヒドラジンを用いて油脂中のカルボニル化合物の量を測定する方法がカルボニル価であり，食用油の加熱による酸化分解の指標として有効である。

f） TBA値（thiobarbituric acid value）：TBA値は，酸性下，チオバルビツール酸と加温して生ずる付加物の可視部吸収度を測定する方法で，感度が高く生体中の脂質酸化の指標によく利用される。きょう雑物の影響を受けやすいので，食品にはあまり適さない。

③ **物理的特性**

a） 融　点（melting point）：規定の方法で加熱した油脂が完全に融けて透明になる温度をいう。融点は，脂質の分子量が大きいほど高くなるが，不飽和度が高いほど低下する。

b） 発煙点（smoke point）：油脂を加熱したとき，煙が出始める温度をいう。一般に脂質の分子量が小さい場合ほど低い値を示す。通常の食用油脂は200℃以上である。

c） 引火点（flash point）：油脂を加熱して試験炎を近づけたとき蒸発する油気に引火する温度をいう。発煙点より若干高い。

d） 比　重（specific gravity）：油脂類は水より軽いので，比重は1以下である。植物油は0.92前後を示すが，不飽和度の高いDHAやEPAの多いまぐろ油やいわし油などの魚油は，0.93前後と少し高くなる。また，スクワレンなどの炭化水素などを含むサメ肝油は0.8～0.9と低い。

e） 屈折率（refractive index）：屈折率は脂肪酸の鎖長，不飽和度の数に比例して大きくなる。

f） 粘　度（viscosity）：油脂は，温度が高くなるほど粘度は低下する。油脂の劣化により，酸化重合や熱重合が起こった場合には粘度は増加する。

〈参考文献〉

日本食品標準成分表2020年版（八訂），脂肪酸成分表編，全国官報販売協同組合（2020）

生命活動を支えている基本物質は，たんぱく質（protein）である。

4 たんぱく質

生命活動の基礎となる代謝を維持したり，デオキシリボ核酸（deoxyribonucleic acid; DNA）がもっている遺伝情報を翻訳する際にもたんぱく質（protein）のはたらきが必要となる。たんぱく質はアミノ酸とよばれる化合物よりなっており，アミノ酸の種類と配列順序によって，さまざまな異なる機能をもっている。

（1） たんぱく質の特徴と化学構造

たんぱく質はアミノ酸が長く連なった構造をとったポリペプチド（polypeptide）を主体としている。ポリペプチドは2分子のアミノ酸の間でアミノ基（amino group）とカルボキシ基（carboxy group）から水分子が一つとれる反応（脱水縮合）によってできる酸アミド結合（あるいはペプチド結合）を介して結合している（図2-30）。このアミノ酸の連なりは，さまざまな長さをもっており，比較的短いものはペプチド（peptide）とよばれる。たんぱく質はアミノ酸からなっているために多くの炭水化物や脂質成分とは異なり分子中に窒素原子を有している。たんぱく質中の窒素原子の割合は14～20％程度で平均では16％となる。食品成分において窒素を含有している成分のほとんどがたんぱく質であることを利用して食品中のたんぱく質含量は，食品に含まれる窒素の量を求め，これに6.25（＝100÷16）を乗じることで求められる。この6.25を窒素たんぱく質換算係数という。たんぱく質によってアミノ酸の組成が異なり，たんぱく質中の窒素の割合は変化するため，食品によって窒素たんぱく質換算係数は5.18～6.38の間で異なる値をとる。

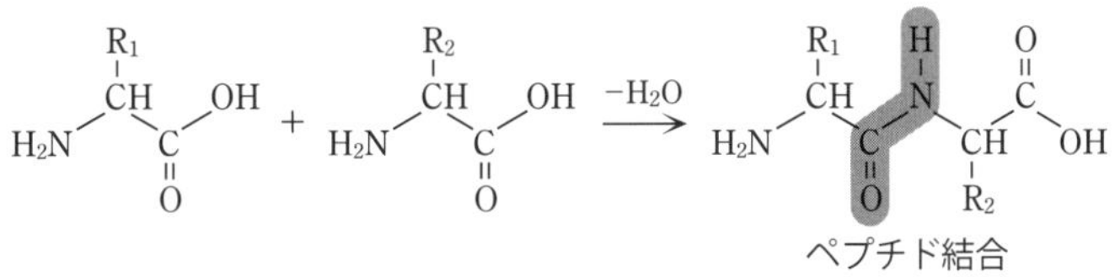

$$H_2N-CH(R_1)-C(=O)-OH + H_2N-CH(R_2)-C(=O)-OH \xrightarrow{-H_2O} H_2N-CH(R_1)-C(=O)-NH-CH(R_2)-C(=O)-OH$$

ペプチド結合

図2-30　アミノ酸間のペプチド結合

（2） たんぱく質の分類

たんぱく質はさまざまな構造や機能をもっているが，アミノ酸のみからなっているかそれ以外の成分（脂質，糖質など）を含んでいるかによって分けられ，前者を単純たんぱく質，後者を複合たんぱく質という。また，たんぱく質が変性したり分解されたりして生じるたんぱく質を誘導たんぱく質という。

単純たんぱく質は，一般にはアミノ酸以外の成分は含まないものとされているが，オボアルブミンなどのように，少量の糖やリン酸基などを含んでいても単純たんぱく質に分類されるたんぱく質もある。単純たんぱく質はさまざまな溶媒に対する溶解性の違いにより表2-14のようにいくつかの種類に分類される。

一方，複合たんぱく質はアミノ酸以外の成分の種類（リン，糖，脂質など）によって，リンたんぱく質，糖たんぱく質，リポたんぱく質などに分類される（表2-15）。

誘導たんぱく質は，たんぱく質が比較的軽度の変化を受けて誘導される一次誘導たんぱく質と，この一次誘導たんぱく質がさらに加水分解などを受けてできる二次誘導たんぱく質に分けられる（表2-16）。

表2-14　単純たんぱく質の分類

分　類	例	溶　解　性	熱凝固	備考
アルブミン (albumin)	オボアルブミン（卵白），ラクトアルブミン（牛乳），ロイコシン（こむぎ），レグメリン（豆類）	水に溶ける。	○	
グロブリン (globulin)	オボグロブリン（卵白），グリシニン（だいず）	水には溶けず，希薄な塩溶液に溶ける。	○	
グルテリン (glutelin)	グルテニン（こむぎ），オリゼニン（こめ）	水および塩溶液には溶けず，希酸あるいはアルカリに溶ける。	−	
プロラミン (prolamin)	ツェイン（とうもろこし），グリアジン（こむぎ）	水には溶けず，70〜80%アルコールに溶ける。	−	
硬たんぱく質 (albuminoid)	ケラチン（角，爪，毛），エラスチン（靭帯），コラーゲン（骨，爪）	水，酸，アルカリ，塩溶液，含水アルコールのいずれにも溶けない。	−	
ヒストン (histone)	グロビン（血液），ヒストン（脈腺）	水，希酸，塩類溶液に溶ける。	×	塩基性たんぱく質
プロタミン (protaminn)	サルミン（さけ），クルペイン（にしん）	水，希酸，塩類溶液に溶ける。	×	強塩基性たんぱく質

表2-15　複合たんぱく質の分類

分　類	例
リンたんぱく質 (phosphoprotein)	カゼイン（牛乳），ビテリン（卵黄）
糖たんぱく質 (glycoprotein)	オボムコイド，オボムチン（卵白），ムチン（唾液）
リポたんぱく質 (lipoprotein)	リポビテリン（卵黄），キロミクロン，HDL，LDL，VLDL（血液）
色素たんぱく質 (chromoprotein)	ヘモグロビン（血液），ミオグロビン（筋肉），フィコシアニン（海藻）
核たんぱく質 (nucleoprotein)	ヌクレオプロタミン（精子核），ヌクレオヒストン（核）
金属たんぱく質 (metalloprotein)	カタラーゼ（赤血球など），リポキシゲナーゼ（だいず）

表2-16　誘導たんぱく質の分類

分　類	例	備　考
第一次誘導たんぱく質	ゼラチン	コラーゲンを水と加熱して得られる可溶性成分
	プロテアン	酵素や酸で不溶となったもの
	メタプロテアン	プロテアンがさらに加水分解を受けたもの
第二次誘導たんぱく質	プロテオース	熱凝固せず，水に溶けるが硫安で析出する。
	ペプトン	熱凝固せず，水に溶けるが硫安で析出しない。
	ペプチド	ペプトンがさらに加水分解し，アミノ酸結合が約50個以下になったもの

(3) アミノ酸

① アミノ酸の構造と種類

たんぱく質はアミノ酸(amino acid)からなっているが，天然のたんぱく質を構成するアミノ酸は20種類を基本としている(一部翻訳後に修飾される例がある)。たんぱく質を構成するアミノ酸はカルボキシ基(－COOH)の結合した炭素(α 位炭素)にアミノ基(－NH_2)をもつα-アミノ酸である。アミノ酸の骨格となる炭素原子は，カルボキシ基の隣からα，β，γと順に名前がつけられており，それぞれの炭素にアミノ基の結合したアミノ酸をα-，β-，γ-アミノ酸という(図2-31)。食品の機能性成分として知られるγ-アミノ酪酸(GABA)はカルボキシ基から数えて3つ目の炭素にアミノ基が結合している。なお，GABAはα-アミノ酸の一種であるグルタミン酸の α 位のカルボキシ基の脱炭酸反応によって生成される。

```
       R              R    H               R    H   H
       |α             |β   |α              |γ   |β  |α
 H2N-C-COOH     H2N-C ― C-COOH      H2N-C ― C - C-COOH
       |              |    |               |    |   |
       H              H    H               H    H   H
  α-アミノ酸          β-アミノ酸              γ-アミノ酸
```

図2-31　アミノ酸の基本構造

さらに，たんぱく質を構成するα-アミノ酸はグリシンを除いてα位の炭素が不斉炭素原子となっており，R体，S体の2種類の立体異性体が存在する。アミノ酸の立体異性体については古くよりグリセルアルデヒドの絶対配置に基づき，D型，L型と広く表現されている。すなわち，カルボキシ基を上に配置して投影した場合，不斉炭素原子に結合したアミノ基がD-グリセルアルデヒドの水酸基と同じ向きのものをD型，L-グリセルアルデヒドと同じものをL型と表現する。天然のたんぱく質のアミノ酸は立体異性体をもたないグリシンを除いてほとんどL型であるが，近年生体からD-アミノ酸が見いだされ，生理機能の面から注目を集めつつある(図2-32)。

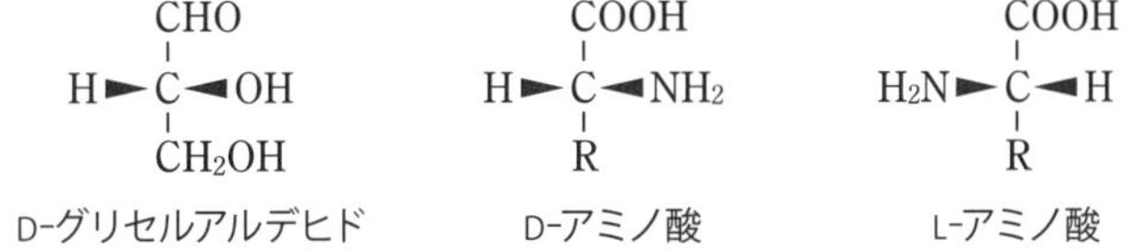

図2-32　アミノ酸の立体構造

たんぱく質を構成するアミノ酸の構造を表2-17に示した。アミノ酸は側鎖の構造の違いによって，中性アミノ酸，酸性アミノ酸，塩基性アミノ酸などに分類されるが，さらに中性アミノ酸は，ベンゼン環をもつ芳香族アミノ酸，複素環を有する複素環式アミノ酸，分岐したアルキル基を有する分岐鎖アミノ酸(BCAA)，水酸基をもつオキシアミノ酸，硫黄原子を含む含硫アミノ酸などに分けられる。

② 必須アミノ酸

食品として取り込まれたたんぱく質のほとんどは，プロテアーゼなどの消化酵素によってペプチドを経由してアミノ酸に分解され，小腸より吸収される。つまり，たんぱく質の栄養素としての価値は，そのたんぱく質を構成しているアミノ酸の組成によって決定される。アミノ酸のうち一部はヒトの体内で合成されるが，残りについては体内で生合成できないか，あるいは，できてもごくわずかであるために，食物から

表2-17　アミノ酸の種類と構造

分　類	総称名	名　称	構造式	略記号	等電点	備　考
中性アミノ酸	脂肪族アミノ酸	グリシン glycine	NH_2 $H-CH-COOH$	Gly　G	6.0	甘味
		アラニン alanine	NH_2 $CH_3-CH-COOH$	Ala　A	6.0	甘味
		バリン valine	NH_2 $(CH_3)_2CH-CH-COOH$	Val　V	6.0	分岐鎖アミノ酸 苦味
		ロイシン leucine	NH_2 $(CH_3)_2CHCH_2-CH-COOH$	Leu　L	6.0	分岐鎖アミノ酸 苦味
		イソロイシン isoleucine	NH_2 $CH_3CH_2CH(CH_3)-CH-COOH$	Ile　I	6.0	分岐鎖アミノ酸
	オキシアミノ酸	セリン serine	NH_2 $HOCH_2-CH-COOH$	Ser　S	5.7	
		トレオニン (スレオニン) threonine	NH_2 $CH_3CH(OH)-CH-COOH$	Thr　T	6.5	
	含硫アミノ酸	システイン cysteine	NH_2 $HSCH_2-CH-COOH$	Cys　C	5.0	SH基
		メチオニン methionine	NH_2 $CH_3S(CH_2)_2-CH-COOH$	Met　M	5.7	
	芳香族アミノ酸	フェニルアラニン phenylalanine	NH_2 $-CH_2-CH-COOH$	Phe　F	5.5	ベンゼン環
		チロシン tyrosine	NH_2 $HO-\quad-CH_2-CH-COOH$	Tyr　Y	5.7	フェノール環
	複素環式アミノ酸	トリプトファン tryptophan	NH_2 $-CH_2-CH-COOH$ N H	Trp　W	5.9	インドール環
		プロリン proline	$-COOH$ N H	Pro　P	6.3	イミノ酸
	アミドアミノ酸	アスパラギン asparagine	NH_2 $H_2NCOCH_2-CH-COOH$	Asn　N	5.4	
		グルタミン glutamine	NH_2 $H_2NCO(CH_2)_2-CH-COOH$	Gln　Q	5.7	
酸性アミノ酸		アスパラギン酸 aspartic acid	NH_2 $HOOCCH_2-CH-COOH$	Asp　D	2.9	
		グルタミン酸 glutamic acid	NH_2 $HOOC(CH_2)_2-CH-COOH$	Glu　E	3.2	うま味 (モノNa塩)
塩基性アミノ酸		リジン lysine	NH_2 $H_2N(CH_2)_4-CH-COOH$	Lys　K	9.7	ε-アミノ基
		アルギニン arginine	$NH \quad NH_2$ $H_2NCNH(CH_2)_3-CH-COOH$	Arg　R	10.8	グアニジノ基
	複素環式アミノ酸	ヒスチジン histidine	NH_2 $HC=C-CH_2-CH-COOH$ $N \quad NH$ C H	His　H	7.6	イミダゾール基

摂取しなければならない。このアミノ酸を必須アミノ酸(essential amino acid)という。ヒトの必須アミノ酸はバリン，ロイシン，イソロイシン，スレオニン，メチオニン，リジン，フェニルアラニン，トリプトファン，ヒスチジンの9種類である。

このうちヒスチジンについては以前幼児のみで必須で成人では非必須とされた時期もあったが，1985年のWHO/FAO/UNUの発表以降は必須アミノ酸として扱われるようになった。これはヒスチジンにも欠乏症がみられること，生合成の証拠が見いだせないことなどが根拠となっている。上記の機関によって必須アミノ酸の好ましい摂取バランスはアミノ酸評点パターンとして定められている。このアミノ酸パターンと比較して相対的に最も少ないアミノ酸を第一制限アミノ酸といい，第一制限アミノ酸の量 (mg/g 窒素)をアミノ酸評点パターンの当該アミノ酸量(mg/g 窒素)で除して100を乗じた値をアミノ酸スコアという。したがって，たんぱく質の栄養的な価値は，アミノ酸評点パターンと比較して一番少ない必須アミノ酸量の割合で決まることとなる。

③　アミノ酸の性質

アミノ酸はアミノ基($-NH_2$)とカルボキシ基($-COOH$)をもつ両性電解質であるので，中性付近ではそれぞれ$-NH_3^+$イオンと$-COO^-$イオンとに解離した両性(双性)イオン(zwitter ion)の構造をとっている。このアミノ酸の溶液に塩酸や硫酸といった強酸を添加していくとpHが低下するが，$-COO^-$イオンは水素イオンと結合してカルボキシ基となり，結果的に，アミノ酸は，＋の電荷が増加する。一方で，水酸化ナトリウム水溶液を加えるとpHが上昇し，NH_3^+イオンは水素イオンを解離してアミノ基へと変化しアミノ酸は，－の電荷が増加する(図2-33)。あるpHでは$-NH_3^+$イオンと$-COO^-$イオンの量が同じとなりアミノ酸の分子は見かけ上電荷をもたないようにみえる。このときのpHを等電点(isoelectric point)という。

$$\underset{\text{酸　性}}{R-\overset{NH_3^+}{\underset{H}{C}}-COOH} \underset{H^+}{\overset{OH^-}{\rightleftarrows}} \underset{\text{等電点付近}}{R-\overset{NH_3^+}{\underset{H}{C}}-COO^-} \underset{H^+}{\overset{OH^-}{\rightleftarrows}} \underset{\text{アルカリ性}}{R-\overset{NH_2}{\underset{H}{C}}-COO^-}$$

図2-33　アミノ酸の解離

アミノ酸の解離基としては，アミノ基，カルボキシ基のほかに，フェノール基(チロシン)，チオール基(システイン)，グアニジノ基(アルギニン)，イミダゾール基(ヒスチジン)がある。

アミノ酸の生理的な性質として呈味性を挙げることができる。うま味を示すグルタミン酸モノナトリウムはよく知られているが，他にも甘味を示すグリシン，アラニン，苦味を示すバリン，ロイシン，酸味を示すアスパラギン酸などが知られている。

(4)　たんぱく質の構造と機能

たんぱく質はアミノ酸が多数連なったポリペプチドという構造からなっていることはすでに示したが，そのアミノ酸の配列順序をたんぱく質の一次構造(primary structure)という。この配列は個々のたんぱく質をコードしている遺伝情報によって決定されており，各たんぱく質分子において特異的である。アミノ酸の配列の類似性は遺伝子の類似性を示しており，生物種の遺伝的な関係をたんぱく質の一次構造から考察することができる。アミノ酸が並んでできたポリペプチド鎖は近傍のアミノ酸残基間の親和力によって特定の空間的配置をとることがあり，これを二次構造(secondary structure)という。二次構造の例としてはペプチド鎖がらせん構造をとるα-ヘリックス(α-helix)構造や平面上に並んだ構造をとるβ-シート(β-sheet)構造などがある(図2-34)。また，二次構造をとったポリペプチド鎖間の相互作用(水素結合，疎水結合，イオン結合，ジスルフィド結合など)によって各々の立体的な配置が決定されるが，このような空間的な配置を三次構造(tertiary structure)という。さらに，たんぱく質によっては，三次構造を有する複数のポリペプチドが寄り集まって，一つの機能をもつたんぱく質となる場合が多い。こうした場合，それぞれのポリペプチドのことをサブユニット(subunit)といい，このサブユニットの空間的な配置のことを四次構造(quaternary structure)という。これらの構造のうち二次構造以上をまとめて高次構造(high-order structure)という。たんぱく質の高次構造はアミノ酸間の相互作用を介して決まるので，結局遺伝情報に書かれているアミノ酸配列によって決まると考えることができる。

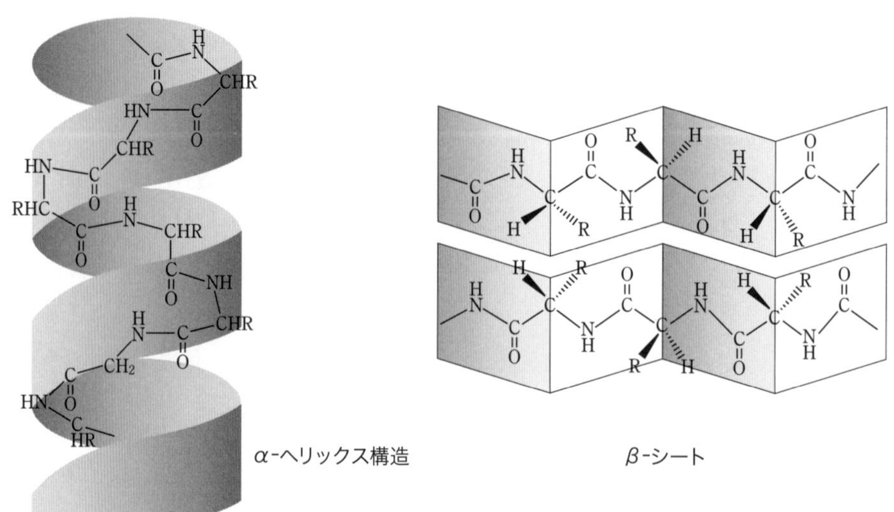

図2-34　たんぱく質の二次構造

表2-18　たんぱく質の機能

分　類	機　能	例
酵　素	触媒作用	トリプシン，リボヌクレアーゼ，乳酸脱水素酵素，スターチシンターゼ
酵素阻害剤	酵素反応阻害	トリプシンインヒビター，マクログロブリン
輸送たんぱく質	物質輸送	ヘモグロビン，血清アルブミン，トランスポーター
貯蔵たんぱく質	貯蔵栄養	カゼイン，オボアルブミン，グリシニン
運動たんぱく質	細胞の運動性	アクチン，ミオシン，チューブリン，ダイニン
構造たんぱく質	細胞や組織の構築	ケラチン，プロテオグリカン，コラーゲン
調節たんぱく質	情報伝達	インスリン，成長ホルモン，リプレッサー
防御たんぱく質	生体防御作用	免疫グロブリン，フィブリノーゲン，トロンビン

このようにたんぱく質は複雑な高次構造を有しているが，その役割の面でも酵素，酵素阻害剤をはじめとして表2-18に示したように数多くの機能を発揮することが知られている。

（5） たんぱく質の性質

① 等電点

たんぱく質を構成するアミノ酸はペプチド結合に使われる α 位以外にもカルボキシ基をもつグルタミン酸やアスパラギン酸のような酸性アミノ酸や，アミノ基，グアニジノ基をもつリジン，アルギニンのような塩基性アミノ酸を含むことがある。そのためポリペプチド鎖の側鎖にも解離した官能基が存在することになるので，たんぱく質にもアミノ酸と同様に等電点が存在する。ただし，解離している官能基の一部はたんぱく質の内部に埋め込まれていたり，あるいはチオール基（－SH），水酸基（－OH）など他の官能基の影響も受けるので，等電点は解離基の数やそれぞれの解離定数から求めた理論値とは微妙に異なる。そのために，正確な等電点は実験によって求める必要がある（図2-35）。

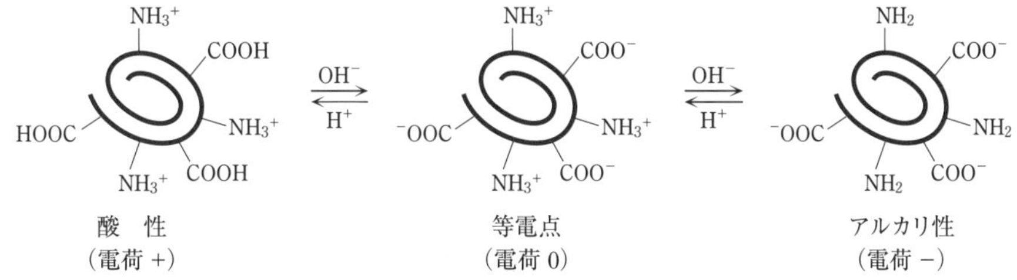

図2-35　たんぱく質の電荷

たんぱく質は等電点以外のpHでは分子として正味の電荷をもつ。個々のたんぱく質同士は同じ電荷をもつために，互いに反発し合い水溶液中では分散状態を保つことができる。一方，等電点では見かけ上の電荷はゼロとなるために分子同士の静電的な反発がなくなり，たんぱく質は互いに凝集し合って最終的には沈殿する。これを等電点沈殿という。この現象は牛乳カゼインや大豆グロブリンなどにみられる。牛乳に乳酸菌が生育すると乳酸を産生することでpHが低下する。pHがカゼインの等電点である4.6付近に達するとカゼインは沈殿する。このことを利用してヨーグルトやチーズが製造される。また大豆たんぱく質はpH4.5付近で沈殿するために市販の分離たんぱく質は等電点沈殿を利用して製造される。代表的なたんぱく質の等電点を表2-19

表2-19　たんぱく質の等電点

たんぱく質	等電点	たんぱく質	等電点
オボムコイド	3.9～4.5	インスリン	5.4
カゼイン	4.6	筋肉ミオシン	5.4
ゼラチン	4.8	筋肉アクトミオシン	5.6
オボアルブミン	4.7～4.9	グルテニン	6.4
血清アルブミン	4.8	トリプシン	10.8
血清グロブリン	5.4	リゾチーム	11.1

に示した。一般に食品に含まれるたんぱく質の等電点は弱酸性のものが多いが，トリプシンやリゾチームのようにアルカリ性に等電点をもつたんぱく質も存在する。

② 溶解性

たんぱく質分子はアミノ酸の側鎖に由来するさまざまな官能基を表面に分布させているが，親水性の高い基（$-OH$，$-SH$，$-NH_3^+$ あるいは$-NH_2$，$-COO^-$ あるいは$-COOH$ など）と疎水性の高い基（アルキル基，芳香族炭化水素基）に分けられる。相対的に親水性基を多く表面に露出させているたんぱく質は水分子との相互作用も強く溶解性は高い。一方で，疎水性基を多く露出させているたんぱく質は水分子との相互作用も弱く溶解性は低い。すなわち，たんぱく質はその構造，特に表面の構造によって様々に溶解度が変化する。グリアジンやグルテニンのように水にはほとんど溶解しないたんぱく質からオボアルブミンやα-ラクトアルブミンのように非常に溶解性の高いたんぱく質まで存在する。さらに可溶性の高いたんぱく質でも等電点では表面の荷電がほとんどゼロとなるために水分子との相互作用が弱くなり，沈殿しやすくなる。

一方で，たんぱく質溶液に食塩，硫酸アンモニウム（硫安）などの塩類を加えると沈殿を起こす。これを塩析という。加えた塩類と水の相互作用が強まることでたんぱく質の周囲に相互作用していた水分子が奪われてしまうためにたんぱく質の溶解性は低下する。またエタノールやアセトンなどの有機溶媒をたんぱく質溶液に加えると，たんぱく質分子は変性を起こして沈殿する。

③ 変　性

たんぱく質はアミノ酸の配列からなる一次構造と立体的な構造である二次～四次の複雑な構造をもっているが，このうち一次構造が変化することなく二次～四次の立体構造が，物理的あるいは化学的な処理によって変化することを変性（denaturation）という。たんぱく質が変性すると，二次構造の変化によってヘリックス構造やシート構

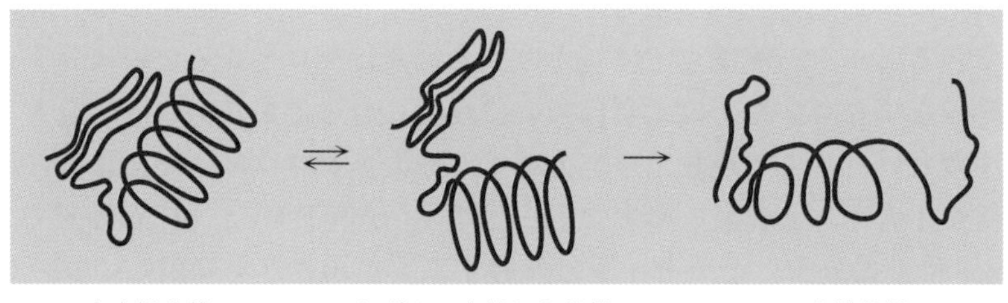

図2-36　たんぱく質の変性（二，三次構造）

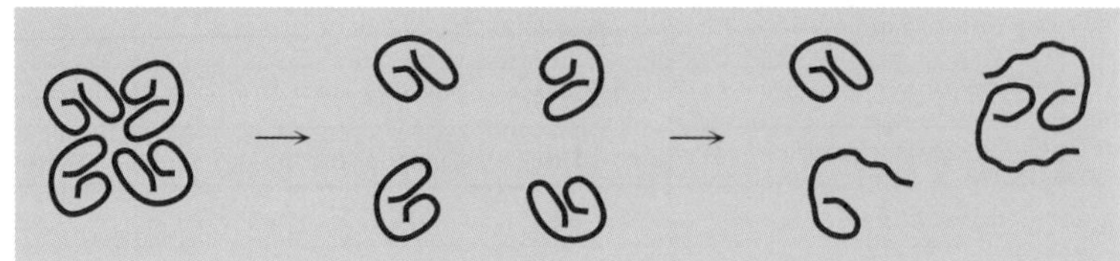

たんぱく質は二，三次構造の変化によってサブユニットに解離し，別の形に集合することがある。

図2-37　たんぱく質の変性（四次構造）

造が部分的に変化したり，三次構造の変化によってそれまで内部に埋め込まれていたアミノ酸残基の一部が表面に露出したり，四次構造の変化によってサブユニットが解離したりといったことが起きる（図2-36, 37）。たんぱく質は変性によって酵素活性やホルモン作用などの生理活性が失われたり，不溶化や粘度の増加などのように物理化学的な性質が変化したりする。定義からもわかるように加水分解などによる一次構造の変化は変性とは言わない。また一般的には不可逆的な変化を変性とするが，pH による変性など可逆的な変性も存在する。

たんぱく質の変性を引き起こす物理的な要因としては加熱，冷却・凍結，撹拌，乾燥，超音波処理，加圧（高圧）などがあり，化学的な要因としては酸・アルカリ，有機溶媒，金属塩，界面活性剤などがある。これらたんぱく質の変性は食品加工において古くから利用されている（第4章　たんぱく質の変化を参照）。一方で，冷凍変性によるたんぱく質の不溶化などは食品加工において大きな問題点であり，糖を添加することで変性を抑制している。他にもでんぷん，脂肪酸塩の添加などたんぱく質の変性を抑制する技術も食品加工にとっては重要である。

〈参考文献〉

香川明夫：「八訂食品成分表2022，本表編」p.293，女子栄養大学出版部，東京（2022）

Protein and amino acid requirements in human nutrition: report of a joint FAO/WHO/UNU expert consultation, WHO technical report series ; no. 935（2007）（https://apps.who.int/iris/handle/10665/43411）

topic

代替たんぱく質

食料資源や環境問題の観点などから，食肉以外のたんぱく質を用いた肉製品の利用が多くなり，代替肉とよばれている。もっと広くとらえると代替たんぱく質となる。現在は主に植物性たんぱく質を用いることが多い。大豆ミートともよばれる大豆が一般的であるが，他に小麦なども用いられている。昭和の時代には石油化学工業で排出されたパラフィンを酵母に食べさせて作ったたんぱく質を食用に用いようとする試みもあったが普及には至らなかった。最近では昆虫食も注目を集めている。食料資源の問題において，たんぱく質源の確保が非常に重要な課題であることを物語っている。

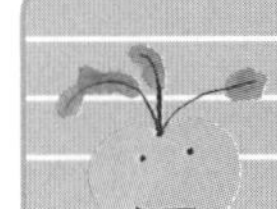

3章　食品の微量成分

ビタミンは，糖質，たんぱく質，脂質，微量元素以外の低分子量の有機化合物である。

1　ビタミン

（1）ビタミンの定義と分類

ビタミン(vitamin)は体内では合成できないか，あるいは必要量を合成できないため，食品などから摂取する必要がある。およそ110年前に米ぬかからビタミンB_1が分離・同定され，現在まで13種の化合物がビタミンとして同定されている。ビタミンはその溶解性の違いから，水溶性ビタミン(9種)と脂溶性ビタミン(4種)に大別される。

これらは，エネルギーやミネラル代謝の調節因子，補酵素，受容体型転写調節因子のリガンド(ligand 配位子)などとしてはたらき，ヒトの正常な成長や健康維持に関わっている。

（2）脂溶性ビタミン

①　ビタミンA

ビタミンA(レチノール retinol，レチナール retinal，レチノイン酸 retinoic acid)は，動物の成長や視覚機能に関与する成分として発見された。欠乏すると夜盲症，失明，皮膚や粘膜の角化，感染症を引き起こす。

ビタミンAは，動物由来の食品にレチニルエステルとして含まれている。消化管

ビタミンA_1　ビタミンA_2

β-イオノン環

R：CH_2OH　レチノール
CHO　レチナール
COOH　レチノイン酸

β-カロテン

α-カロテン

β-クリプトキチンサン

図3-1　ビタミンA，およびカロテノイドの構造

内でエステラーゼにより加水分解され，アルコール型のレチノールとなる(図3-1)。また，植物由来の食品に含まれるβ-カロテン，β-クリプトキサンチンなどのカロテノイドの一部にもビタミンA活性をもつものがある(プロビタミンAとよばれる)。β-カロテンは吸収されたのち，小腸吸収細胞内で2分子のレチノールとなり，β-クリプトキサンチンなどからは1分子のレチノールが生じる。ビタミンAの活性型はレチナール(アルデヒド型)とレチノイン酸(カルボン酸型)であり，レチナールは視覚機能の維持，レチノイン酸は，細胞の分化と増殖に関与する。また，β-イオノン環の構造内の違いによってビタミンA_1とビタミンA_2に区別される。ビタミンAは，共役二重結合を多くもつため非常に不安定であり，空気，光，熱，酸などにより分解されやすい。ビタミンAが欠乏した場合，夜盲症といった視覚障害が起こるが，これは網膜上にあるたんぱく質(オプシン)が視覚作用を発揮するためには，レチナールと結合する必要があるためである。また，レチノイン酸は，核内受容体ファミリーのレチノイン酸受容体(RAR)やレイチノイドX受容体(RXR)のリガンドとしてはたらき，発生，細胞増殖などに関連する遺伝子の転写量を調節している。核内受容体はDNAに直接結合する転写調節因子であり，それぞれの受容体にリガンドが結合することによって，標的遺伝子の転写反応が活性化し，遺伝子の発現が上昇する。

ビタミンAのうち，A_1は動物の肝臓(にわとり，ぶた，うし，あんこう)に多く含まれているほか，うなぎ，ほたるいか，ぎんだら，あなごに含まれる。またA_2はふな，こいなどの淡水魚の肝臓で多い。植物由来の食品にはプロビタミンAが多く，モロヘイヤ，にんじん，ほうれんそう，アシタバなどに多い。先に述べたようにプロビタミンAからは2分子，または1分子のレチノールが生成するが，生体内での変換率はβ-カロテンで50%(その他のプロビタミンAで25%)である。さらに，プロビタミンAの小腸からの吸収効率はレチノールと比べ低く，6分の1とされている。ビタミンAの効力の単位として，レチノール活性当量(μg)が利用されているが，算出方法は次の通りである。

$$\text{レチノール活性当量}(\mu g) = \text{レチノール}(\mu g) + \beta\text{-カロテン}(\mu g) \times \frac{1}{12} + \alpha\text{-カロテン}(\mu g) \times \frac{1}{24} + \beta\text{-クリプトキサンチン}(\mu g) \times \frac{1}{24} + \text{その他のプロビタミンA}(\mu g) \times \frac{1}{24}$$

ビタミンAの欠乏症は，先に述べた夜盲症のほかに，眼球乾燥症，腸管免疫系の機能低下，成長阻害，骨および神経系の発達抑制などがある。一方，過剰に摂取した場合，頭蓋内圧の亢進による頭痛や脱毛，筋肉痛などが起こる。また，胎児において奇形を生じさせる。これらの症状はレチノイン酸によるものと考えられている。プロビタミンAを過剰摂取しても，吸収やレチノールへの変換率が変化することから，過剰症はないとされている。

② ビタミンD

ビタミンD(コレカルシフェロール cholecalciferol，エルゴカルシフェロール ergocalciferol)は，抗くる病因子として発見され，生体内のカルシウムやリンの代謝，骨代謝，免疫系などを調節する。ビタミンDが欠乏すると，子どもは，くる病，成人は，骨軟化症を発症するが，これは小腸や腎臓でのカルシウム吸収量が減少し，体内でのカルシウム利用能が低下することによる。

ビタミンDには，きのこ類や海藻に含まれるビタミンD_2(エルゴカルシフェロール)と魚肉，魚類肝臓，鶏卵に含まれるビタミンD_3(コレカルシフェロール)がある(図3-2)。これら食品から供給されるほかに，ヒトを含むほ乳類の皮膚においてコレステロール合成の中間体である7-デヒドロコレステロール(プロビタミンD_3)から紫外線と体温による熱異性化によってビタミンD_3が合成される(図3-2)。きのこ類にも，プロビタミンD_2であるエルゴステロールが多く含まれており，プロビタミンD_3と同様，紫外線と熱によってビタミンD_2が生成する。天日干しされた乾燥きのこ類は，このことによりビタミンD_2含量が高い。しかし，プロビタミンDを食品として摂取した場合，これらは肝臓において還元され，コレステロールやブラシカステロールとなるため，ビタミンD活性はない。ビタミンD_2とD_3のヒトにおける生物活性に違いはない。ビタミンDは，ほとんどの有機溶媒に可溶で，アルカリには比較的安定であるが，光，熱，酸，酸化に対して不安定である。

摂取されたビタミンDは，肝臓と腎臓で代謝(水酸化)され，活性型である1α，25-ジヒドロシキビタミンDとなる(図3-2)。活性型ビタミンDは，核内受容体ファミリーのビタミンD受容体のリガンドとしてはたらき，骨，小腸，腎臓などにおいてカルシウム代謝を調節するたんぱく質の発現を制御する。また，免疫担当細胞において，これらの細胞の分化や機能発現にビタミンD受容体を介して関わっている。

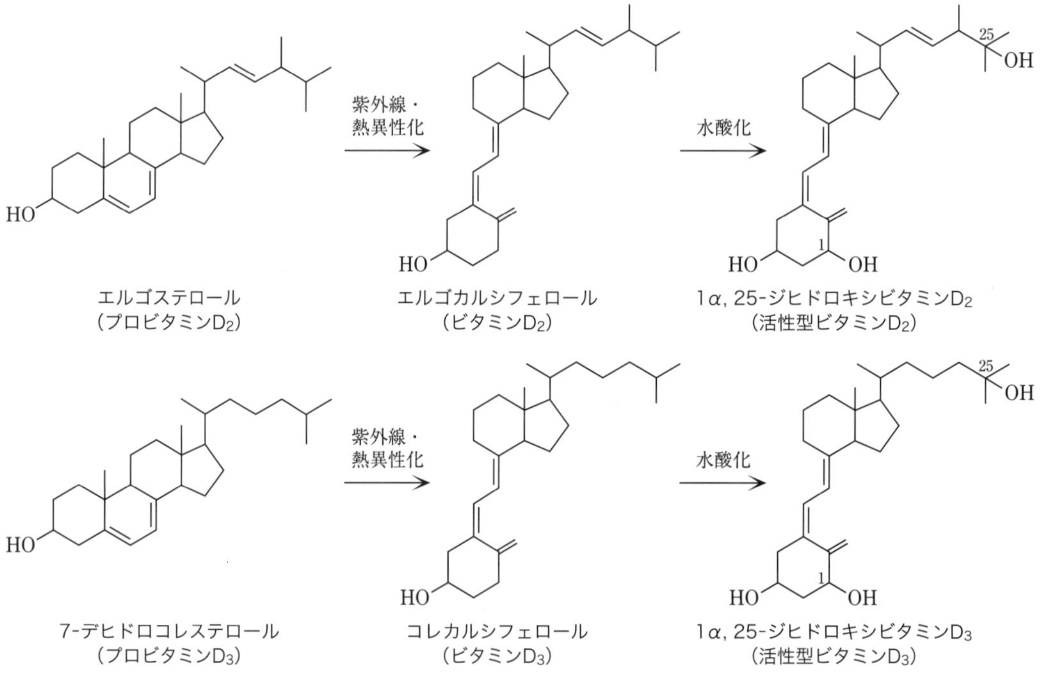

エルゴステロール(プロビタミンD_2) → 紫外線・熱異性化 → エルゴカルシフェロール(ビタミンD_2) → 水酸化 → 1α, 25-ジヒドロキシビタミンD_2(活性型ビタミンD_2)

7-デヒドロコレステロール(プロビタミンD_3) → 紫外線・熱異性化 → コレカルシフェロール(ビタミンD_3) → 水酸化 → 1α, 25-ジヒドロキシビタミンD_3(活性型ビタミンD_3)

図3-2　生体内でのプロビタミンDからビタミンDの生成と活性化

③　ビタミンE

ビタミンE(トコフェロール tocopherol，トコトリエノール tocotrienol)は，抗不妊因子として発見された。脂溶性の性質により，細胞膜や細胞内小器官の膜に局在しており，これらの生体膜の酸化を防ぎ，機能を維持する。

ビタミンEには同族体があり，クロマノール環にフィチル基側鎖をもつトコフェロールとファルネシル基をもつトコトリエノールがある(図3-3)。さらに，クロマノール環のメチル基の数と位置により，それぞれ α, β, γ, δ の4種の同族体が存在する。生理活性はトコフェロールのなかではα-トコフェロールが最も強く，$\beta > \gamma > \delta$の順となる。ビタミンEは強い抗酸化作用をもち，食品や生体膜に含まれる不飽和脂肪酸の脂質過酸化によって生じる脂質ペルオキシラジカルを捕捉し，ラジカル連鎖反応を停止させる。この過程でビタミンE自身は酸化されるが，ビタミンCなどの他の抗酸化物質により還元され，抗酸化能が回復する。トコトリエノールは，生体への吸収が低いが，トコフェロールよりも強いラジカル捕捉活性をもつ。

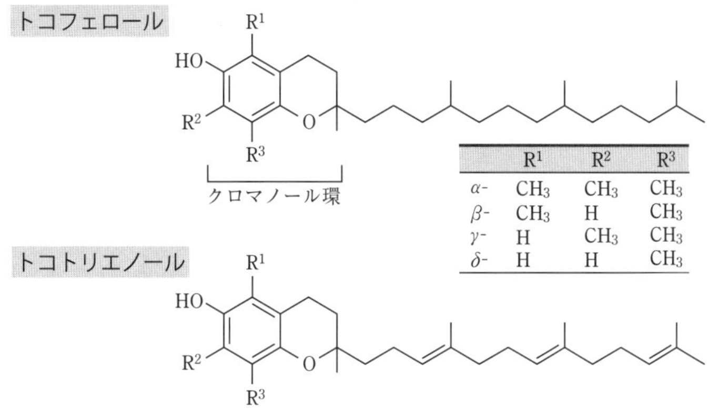

	R^1	R^2	R^3
α-	CH_3	CH_3	CH_3
β-	CH_3	H	CH_3
γ-	H	CH_3	CH_3
δ-	H	H	CH_3

図3-3　ビタミンEの構造

トコトリエノールは，抗酸化作用のほかに，血管新生抑制やがん細胞に細胞死を誘導するなど抗腫瘍性を示す活性をもつ。また，核内受容体PXR(またはSXR)のリガンドとしてはたらき，薬物代謝酵素遺伝子などの発現制御に関わる。

トコフェロールは，植物に広く分布しており，植物油(大豆，ごま，とうもろこしなど)は豊富にトコフェロールを含む。一方，トコトリエノールは分布が狭くパーム油，米ぬか油に含まれる。

ビタミンEは，熱に対して安定であるが，紫外線には不安定で分解されやすい。ヒトでの欠乏症は，まれであるが，未熟児では赤血球の溶血や貧血が起こる場合がある。通常の食品からの摂取において，過剰症は認められていないが，動物試験では出血傾向がみられる。

④　ビタミンK

ビタミンK(フィロキノン phylloquinone，メナキノン menaquinone)は，抗出血症因子として発見され，血液凝固因子や骨たんぱく質の活性化に関わる。欠乏した場合，血液凝固不全や骨の易折性がみられる。

天然に存在するビタミンKは，植物由来のビタミンK_1(フィロキノン)と主に微生物が合成するビタミンK_2(メナキノン)である(図3-4)。メナキノンは，種々の長さのイソプレン側鎖をもつ同族体の総称であるが，主なものはイソプレン単位を6から

10個もつものである。いずれのビタミンK同族体も，γ-グルタミルカルボキシラーゼの補因子としてはたらき，ビタミンK依存性たんぱく質の翻訳後修飾(グルタミン酸残基のγ-カルボキシ化：Gla化)を行う。

フィロキノンは，ほうれんそう，ブロッコリーなどの緑色野菜に豊富に含まれている。メナキノンは，発酵食品に含まれているが，特に納豆は多量のメナキノン-7を含む。また，鶏卵，肉(うし，ぶた，魚類)といった動物性食品にもメナキノン(メナキノン-4)が含まれているが，これらは摂取したほかのビタミンKから動物体内で変換・生成したものである。

ビタミンKは，光，アルカリによって分解しやすいが，空気酸化，熱には比較的安定である。また，他の栄養素と比べ，胎盤通過性がわるく，母乳への移行性も低いことから，母乳で哺育した新生児にビタミンK欠乏による出血症状(消化管や頭蓋内の出血)がみられる場合がある。これを予防するために，新生児にビタミンKシロップが投与されている。

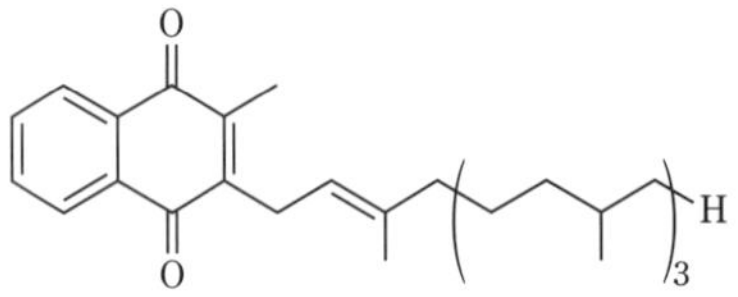

O O H 3
ビタミンK_1(フィロキノン)

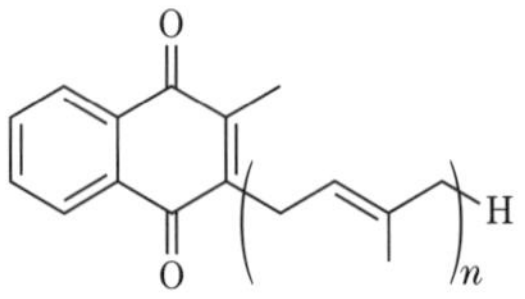

O O H n
$n=1$〜13
ビタミンK_2(メナキノン)

図3-4　ビタミンKの構造

骨たんぱく質のオステオカルシン(OC)は骨石灰化の負の制御因子であるが，骨芽細胞で産生され，活性化のためにGla化される。ビタミンKの摂取量が少ない場合，活性化されていないOC(ucOC)の血中濃度が上昇する。ucOCは骨粗鬆症マーカーのひとつであり，ビタミンKを摂取することによって低下する。納豆の摂取量と骨粗鬆症の罹患者数が逆相関していることも報告されており，ビタミンKは骨の健全性を保つことに寄与している。

(3)　水溶性ビタミン

ビタミンC以外の水溶性ビタミンは，B群ビタミンとよばれ，エネルギー代謝，アミノ酸代謝などを行う酵素の補酵素として機能する。食品中では補酵素型で含まれている。

①　ビタミンB_1

ビタミンB_1(チアミン thiamine)は，抗脚気因子として発見された。欠乏すると血液のpHが低下する代謝性アシドーシスとなり，脚気やウェルニッケ・コルサコフ症候群などの神経障害が起きる。

チアミンはピリミジン環とチアゾール環が結合した構造であるが，2分子のリン酸が結合したチアミン二リン酸(TDP)が補酵素型である(図3-5)。食品中に含まれるビタミンB_1のほとんどはTDPで，たんぱく質に結合している。消化の過程で遊離型のチアミンとなり，吸収後，チアミンキナーゼによって補酵素型へ変換される。

TDPは，エネルギー代謝に関わるピルビン酸脱水素酵素(解糖系とTCA回路の中

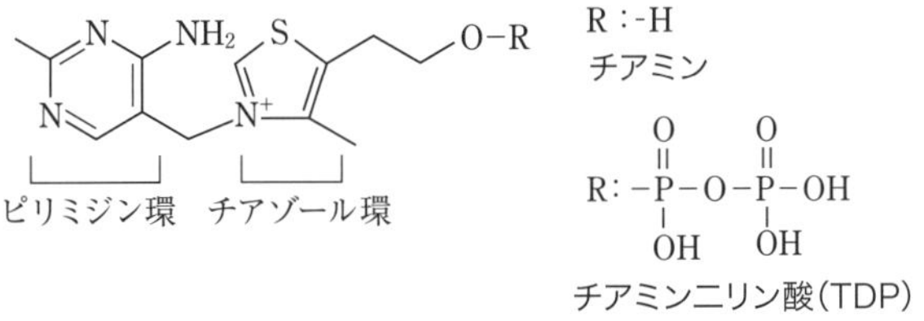

R：-H
チアミン

R：$-P(=O)(OH)-O-P(=O)(OH)-OH$
チアミン二リン酸(TDP)

ピリミジン環　チアゾール環

図3-5　ビタミンB_1の構造

間)，2-オキソグルタール酸脱水素酵素(TCA 回路)，分岐鎖2-オキソ酸脱水素酵素(分岐鎖アミノ酸代謝)，トランスケトラーゼ(ペントースリン酸回路)の補酵素として機能して，脱炭酸反応とケトール基転移反応に関わる。

ビタミンB_1は，熱や酸性では比較的安定であるが，塩基性では不安定である。豆類，小麦胚芽，ぶた肉，玄米などに豊富に含まれている。チアミンを分解する酵素(チアミナーゼ)が，魚介類，わらび，ぜんまいなどに含まれているが，加熱により失活するため，通常の食生活において，ほとんど影響はない。過剰に摂取した場合，積極的に尿中に排泄されるが，成人において1日10g，2週間半の服用で，頭痛，不眠，速脈などの症状を示したことが報告されている。

② ビタミンB_2

ビタミンB_2(リボフラビン riboflavin)は，成長促進因子であり，欠乏により，成長阻害，口角炎，口唇炎，脂漏性皮膚炎などが発症する。

リボフラビンの補酵素型は，リン酸基が一つ結合したフラビンモノヌクレオチド(FMN)と，さらにアデノシン一リン酸が結合した，フラビンアデニンジヌクレオチド(FAD)である(図3-6)。FMN，FAD ともに，生体内の酸化還元に関わる酵素(脱水素酵素，酸化酵素，酸素添加酵素，電子伝達系)の補酵素として機能する。これらのうち，FAD を補欠因子とするグルタチオンレダクターゼは，過酸化脂質の除去にはたらく。これはグルタチオンペルオキシダーゼが脂質過酸化物を処理する際に還元型のグルタチオンが酸化型となるが，グルタチオンレダクターゼは酸化型グルタチオン

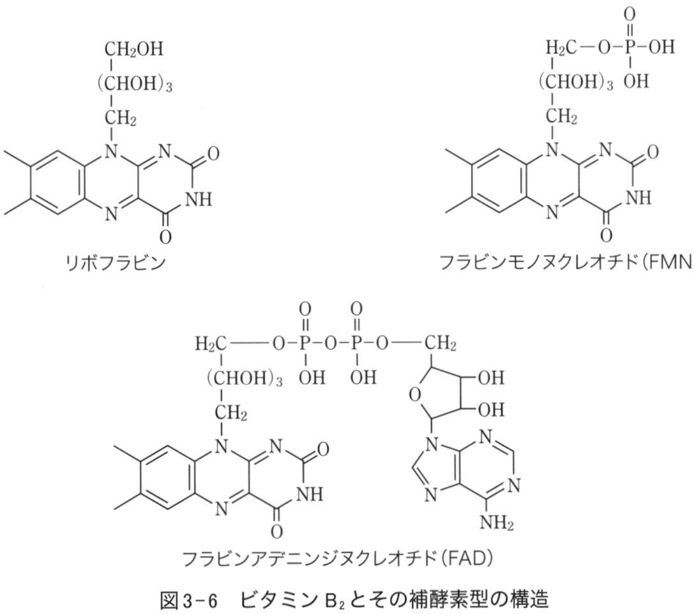

リボフラビン

フラビンモノヌクレオチド(FMN)

フラビンアデニンジヌクレオチド(FAD)

図3-6　ビタミンB_2とその補酵素型の構造

を還元型へと戻し，再生させる。

リボフラビンは水に対して溶解性は低いが，一方，補酵素型は水によく溶ける。熱や酸に対しては安定であるが，光に対して不安定であり，塩基性条件下では，光の影響は促進される（酸性では比較的安定）。食品中には主にFMN，FADの形で存在し，肝臓（ぶた，うし，にわとり），鶏卵，のりやひじきなどの藻類に多く含まれる。通常の食品摂取で，過剰摂取による健康被害が出たという報告はない。過剰に摂取しても，余剰のリボフラビンは速やかに尿中に排泄される。

③　ナイアシン

ナイアシンは，ニコチン酸 nicotinic acid，ニコチンアミド nicotinamide の総称（図3-7）であり，抗ペラグラ因子として発見された。ナイアシン欠乏によってペラグラを発症する。ペラグラはイタリア語で荒れた皮膚を意味し，18世紀からヨーロッパでみられた疾病であるが，皮膚炎のほか，下痢，痴呆，さらに死に至る病気である。

植物性食品にはニコチン酸が，動物性食品には，ニコチンアミドが含まれる。補酵素型は，ニコチンアミドアデニンジヌクレオチド（NAD^+），ニコチンアミドアデニンジヌクレオチドリン酸（$NADP^+$）である（図3-7）。NAD^+の一部は，トリプトファンからも合成されるが，必要量を満たすほど合成できない。補酵素型は，食品の貯蔵中，加工中，調理中に遊離型へ分解されやすい。

NAD^+と$NADP^+$は，脱水素酵素などの酸化還元酵素や酸素付加酵素などの補酵素として，電子の授受に機能している。また，細胞核内のDNAがストレスなどで損傷した場合，核内のたんぱく質がADP-リボシル化修飾を受け，DNA修復へと進む。この修飾で使用されるADP-リボースはNAD^+から派生したものである。デアセチラーゼはアセチル化修飾されたたんぱく質の脱アセチル化を行う酵素であるが，NAD^+により活性化されるタイプがあり，酵素活性，遺伝子発現調節など，さまざまな経路に関与している。

ナイアシンは水に溶けやすく，熱，酸，アルカリ，光に安定である。魚肉，肉類（ぶた，にわとり），きのこ類（まいたけ，しいたけ），らっかせいなどに多く含まれる。

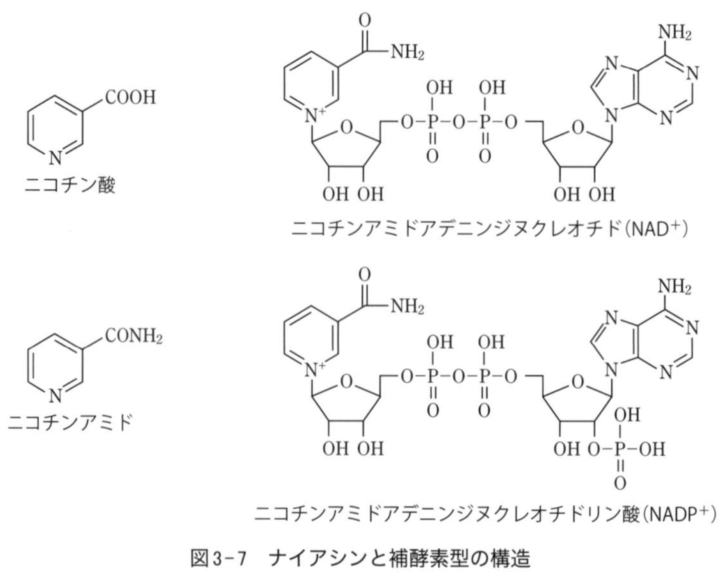

COOH
N
ニコチン酸

O
NH2
N+
O
OH OH
O–P–O–P–O
O O
O
N
N
N
N
NH2
OH OH
OH OH
ニコチンアミドアデニンジヌクレオチド（NAD^+）

CONH2
N
ニコチンアミド

O
NH2
N+
O
OH OH
O–P–O–P–O
O O
O
N
N
N
N
NH2
OH OH
OH
OH O–P–OH
O
ニコチンアミドアデニンジヌクレオチドリン酸（$NADP^+$）

図3-7　ナイアシンと補酵素型の構造

④　ビタミンB_6

ビタミンB_6(ピリドキシン pyridoxine)は，ねずみの抗皮膚炎因子として発見され，欠乏すると頭痛，放屁，口角炎，口唇炎などの症状が現れるが，腸内細菌によって合成・供給されるため，通常の食事をしている限り，欠乏症にならない。

ビタミンB_6活性を示すピリドキシン，ピリドキサール，ピリドキサミンとその補酵素型であるピリドキサールリン酸(PLP)，ピリドキサミンリン酸(PMP)の構造を図3-8に示した。食品に含まれるビタミンB_6の形態は，補酵素型のリン酸化型，遊離型(ピリドキシン，ピリドキサミン，ピリドキサール)と，植物由来の配糖体型(ピリドキシン5'-O-β-D-グリコシド)がある。

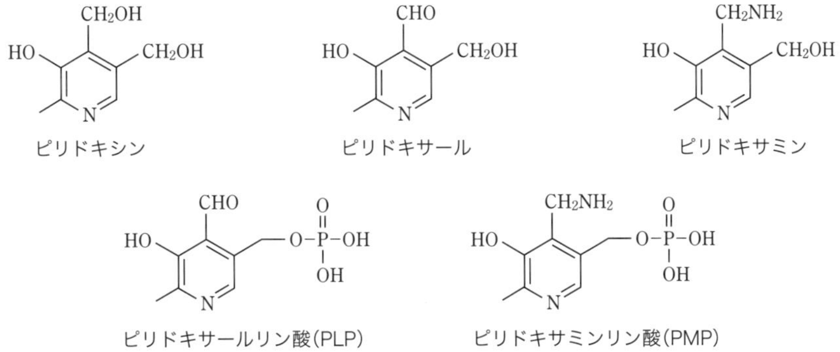

図3-8　ビタミンB_6と補酵素型の構造

PLP，PMPはアミノ酸の代謝に関わる酵素(アミノ基転移酵素，ラセミ化酵素，脱炭酸酵素など)の補酵素として機能する。脱炭酸酵素は，アミノ酸から生理活性をもつアミンの生成に関わるが，チロシンからドーパミン，ヒスチジンからヒスタミン，トリプトファンからセロトニンの合成に関わる酵素は，PLPを補酵素として要求する。

ビタミンB_6は，水によく溶け，熱に安定であるが，光で分解されやすい。にんにく，肝臓(うし，にわとり)，小麦胚芽，魚肉などに多く含まれる。

topic

NADとアンチエージング

摂取カロリーを制限すると，寿命延伸することが，サルも含めて多くの生物種で認められている。この寿命延伸に関わる因子のひとつにサーチュインとよばれる酵素があり，エネルギー代謝や炎症などに関わるたんぱく質のはたらきを調節している。この酵素は細胞内のNAD量の上昇によって活性化する。つまり，カロリー制限すると，エネルギー代謝が滞り，細胞内のNADからNADHの生成量が減少し，相対的なNAD量の上昇によって，サーチュインが活性化する。NADはニコチンアミドから合成されるが，その中間体にニコチンアミドモノヌクレオチド(NMN)がある。NMNをマウスに経口摂取させるとNAD量が増加して，サーチュインが活性化し，糖尿病，心疾患や神経変性疾患など，加齢に伴う疾病に対して予防効果があることが示されている。

⑤　ビタミンB_{12}

ビタミンB_{12}(シアノコバラミン cyanocobalamin)は，抗悪性貧血因子として発見され，欠乏すると巨赤芽球性の悪性貧血，脊髄や脳の白質障害，末梢神経障害が起こる。

コバルトを含む複雑な構造をもつ(図3-9)。補酵素型は，アデノシルコバラミン，メチルコバラミンである。バリン，イソロイシンなどのアミノ酸や奇数脂肪酸は，プロピオニルCoA，メチルマロニルCoAを経て，スクシニルCoAへと代謝されるが，このプロピオン酸代謝に必要なメチルマロニルCoAムターゼは，アデノシルコバラミンを補酵素として要求する。メチオニンと補酵素型の葉酸の合成(後述)に関与するメチオニンシンターゼはメチルコバラミンが補酵素となっている。

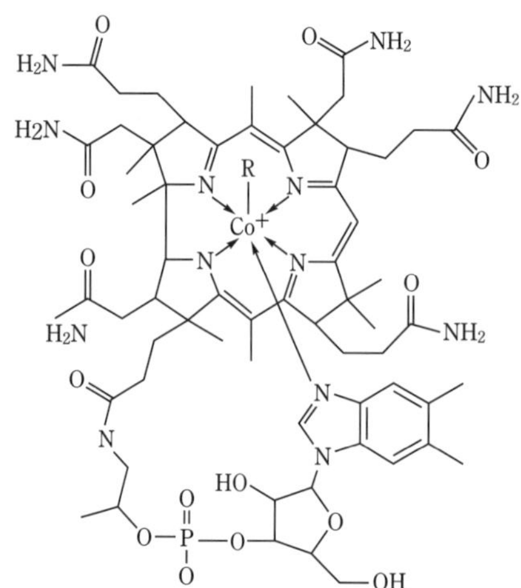

R	名　称
−CN	シアノコバラミン
$-CH_3$	メチルコバラミン
−5'-deoxyadenosyl*	アデノシルコバラミン

図3-9　ビタミンB_{12}と補酵素型の構造

ビタミンB_{12}は，熱や酸性には安定であるが，塩基性では分解される。ビタミンB_{12}は，微生物でのみ生合成され，食物連鎖によって動物臓器に蓄積される。よって植物性食品にはほとんど含まれておらず，極端な菜食主義者では欠乏となる場合がある。肝臓(うし，にわとり，ぶた)，魚介類，藻類などに含まれている。

⑥　葉　酸

葉酸(folic acid)は，抗熱帯大球性貧血因子として，抗悪性貧血因子とは異なる造血因子として発見された。葉酸が欠乏すると巨赤芽球性貧血，心悸亢進，息切れ，疲労，めまい，舌炎，口角炎，鬱病などを起こす。また，母体が欠乏している場合，胎児の神経管閉鎖障害や無脳症がみられる。

葉酸の構造を図3-10に示した。葉酸は，プテリン環，*p*-アミノ安息香酸，グルタミン酸が結合した構造(プテロイルモノグルタミン酸)である。食品に含まれる葉酸は，グルタミン酸が数個結合したポリグルタミン酸型で存在する。補酵素型は，プテリン環が還元されたテトラヒドロ葉酸である(図3-10)。さらに，テトラヒドロ葉酸の5位，10位の窒素に結合する1炭素化合物の違いにより，計7種類の補酵素型が存在する(図3-10)。

メチオニンの代謝物であるホモシステインは，メチオニンシンターゼ(補酵素としてビタミンB_{12}を要求)によってメチオニンに変換されるが，5-メチルテトラヒドロ

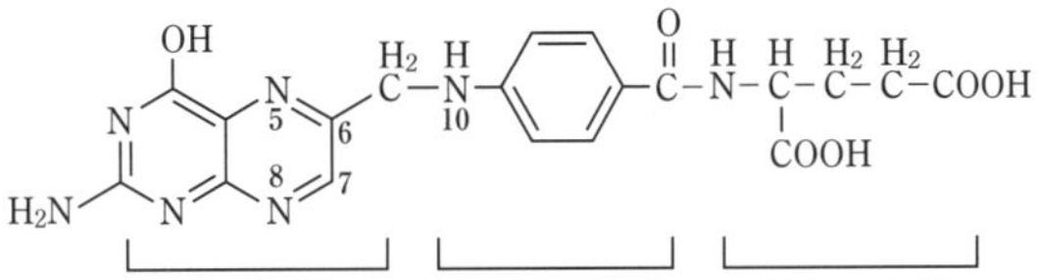

プテリン環　*p*-アミノ安息香酸　グルタミン酸

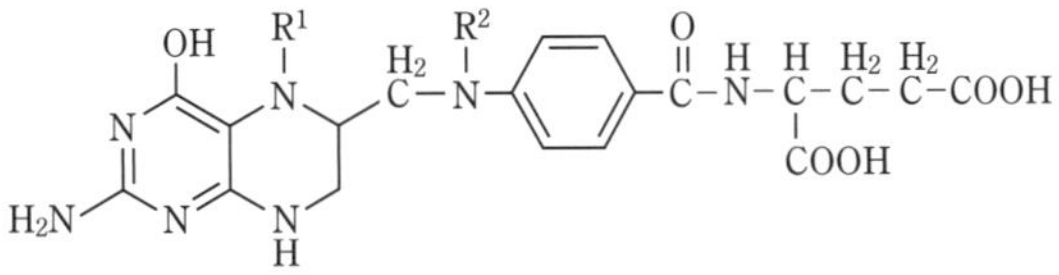

R^1	R^2	R^1, R^2 間	補酵素
H	H	−	テトラヒドロ葉酸
−HCO	H	−	5-ホルミルテトラヒドロ葉酸
−CH=NH	H	−	5-ホルムイミノテトラヒドロ葉酸
H	−HCO	−	10-ホルミルテトラヒドロ葉酸
−	−	=CH−	5, 10-メテニルテトラヒドロ葉酸
−	−	$-CH_2-$	5, 10-メチレンテトラヒドロ葉酸
$-CH_3$	H	−	5-メチルテトラヒドロ葉酸

図3-10　葉酸と補酵素型の構造

葉酸からメチル基がホモシステインに供与され，メチオニンとテトラヒドロ葉酸が生成する。ホモシステインは，動脈硬化の危険因子とみなされており，葉酸欠乏により血液中のホモシステイン濃度が上昇する。また，葉酸は核酸の生合成にも関わっている（チミジル酸とプリン塩基の合成）。ビタミン B_{12} が不足すると，正常な葉酸の代謝が滞り，核酸の合成に必要な補酵素型の葉酸が再生されなくなる。造血細胞は，盛んに細胞分裂を行い増殖しており，これに対応するために大量のDNAを合成する必要がある。葉酸とビタミン B_{12} が欠乏すると，正常な赤血球の形成ができず，巨大な細胞核をもつ赤血球が骨髄に蓄積する。

葉酸は，弱酸性溶液中では安定であるが，中性あるいは塩基性では熱によって分解する。酵母，のり・わかめなどの藻類，肝臓（うし，ぶた），大豆，ほうれんそう，ブロッコリーなどに多く含まれる。ポリグルタミン酸型の葉酸は消化管で吸収される際，コンジュガーゼ（グルタミン酸カルボキシペプチダーゼ）によってモノグルタミン酸型となるが，オレンジジュース，バナナ，緑茶はコンジュガーゼ活性を阻害し，葉酸の吸収に影響を与える。

⑦　ビオチン

ビオチン（biotin）は，抗卵白障害（卵白食によって起こる皮膚炎）因子として発見された。ビオチンが欠乏した場合，皮膚炎のほかに，不眠，幻覚，手足の知覚異常などの神経症状も観察される。また，妊娠動物でビオチンを欠乏させた場合，着床阻害や胎児の奇形がみられる。

ビオチンは，ウレイド環，テトラヒドロチオフェン環とバレリアン酸側鎖からなる（図3-11）。食品中のビオチンの大部分は，たんぱく質のリジン残基と共有結合している。消化管で消化され生成したビオシチン（リジンの ε-アミノ基にビオチンが結合，図3-11）がビオチニダーゼにより加水分解され，遊離ビオチンとなり吸収される。

細胞内に取り込まれたビオチンは，糖代謝，脂質代謝，アミノ酸代謝に関わるカルボキシラーゼ（ほ乳類においては4種）の特定のリジン残基と結合し，炭酸固定反応や炭酸転移反応を行う。

ビオチンは熱，光，酸には安定であるが，塩基性では不安定である。肝臓（にわとり，うし，ぶた），ピーナッツ，鶏卵などに多く含まれる。

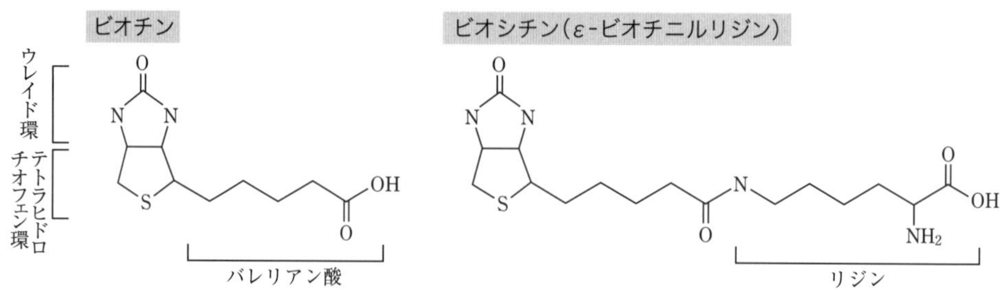

図3-11　ビオチンとビオシチンの構造

⑧　パントテン酸

パントテン酸（pantothenic acid）は，酵母の成長に必要な因子として発見され，また，にわとりひなの抗皮膚炎因子として同定された。腸内細菌で合成・供給されるため，動物では欠乏症は起こりにくいが，実験動物で欠乏させた場合，皮膚炎や成長阻害のほか，けいれん性歩行，副腎障害，貧血なども観察される。

パントテン酸はパント酸とβ-アラニンがアミド結合して生成する（図3-12）。補酵素型は，補酵素A（CoA），4'-ホスホパンテテインであり（図3-12），食品中のパントテン酸のほとんどは，これらの補酵素型で含まれる。小腸において，ホスファターゼとパンテテイナーゼによってパントテン酸となり吸収される。

脂肪酸合成酵素のアシル輸送たんぱく質ドメインは活性化のため，そのセリン残基に4'-ホスホパンテテインが結合する。CoAが関与する反応は，生体内で多岐にわたり，糖代謝（クエン酸回路での転移反応），脂質合成（脂肪酸，リン脂質，ステロイド合成），たんぱく質修飾（アセチル化，アシル化，プレニル化）などがある。補酵素型

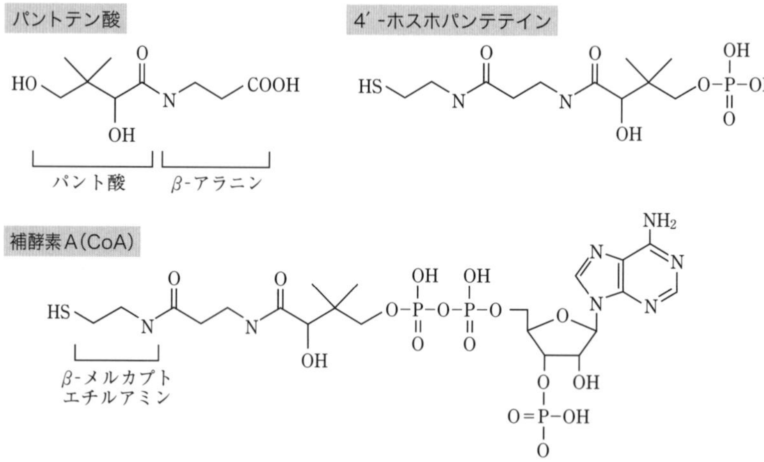

図3-12　パントテン酸と補酵素型の構造

に存在するβ-メルカプトエチルアミンのSH基がチオエステル結合することで，アセチル基やアシル基の担体として機能する。

パントテン酸は，熱に弱く，加熱調理によって，β-アラニンとパントラクトンに分解される。動物由来，植物由来の食品中に普遍的に含まれているが，肝臓(にわとり，うし，ぶた)，鶏卵，肉類，魚介類，納豆などに多い。

⑨ ビタミンC

ビタミンC(アスコルビン酸 ascorbic acid)は，抗壊血病因子として発見された。欠乏した場合，壊血病の症状である，疲労倦怠，顔色不良，皮下や歯ぐきからの出血，貧血，筋肉減少，心臓障害，呼吸困難などがみられる。

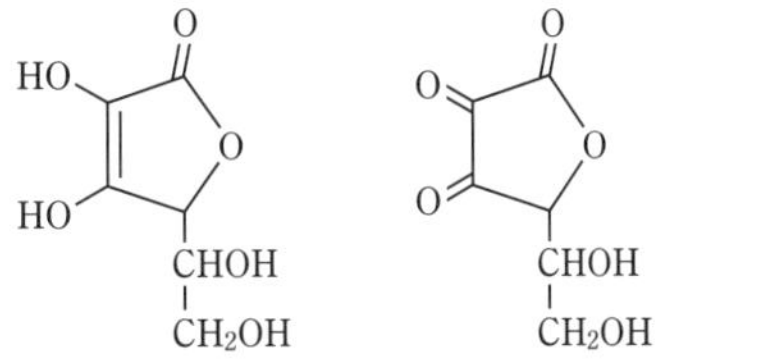

食品に含まれるビタミンCは，還元型のアスコルビン酸，もしくは酸化型のデヒドロアスコルビン酸である(図3-13)。還元型のアスコルビン酸は，電子供与性が強く，酸化されてデヒドロアスコルビン酸となるが，グルタチオン依存性のデヒドロアスコルビン酸還元酵素によって還元型に再生される。

アスコルビン酸
(還元型)
デヒドロアスコルビン酸
(酸化型)

図3-13　ビタミンCの構造

ビタミンCは，水溶性の抗酸化物質であり，水溶液中で発生する活性酸素やフリーラジカルを捕捉する。また還元剤として，コラーゲンの生合成やドーパミンからノルアドレナリンを合成する酵素の活性化に関わる。

ビタミンCは，水によく溶け，酸性では安定であるが，熱，光，中性，塩基性で容易に分解する。果実類，緑黄色野菜などに多く含まれる。

〈参考文献〉

柴田克己：「ビタミンの新栄養学」，講談社(2012)
藤本健四郎：「健康からみた基礎食品学」，アイ・ケイコーポレーション(2013)
駒井三千夫：「基礎栄養学」，アイ・ケイコーポレーション(2013)
谷　吉樹：「ビタミン　研究のブレークスルー」，学進出版(2002)
野口　忠：「最新栄養化学」，朝倉書店(2000)

人体を構成する元素の96.6%が主要元素で，残りの3.4%に含まれるのが無機質（ミネラル）である。

2 無機質（ミネラル）

（1） 無機質（ミネラル）とは

人体を構成する元素の96.6%が，酸素（O），炭素（C），水素（H），窒素（N）であり，「主要元素」とよぶ。残りの3.4%に含まれる元素を栄養学では「無機質（mineral）またはミネラル類」とよぶ。無機質の99%以上はカルシウム，リン，イオウ，カリウム，ナトリウム，塩素，マグネシウムの7元素で占められ，多量ミネラルとよばれている。また，鉄以下の元素（鉄，亜鉛，銅，ヨウ素，セレン，マンガン，モリブデン，クロム，コバルト）は全て合わせても0.5%に満たない。後者の鉄以下の存在量の元素は，微量ミネラルとよばれている（表3-1）。必須栄養素としての無機質はこれら16種類であるが，そのうち厚生労働省の食事摂取基準では不足しやすい13種類（S, Cl, Coを除く）については1日当たりの摂取量が定められている。

無機質は，毎日一定量を排泄しており，体内では合成できないゆえに食事から摂取しなければならない必須栄養素である。不足すると，さまざまな身体の不調が現れたり，鉄欠乏性貧血，ヨウ素不足による甲状腺機能低下症，カルシウム不足による骨粗しょう症などの欠乏症が発症する。

表3-1 標準的なヒトの元素組成（体重70kg）

元素名	元素記号	存在量（g）	体重に対する割合（%）	分類
酸素	O	43,000	61	（主要元素）
炭素	C	16,000	23	（主要元素）
水素	H	7000	10	（主要元素）
窒素	N	1800	2.6	（主要元素）
カルシウム	Ca	1200	1.7	多量ミネラル
リン	P	780	1.1	多量ミネラル
イオウ	S	140	0.2	多量ミネラル
カリウム	K	125	0.18	多量ミネラル
ナトリウム	Na	100	0.14	多量ミネラル
塩素	Cl	95	0.136	多量ミネラル
マグネシウム	Mg	25	0.036	多量ミネラル
フッ素	F	5	0.00714	
鉄	Fe	4	0.0057	微量ミネラル
亜鉛	Zn	2.3	0.0033	微量ミネラル
ケイ素	Si	1	0.00142	
チタン	Ti	0.7	0.001	-
ルビジウム	Rb	0.68	0.00097	
ストロンチウム	Sr	0.32	0.00046	
臭素	Br	0.26	0.00037	
鉛	Pb	0.12	0.00017	
銅	Cu	0.072	0.0001	微量ミネラル
アルミニウム	Al	0.06	0.00008	
セリウム	Ce	0.04	0.00005	
スズ	Sn	0.03	0.00004	
バリウム	Ba	0.022	0.00003	
カドミウム	Cd	0.02	0.00002	
ホウ素	B	0.018	0.00002	
ニッケル	Ni	0.015	0.00002	
ヨウ素	I	0.015	0.00002	微量ミネラル
セレン	Se	0.014	0.00002	微量ミネラル
マンガン	Mn	0.012	0.00002	微量ミネラル
ヒ素	As	0.007	0.00001	
リチウム	Li	0.007	0.00001	
モリブデン	Mo	0.005	0.00001	微量ミネラル
クロム	Cr	0.002	0.000003	微量ミネラル
コバルト	Co	0.002	0.000003	微量ミネラル

必須無機質（ミネラル類）を色文字で表示

（2） 無機質の生体内での役割

第1の役割は，カルシウムとリンが塩として骨と歯を構成していることである。第

2は，イオン，すなわち電解質として浸透圧の調節，酸塩基平衡（pH 調節），神経・筋肉の興奮性の調節，免疫機能の維持などを行うこと，第3は，たんぱく質・核酸・ビタミンなどの生体内機能性物質の構成成分となり，酵素反応やホルモン作用に寄与していることである。

（3） 各種無機質

① カルシウム（Ca）

a） 基本的事項：体重の約1.7%を占め，その99%は骨，および歯に存在する。残りの1%は，血液や組織液，細胞に含まれ，身体のさまざまな機能を調節するはたらきをしている。血液中のカルシウム濃度は非常に狭い範囲で一定に保たれており（約10 mg/dL），濃度が低下すると副甲状腺ホルモン（PTH）の分泌が増加し，主に骨からCaが溶け出し，元の濃度にもどす。したがって，副甲状腺ホルモン濃度が高い状態が続くと，骨からのCa溶出が多くなり，骨の粗しょう症化を引き起こすことになる。小腸からの吸収には，活性型ビタミンD（1,25-$(OH)_2$-ビタミンD）が必須である。

b） 生理機能：リン（P）とともに骨中にヒドロキシアパタイト（$Ca_{10}(PO_4)_6(OH)_2$）として存在する。非興奮時の細胞内濃度は，きわめて低いが，神経信号を発生させるときに一時的に増大し，情報伝達に関わる。また，細胞増殖，アポトーシス，筋収縮，血小板凝集，血液凝固，神経伝達物質・ホルモン・消化酵素の分泌，グリコーゲン代謝，たんぱく質分解，遺伝子の転写制御に関与する。

c） 推奨量，耐容上限量：過剰摂取によって起こる障害として，泌尿器系結石，ミルクアルカリ症候群，他の二価陽イオンミネラルの吸収抑制などがある。ミルクアルカリ症候群では，摂取量が最低2.8 g/日でも生じたため，不確実性因子を考慮して，成人の男女とも2.5 g/日が耐容上限量に設定された。推奨量は年齢層によって異なるが，成人男女で各々700～800 mg/日，600～650 mg/日と設定された（日本人の食事摂取基準（2020年版））。

② リン（P）

a） 基本的事項：細胞のなかのリン酸化を必要とするエネルギー代謝に必須な成分である。成人の体内には最大850 gのリンが存在し，その85%が骨組織に，14%が軟組織に，1%が細胞内・細胞外液・細胞膜に存在している。Caと結合して骨・歯などの硬組織を形成する。

b） 生理的特徴：血清中のリン濃度の基準範囲は0.8～1.6 mmol/Lと，Caに比べて広く，食事からのリン摂取量の増減がそのまま血清リン濃度と尿中リン排泄量に影響する。血清リン濃度と尿中へのリン排泄量は，副甲状腺ホルモン（PTH）によって調節されている。腸管におけるリンの吸収は，通常の摂取量では，ほとんどが受動輸送によるものであり，その吸収率は成人で60～70%と一定している。日常の食事から摂取するリンの量は，調理による損失を考慮しても不足することはなく，むしろ食品添加物として各種リン酸塩が加工食品に広く用いられている関係で，現在ではリンの摂取過多も問題視されている。CaとPの摂取比率は，1:1がよいとされている。

c） 目安量，耐容上限量：摂取基準「目安量」は，成人男女で各々1,000 mg/日，800 mg/日に設定された。腎機能が正常なときは，高濃度のリンを摂取すると副甲状腺ホルモンの分泌が亢進して血中リン濃度を正常範囲に維持するようにはたらく。リンの過剰摂取は，腸管におけるCaの吸収を抑制するとともに，急激な血中無機リン濃度の上昇により，血中Caイオンの減少を引き起こし，血中副甲状腺ホルモン濃度を上昇させる。リンの吸収率を60%と見込み，血中無機リンの正常上限値4.3 mg/dL，リンの原子量(30.97)から，血中無機リンが正常上限値となる摂取量が，3,686 mg/日と計算された。これに不確実性因子を1.2として求められたのが耐容上限量であり，3,000 mg/日(丸め処理による)となった。

③　イオウ(S)

イオウ(硫黄)は，含硫アミノ酸(メチオニン，システイン，シスチン)およびこれらから構成されるたんぱく質，補酵素A(CoA)，ビタミンB_1，ビオチン等のなかに含まれ，酵素反応や代謝に必須の成分である。不足すると，皮膚炎のほかに爪がもろくなったり髪が抜けたりする。

④　カリウム(K)

a)　基本的事項：細胞内液の主要な陽イオン(K^+)であり，体液の浸透圧を決定する重要な因子である。酸・塩基平衡を維持する作用があるほかに，神経や筋肉の興奮伝達にも関与している。また，細胞内の酵素反応を調節するはたらきがある。カリウムには，ナトリウムが腎臓で再吸収されるのを抑制し，尿への排泄を促す働きがあることから，血圧を下げて高血圧予防に有効と考えられている。

b)　生理的特徴：野菜やいもなどの植物性食品をはじめ，さまざまな食品に含まれているので，健常人においては，下痢・多量の発汗・利尿剤の服用の場合以外は，カリウム欠乏を起こすことはまずない。日本人はナトリウムの摂取量が諸外国に比べて多いため，カリウムの摂取が重要と考えられている。

c)　目安量，目標量：摂りすぎても尿中に排泄されるので，普通の食事で過剰症になることはない。腎機能が正常であれば，普段の食事からのカリウム摂取によって代謝異常(高カリウム血症)を起こすことはない。したがって，耐容上限量は設定されていない。目標量は，成人男性で3.0 g/日以上，女性で2.6 g/日以上，目安量は成人男性で2.5 g/日，女性で2.0 g/日と設定されている。

⑤　ナトリウム(Na)

a)　基本的事項：細胞外液の主要な陽イオン(Na^+)であり，細胞外液量を維持している。浸透圧，酸・塩基平衡の調節にも重要な役割を果たしている。非興奮状態では，ナトリウム・カリウムポンプの仕組みにより，細胞内液にはK^+が，外液にはNa^+が多く存在し，細胞内マイナス電位状態の形成に役立っている。

b)　生理的特徴：摂取されたナトリウムは小腸で吸収され，排泄は皮膚・糞便・尿を通して行われる。

特別に激しい運動や熱性ストレスがない場合は，少量のナトリウムが皮膚を通して失われる。また，糞を通しての損失は摂取量に依存せず，摂取量が多くても少量である。ナトリウム排泄の90%以上は腎臓経由である。ナトリウムイオンは糸球体でろ過された後，尿細管と集合管で再吸収されるので，最終的には糸球体ろ過量の約1%が尿中に排泄される。ナトリウムイオン再吸収の調節は，遠位部ネフロンに作用するアルドステロンによる。日本人の場合，食事からの塩分摂取量が多いために不足することはまれであるが，多量に汗をかいたり，激しい下痢，利尿剤使用時などに排泄が顕著となり不足することがある。とくに脱水症は，ナトリウムが大量に失われる。

また，たんぱく質の摂取量が少ない集団での食塩欲求量の増大があることがわかっており（図3-14），低たんぱく質食と高食塩食は，高血圧症発症の因子となっている。

c)　推定平均必要量，目標量：ナトリウムは，主に食塩（NaCl）として食事から摂取される。摂りすぎると，細胞内外のミネラルバランスが崩れ，むくみを生ずる。また，高血圧や胃がんをもたらすことが知られている。この意味での目標量（食塩の量として）が男性は7.5g未満/日，女性で6.5g未満/日と設定された（推定平均必要量は成人男女とも食塩として1.5g/日）。

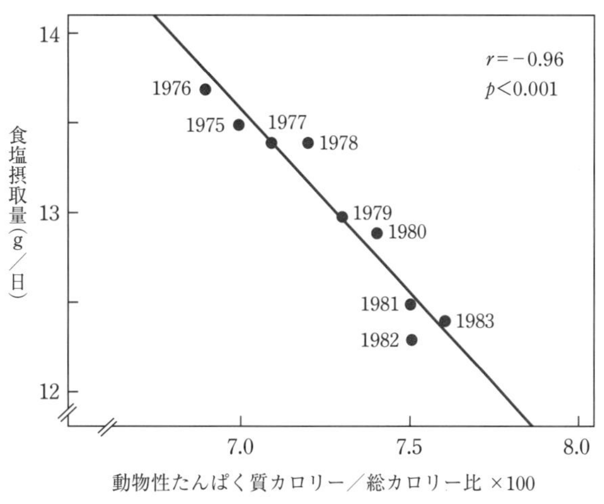

図3-14　低たんぱく質時の食塩嗜好

注〕 食塩嗜好率は，動物性たんぱく質の摂取率が高くなるほど低下する。
1975～1983年まで行われた宮城県と山形県の住民の国民栄養調査データを基に，木村らが統計処理して表したもの。

⑥　塩　素（Cl）

塩素は食塩の成分であるほかに，細胞内外のとくに外液に存在して，種々の細胞において浸透圧の調節，神経活動の調節なども行っている。消化管では，胃液（HCl）の成分にも含まれ，消化酵素のはたらきを促進させるなど，消化機能にも欠かせない成分となっている。食塩としても摂取しており，不足することはほとんどない。

⑦　マグネシウム（Mg）

a)　基本的事項：生体内には約25gのマグネシウムが存在し，Caとともに，PやCO_3^{2-}と結合して，59%が骨に，40%が筋肉と軟組織に，約1%が組織外体液に存在する。約300種の酵素の補欠分子としてはたらき，エネルギー物質ATPの産生などに寄与している。細胞内にKに次いで多く含まれるミネラルであり，神経の興奮を抑えたり，血管を拡げて血圧を下げる作用がある。

b)　生理的特徴：血中のマグネシウム濃度は1.8～2.3mg/dLに維持されており，マグネシウムが欠乏すると腎臓からの再吸収が亢進し，骨からマグネシウムが遊離し利用される。腸管からの吸収率は，平均摂取量が約300～350mg/日の場合は約30～50%であり，摂取量が少ないと吸収率は上昇する。マグネシウム欠乏は，低カルシウム血症，筋肉の痙攣，冠動脈のれん縮を引き起こす。

c) 推奨量：サプリメントなどからの過剰摂取により，下痢を起こすことがある。下痢の発症の有無が耐容上限量を決める際の指標となっている。欧米諸国からの報告に基づいて，通常の食事以外からのマグネシウム摂取による最低健康障害発現量が，350 mg/日とされている。なお，通常の食品からの過剰摂取の報告がないため，耐容上限量は設定されなかった。また，成人男女の推奨量は，各々320～370 mg/日，260～290 mg/日と設定されている。

⑧ 鉄(Fe)

a) 基本的事項：体内に約4g存在している。このうち約70%は，赤血球のヘモグロビンや筋肉のミオグロビン(たんぱく質)の構成成分となっており，これらは機能鉄とよばれる。残りの30%の鉄は，「貯蔵鉄」として肝臓や骨髄，脾臓，筋肉などに貯蔵されている。これらは機能鉄が不足したときに利用される。体内に存在する鉄のうち約0.3%は，酵素の構成成分になっている。鉄を含む酵素は，エネルギー代謝において重要なはたらきをしている(カタラーゼなどの酸化還元酵素の構成成分)。鉄は体内で赤血球の材料として再利用されているので，1日に1mg程度が排泄される。

b) 生理的特徴：酸素を全身組織に運搬するヘモグロビンや各種酵素の構成成分であり，欠乏によって貧血や運動機能・認知機能等の低下を招く。また，月経血による損失と妊娠中の需要の増大が必要量に及ぼす影響は大きい。平成17年，および18年国民健康・栄養調査によると，20～49歳女性のヘモグロビン濃度の25パーセンタイル値は約12 g/dL(貧血の基準値は12 g/dL未満)である。これは，日本人女性の4人に1人は貧血状態であることを意味している。動物性食品に含まれるヘム鉄(二価鉄(Fe^{2+}))のほうが植物性食品に含まれる非ヘム鉄(三価鉄(Fe^{3+}))よりも腸からよく吸収されるが，吸収率は14～16%程度と低い。

c) 推奨量，耐容上限量：非ヘム鉄あるいはヘム鉄・非ヘム鉄混合サプリメントの摂取の比較では，非ヘム鉄摂取の場合にのみ便秘や胃腸症状が現れた。無機鉄(非ヘム鉄)を用いた鉄剤では，小用量(鉄として2～10 mg/日)の摂取であっても，胃部不快感などの不定愁訴を覚える人があった。非ヘム鉄の投与では，小用量でも胃腸症状が出やすいことが報告されている。いろいろなデータを総合して，耐容上限量は成人では男性が50 mg/日，女性では40 mg/日と設定された。推奨量は，成人男女で各々7.0～7.5 mg/日，10.5～11.0 mg/日(月経あり)と設定されている。

⑨ 亜　鉛(Zn)

a) 基本的事項：亜鉛は，先ず300種類以上もの亜鉛酵素(炭酸脱水酵素，DNAポリメラーゼ，アルコール脱水素酵素，アルカリホスファターゼ，等多数)の補欠分子族や，DNA結合たんぱく質のDNA結合領域がとる立体構造であるZinc fingerドメインでの配位などさまざまな重要な機能に寄与している。Zinc fingerに代表される亜鉛結合ドメインが，ヒトゲノムにコードされているたんぱく質の約10%に存在することが示されている。また，最近では亜鉛トランスポーター機能の重要性が認識されるに至った。亜鉛イオン(Zn^{2+})が細胞内外でのシグナル分子としても機能することがわかり，注目が集まっている。亜鉛は前立腺や精子に多く存在し，生殖機能の維持に重要であり，免疫機能の維持にも必須である。

b)　生理的特徴：亜鉛は，体内に約2g存在する。主に骨格筋，骨，皮膚，肝臓，脳，腎臓などに分布し，ほとんどがたんぱく質などの高分子と結合している。腸管からの吸収率は約30%程度と報告されている。吸収の過程で他の二価陽イオンである鉄や銅，カルシウムなどと拮抗することが報告されている。小腸からのZn^{2+}の吸収は，主にZIP4というトランスポーターが担っている。亜鉛の排泄は尿からは少なく主に糞便を介して行われている。亜鉛欠乏症としては，成長障害(小人症)，性的発育障害，皮膚炎，免疫機能の低下，味覚障害などが知られている。亜鉛欠乏による味覚障害は，亜鉛酵素である炭酸脱水酵素の活性低下に依存する部分が大きいと予測される。また，もともとは，ウィルソン病(全身の組織に過剰な銅がたまる先天性疾患)の治療薬であった酢酸亜鉛水和物(ノベルジン錠)が2017年より低亜鉛血症に適用され始めた。

c)　推奨量，耐容上限量：推奨量は，成人男女で各々10～11mg/日，8mg/日と設定されている。亜鉛(60～65mg/日)の継続的な多量摂取で，銅の吸収阻害による銅欠乏が起こることが報告され，これが上限量の設定に使われた(成人男性：40～45mg/日，女性：35mg/日。不確実性因子を1.5として体重も換算して計算)。

⑩　銅(Cu)

a)　基本的事項：成人の体内に80mg存在し，その約50%が筋肉や骨，約10%が肝臓中に分布している。臓器重量あたりでは肝臓，脳，腎臓での濃度が高い。約10種類の銅依存性酵素の活性中心に結合して，エネルギー生成や鉄の代謝，細胞外マトリックスの成熟，神経伝達物質の産生，活性酸素の除去など，生物の基本的な機能に関与している(代謝上の主要臓器は肝臓)。特に銅はセルロプラスミンを構成し，鉄をヘモグロビン合成に利用しやすくさせる。細胞内の銅は，たんぱく質と結合して存在し，遊離の形態(銅イオン)は非常に少ない。細胞内に過剰に存在すると毒性を示すため，体内の銅ホメオスタシスは厳密に調節されている。ホメオスタシスの維持は，吸収量と排泄量の調節によって行われているが，主に肝臓からの排泄系である胆汁を介して糞便へ排泄される。銅の過剰症の治療には，酢酸亜鉛水和物が適用されている(前述)。

b)　生理的特徴：食事性の銅の吸収には2つの経路がある。1つは二価の銅イオンがDMT1(divalent metal transporter 1)と結合して直接吸収されるもので，この経路は鉄や亜鉛と競合する。もう一つは，十二指腸において二価から一価に還元された銅イオンが小腸上皮細胞の微絨毛の刷子縁膜に存在するCtr 1(copper transporter 1)と特異的に結合することによって取り込まれる経路である。銅の欠乏症には，先天的なメンケス病(知能低下や発育遅延，中枢神経障害)と後天的なものがある。

c)　推奨量，耐容上限量：推奨量は，成人男女では各々0.8～0.9mg/日，0.7mg/日。過剰症にはウイルソン病がある。常染色体劣性遺伝疾患であり，肝臓や脳，角膜へ銅が顕著に蓄積し，肝機能障害・神経障害・精神障害等がみられる。サプリメントから銅を12週間摂取したデータから，耐容上限量は7mg/日と設定された。

⑪　マンガン(Mn)

a)　基本的事項：生体内組織および臓器にほぼ一様に分布しており，成人の体内には約12mg存在している。摂取されたマンガンは胃酸によって二価陽イオンとして溶け，小腸上皮細胞の酸化機構で三価陽イオンとなって吸収される。消化管からの吸収率は，約3～5%とされている。アルギニン分解酵素，乳酸脱炭酸酵素等の構成成分であり，多くの酵素反応に関わっている。

b) 生理的特徴：マンガンはトランスフェリンなど，鉄と同様な系で輸送されるため，吸収量は食事中の鉄含有量と反比例の関係がある。吸収されたマンガンは門脈を経て肝臓に運ばれ，胆汁から腸管に分泌されて，そのほとんどが糞便中に排泄される。39日間低マンガン食を与えられた被験者のデータから，皮膚炎の一種が発症した例がある(欠乏症の一つであると考えられている)。通常の食生活では欠乏は起こらないとされるが，完全静脈栄養施行患者では欠乏する可能性があるとされている。

c) 目安量，耐容上限量：47人の女性に15mg/日のマンガンを124日間与えたデータでは，血清マンガン濃度の上昇が認められた。また米国のデータも考慮に入れて，日本では11mg/日が耐容上限量と設定された(摂取基準の目安量は，成人男女で各々4.0mg/日，3.5mg/日)。

⑫ ヨウ素(I)

a) 基本的事項：人体に含まれるヨウ素の70～80%は甲状腺に存在しており，甲状腺ホルモンを構成している。甲状腺ホルモンは，生殖・成長・発達等の生理的なプロセスを制御しており，ほとんどの組織においてエネルギー代謝を亢進させる。魚介類や海藻類に多く含まれているので，日本ではヨウ素欠乏はまれである。

b) 生理的特徴：慢性的にヨウ素が欠乏すると，甲状腺刺激ホルモン(TSH)の分泌が亢進し，甲状腺が異常肥大あるいは過形成を起こして甲状腺腫となり，甲状腺機能は低下する。妊娠中のヨウ素欠乏は，死産・流産・胎児の先天異常などを引き起こす。土壌中のヨウ素含有量に違いがあるために，ヨウ素欠乏の地域がとくに世界各地の大陸の内部でみられる(ヒマラヤ山麓地域，アンデス山麓など)。摂取されたヨウ素は，化学形態とは無関係に消化管では，ほぼ完全に吸収される。ヨウ素の多くは血漿中でヨウ化物イオンとして存在し，能動的に甲状腺に取り込まれて，甲状腺ホルモンとなる(T3 & T4)。原発事故などで生じた放射性ヨウ素も区別なく取り込まれるために，その影響で甲状腺がんや甲状腺腫となる。甲状腺ホルモンは腸肝循環に乗って代謝されるが，ほとんど(90%以上)が尿中に排泄される。

c) 推奨量，耐容上限量：日本の過剰摂取の報告では，昆布の出汁を主とした28mg/日のヨウ素の約1年間に摂取した過剰症の例がある。種々のデータから，3mg/日が日本人成人の耐容上限量と設定された(成人男女の摂取基準(推奨量)は130μg/日)。

⑬ セレン(Se)

a) 基本的事項：人では25種類もの含セレンたんぱく質の形態で生理機能を発現している。これらは，グルタチオンペルオキシダーゼ，ヨードチロニン脱ヨウ素酵素，チオレドキシンレダクターゼなど，生体の抗酸化システムのなかで重要な位置を占めている。セレンを高濃度に含有する食品は魚介類であり，植物性食品と畜産物のセレン含有量はそれぞれ土壌中と飼料中のセレン含有量に依存して大きく変動する。心筋障害を起こした克山病(Keshan disease)は，中国東北部のセレン欠乏地帯の風土病とされ，セレン欠乏症とみなされている。これはグルタチオンペルオキシダーゼ活性の低下が主因とされている。

b)　生理的特徴：完全静脈栄養により，血漿セレン濃度の著しい低下（9 μg/L 以下），下肢の筋肉痛，皮膚の乾燥，薄片状などを生じ，心筋障害を起こして死亡した症例が報告され，セレン欠乏症と判定された（ニュージーランド，日本）。食品中のセレンの多くは，セレノメチオニン，セレノシステインなどの含セレンアミノ酸の形態で存在している。遊離含セレンアミノ酸は90％以上が吸収されることがわかった。尿中セレン排泄量はセレン摂取量と強く相関していることが観察されたので，セレンの恒常性は尿中排泄によって維持されていると考えられる。

c)　推奨量，耐容上限量：セレンは毒性が比較的強く，サプリメントなどで過剰に摂ると中毒を起こす。種々の臨床試験から，成人男女で各々400～450μg/日，350 μg/日が耐容上限量と設定された。また推奨量は，成人男女で各々30μg/日および25 μg/日と設定された。

⑭　モリブデン（Mo）

a)　基本的事項：キサンチンオキシダーゼ，アルデヒドオキシダーゼ，亜硫酸オキシダーゼの補欠分子族として機能しており，亜硫酸から硫酸，ヒポキサンチンからキサンチン，キサンチンから尿酸への反応を触媒することによって，プリン・ピリミジンを含む化合物を酸化・無毒化している。遺伝的なモリブデン酵素欠損症では，亜硫酸の蓄積により脳の萎縮と機能障害，血清尿酸濃度の異常などの障害がみられる。

b)　生理的特徴：食品中 Mo の吸収率は，大豆では57％，ケールでは88％と報告されているが，日本人被験者を用いたデータでは93％という報告がある。Mo 尿中排泄は，Mo 摂取量と強く相関することから，Mo 恒常性は尿中排泄によって維持されていると考えられる。健常人の血清 Mo 濃度は，0.1～4.7 ng/mL であり，Mo 摂取量に依存して短期間で変動する。Mo は肝臓に多く含まれ，肝機能低下者では肝細胞から血漿への Mo の逸脱があるものと考えられている。

c)　推奨量，耐容上限量：Mo は穀物や豆類に高濃度に含まれており，日本人は平均的に225μg/日程度（大豆製品を多食する場合は300μg/日を超える）を摂取しているが，健康障害はみられていない。米国人被験者に Mo を1,490μg/日で24日間摂取させた実験から，日本では9 μg/kg 体重/日程度を耐容上限量として設定された（成人男女で各々600μg/日，500μg/日）。成人男女の推奨量は，各々25～30μg/日，20μg/日となっている。

⑮　クロム（Cr）

a)　基本的事項：自然界に存在するクロムのほとんどは三価のクロムであり，通常の食事から摂取されるものは三価のものとみなされる。見かけの尿中排泄率が3％未満のため，吸収率は低い。吸収された三価のクロムは，血液中でトランスフェリンに結合し，肝臓へ運搬される。動物組織に存在し，インスリン作用を増強するクロモデュリンとよばれるオリゴペプチドには，4つの三価クロムイオンが結合している。

b)　生理的特徴：前述のクロモデュリンの役割は，インスリンによって活性化されるインスリン受容体のチロシンキナーゼ活性の増強と脂肪細胞の膜に存在するホスフォチロシンホスファターゼの活性化である。クロムが結合していないアポ型クロモデュリンには活性化能力がないため，クロム欠乏下ではインスリン作用が低下し，耐糖能低下が生ずると考えられている。実際に，クロムが添加されていない高カロリー輸液を3年半投与された40歳の女性で，体重減少・耐糖能低下・運動失調などが出現した。

c） 目安量：六価クロムを過剰に摂取すると，腎臓・脾臓・肝臓・肺・骨に蓄積し毒性を発揮する。しかし，六価クロムは人為的に産出されるものであり，自然界にはほとんど存在しない。したがって，上限量の設定は六価クロムを対象にしていない。三価クロムのサプリメントに関する41の疫学研究を検討したメタ・アナリシスでは，糖尿病の人の糖代謝の改善はみられたものの，1,000μg/日の多量摂取によるインスリン感受性の低下が示唆されたため，不確実性因子を2として，成人のクロム摂取の耐容上限量を男女とも500μg/日とした。成人の目安量は，男女とも10μg/日と設定されている。

⑯ コバルト（Co）

コバルトは，ビタミンB_{12}の構成成分である。ビタミンB_{12}は，葉酸と協力してヘモグロビンの合成を促し正常な赤血球を形成する機能を有する。すなわち，悪性貧血を予防する機能がある。さらに，ビタミンB_{12}には睡眠障害正常化作用もあり，神経機能を正常に保つはたらきもある。ビタミンB_{12}は，動物性の食品中には大体含まれているが，植物にはほとんど存在しないので，動物性の食品あるいは発酵食品から摂取する必要性がある。また，小腸における吸収には胃壁由来の内因子という糖たんぱく質が必須である。厳格な菜食主義者や胃全摘切除患者では，ビタミンB_{12}が不足しがちとなる。

〈参考文献〉

Wolfgang Kaim, et al.: “Bioinorganic Chemistry: Inorganic Elements in the Chemistry of Life” 2ndEd., pp. 7-36, Wiley, (2013)

五十嵐脩・江指隆年：「ビタミン・ミネラルの科学」，pp. 105-138, 朝倉書店（2011）

駒井三千夫・神戸大朋：「亜鉛の機能と健康」，pp. 1-17および109-130, 朝倉書店（2013）

公益社団法人「日本食品衛生協会」編：食品中の微量元素（必須元素から放射性核種まで），pp. 9-23, 公益社団法人日本食品衛生協会（2013）

桜井弘編：「元素111の新知識」，pp. 75-83, 94-108, 113-122, 134-154, 159-168, 182-186, 206-209, 240-243, 講談社（2006）

核酸は，生物の遺伝現象の中心的な役割を果たし，遺伝情報の伝達とたんぱく質の生合成に関与している。

3 核 酸

核酸(nucleic acid)は，あらゆる動植物，微生物に存在するリン酸含有の酸性高分子有機化合物で，生物の遺伝現象の中心的な役割を果たしており，遺伝情報の伝達とたんぱく質の生合成に関与している。核酸は，食品素材の分野では呈味性が重要な役割となっているが，近年，健康食品や化粧品の素材，また核酸医薬品の原料としても期待されている。

(1) 核酸の種類

核酸は，塩基，糖，リン酸からなるヌクレオチドがリン酸エステル結合で重合した高分子化合物である。糖成分の違いにより2-デオキシリボースを有するデオキシリボ核酸(DNA)，リボースを有するリボ核酸(RNA)に大別される。また，塩基成分はプリン骨格を有するアデニン，グアニン，ヒポキサンチン，キサンチンとピリミジン骨格を有するウラシル，シトシン，チミンがある(図3-15)。DNAはアデニンとグアニンの2種のプリンとチミンとシトシンの2種のピリミジンで構成され，RNAはアデニンとグアニンの2種のプリンとウラシルとシトシンの2種のピリミジンで構成されている。

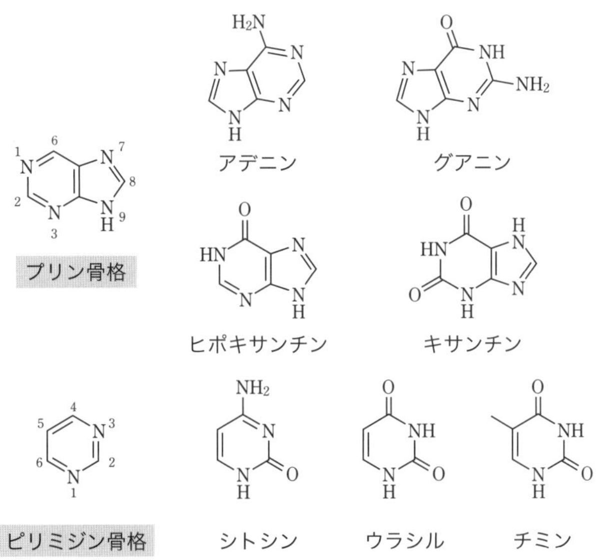

図3-15 主要塩基の構造

また，塩基成分にD-リボースやデオキシリボースが結合した配糖体はヌクレオシドとよぶが，アデニンにD-リボースが結合したヌクレオシドはアデノシン，グアニンにD-リボースが結合したヌクレオシドはグアノシン，同様にヒポキサンチンはイノシン，キサンチンはキサントシン，ウラシルはウリジン，シトシンはシチジンという。さらにこれらヌクレオシドにリン酸が結合するとヌクレオチドとなるが(表3-2)，リボースの5'位にリン酸が結合した5'-ヌクレオチドのうち，特に5'-イノシン酸(IMP)，5'-グアニル酸(GMP)，5'-アデニル酸(AMP)，5'-キサンチル酸(XMP)は呈

表3-2　ヌクレオチドとヌクレオシドの化学名

塩　基		ヌクレオシド	ヌクレオチド	略　号
プリン骨格	アデニン	アデノシン	5'-アデニル酸（アデノシン5'-一リン酸）	AMP
	グアニン	グアノシン	5'-グアニル酸（グアノシン5'-一リン酸）	GMP
	ヒポキサンチン	イノシン	5'-イノシン酸	IMP
	キサンチン	キサントシン	5'-キサンチル酸	XMP
ピリミジン骨格	ウラシル	ウリジン	5'-ウリジル酸	UMP
	シトシン	シチジン	5'-シチジル酸	CMP

味成分として食品のおいしさに関係する。さらに，これらヌクレオチドに1分子のリン酸，あるいは2分子のリン酸がピロリン酸結合するとヌクレオシド二リン酸，ヌクレオシド三リン酸となり高エネルギーリン酸化合物が生成する。代表的な例として，アデノシン5'-二リン酸（ADP）やアデノシン5'-三リン酸（ATP）などがある（図3-16）。

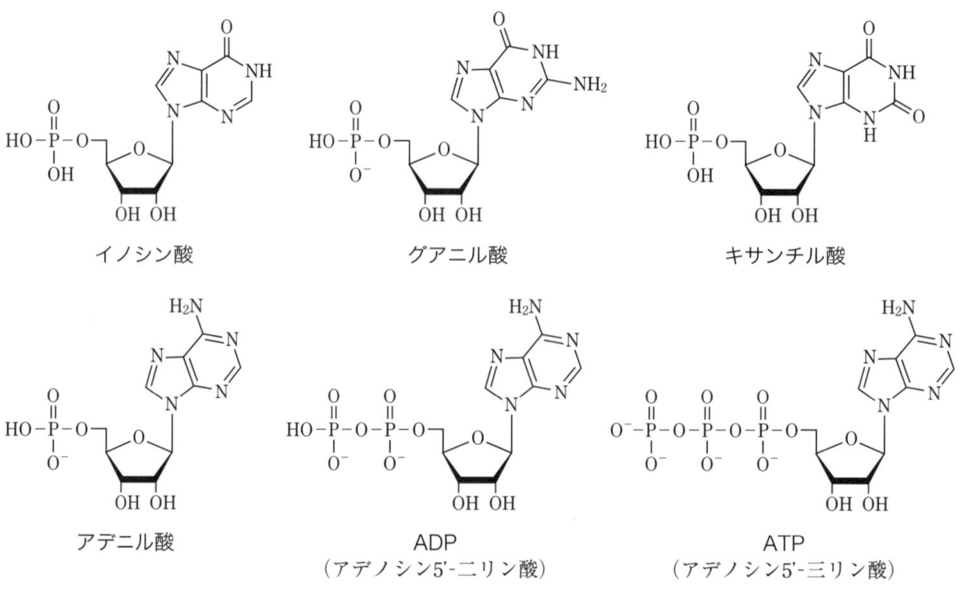

図3-16　主要ヌクレオチドの構造

（2）ATP（アデノシン5'-三リン酸）

ATPは，生命活動には欠かすことのできない重要な成分で筋収縮や能動輸送などに関与する。動物では死後筋肉中のATPの枯渇とともに筋組織が硬直する，いわゆる死後硬直が起こる。死後筋肉中のATPは図3-17の経路に従って代謝されるが，IMPを介する代謝経路が主である。

一般に死後硬直が最大となる時間は畜肉類では遅く，魚介類は早い。魚介類は鮮度経過（鮮度落ち）が早いことから，ATPの分解との相関を基に鮮度を判断する方法として，ATP関連物質中のイノシン（HxR），ヒポキサンチン（Hx）の割合を示すK値が考案されている。計算式は以下の通りである。

$$K\text{値}(\%) = \frac{\text{HxR} + \text{Hx}}{\text{ATP} + \text{ADP} + \text{AMP} + \text{IMP} + \text{HxR} + \text{Hx}} \times 100$$

魚介類においてK値が20%以下は鮮度がよいとされる。

（3） IMP (5'-イノシン酸)

魚介類の旨味成分で，1913年に小玉新太郎博士により，かつお節からイノシン酸のヒスチジン塩として発見された。ATPの分解により産生されるが，IMPからイノシン，ヒポキサンチンへの分解が緩やかであることから，IMPの蓄積量と魚介類のおいしさには相関がある。グルタミン酸ナトリウムとの相乗効果を示すことを利用して，1960年代から調味料として工業生産されている。

（4） GMP (5'-グアニル酸)

しいたけのうま味成分で，1957年に国中明博士によりうま味を呈することが発見された。IMP同様，グルタミン酸ナトリウムとの相乗効果を示す。核酸系調味料の多くは，IMPとGMPの混合物である。

（5） AMP (5'-アデニル酸)

いかやたこなどの頭足類や貝類のうま味成分でグルタミン酸ナトリウムとの相乗効果を示す。ATPの分解により産生されるが，頭足類や貝類は，アデノシンを介する分解経路（図3-17）をたどり，またAMP以降の代謝が緩やかなことから，頭足類や貝類のAMP量がおいしさに関係する。

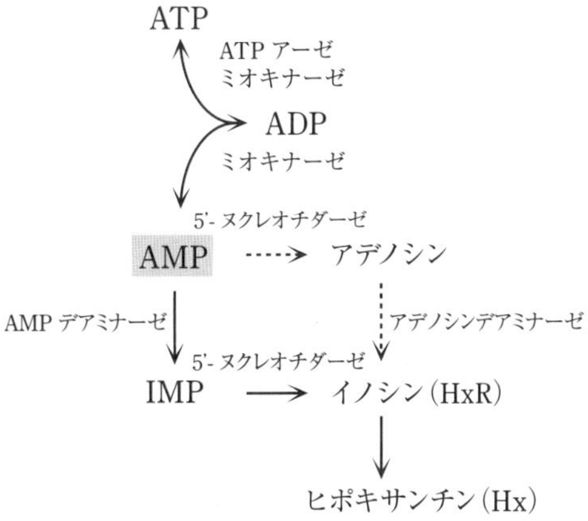

図3-17　AMPの代謝経路

（6） プリン体

プリン体とは，アデニン，グアニン，ヒポキサンチン，キサンチンなどのプリン骨格を有する化合物の総称で，食品中のDNAやRNA，各種ヌクレオシド，ヌクレオチドが含まれる。ヌクレオチドのATPやADP，AMP，IMP，GMP，XMPなどは脱リン酸化され，ヌクレオシドとなり，さらにリボースとプリン塩基に分解される。分解されたプリン塩基の多くはヌクレオチドに再利用（salvage経路）されるが，それ以外はキサンチンを経て尿酸となり尿中に排泄される（図3-18）。食品中のプリン体は摂取後，24時間以内に50%以上排泄されるが，尿酸の排泄が限られているため，プリン体の摂取過多が長期にわたると血清尿酸値が上昇し，高尿酸血症を経て痛風に罹患するリスクが高まる。プリン体は，穀類，豆類，卵，きのこ類，肉類，魚介類などほとんどの食品に含まれるが，含量の多い食品は，肉類のレバー，魚介類のまいわし，かつお，えびや魚卵，白子，あんこうの肝である。

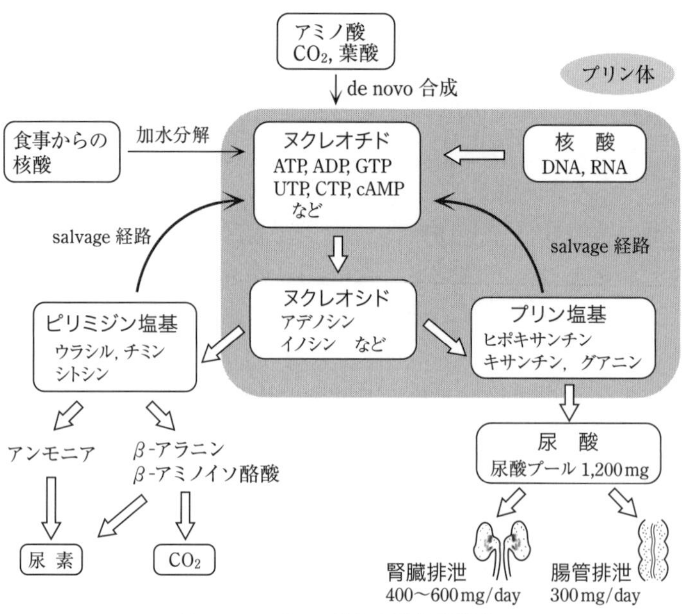

図3-18　プリン体と尿酸代謝機構

（7）　核酸の栄養

食事から摂取された核酸は約70％が胃や腸管から吸収・代謝され，約15％が肝臓，脾臓，皮膚などの組織に取り込まれる。代謝体は一部salvage経路でヌクレオチド合成に再利用されることから，肝臓でアミノ酸などからde novo合成されるヌクレオチド（図3-18）とともに細胞の新陳代謝を高め免疫の維持に役立つと考えられている。

〈参考文献〉

金子希代子：「痛風と核酸代謝」，食品に含まれるプリン体について，Vol.31 No.2, p.119-131,（一社）日本痛風・核酸代謝学会（2007）

國中明：「化学と生物」，5'-イノシン酸と5'-グアニル酸のうま味の発見，vol. 47, No. 4, p.283-285，文書館（2009）

topic

高尿酸血症を予防する食品成分

痛風で通院した患者は男性 119．5 万人，女性5．9 万人と圧倒的に男性が多い（令和元年の国民生活基礎調査）。また，痛風予備軍にあたる高尿酸血症の患者数は1,000万人超と推計されており，成人男性の５人に１人が高尿酸血症に罹患していることになる。高尿酸血症を予防するには，食物からのプリン体の吸収抑制，体内でプリン体から尿酸への分解抑制，尿酸の排泄促進などの作用が考えられる。プリン体の吸収を抑制する食品としては，豆類や穀類に含まれるフィチン酸（機能性表示食品としてすでに上市されている），乳酸菌，キトサンが挙げられる。また，プリン体から尿酸への分解を抑制する食品としては，緑茶に含まれるカテキン，ブルーベリーやイチゴなどに含まれるポリフェノール，カツオやマグロに多いアンセリンなどがあり，これらは体内で尿酸生成に関わるキサンチン酸化還元酵素を抑制する。さらに腎臓で尿酸排泄を促進する食品としては牛乳やビタミンＣが研究されており，牛乳に含まれるアミノ酸やビタミンＣが腎臓での尿酸の再吸収を抑制することが予防につながると考えられているが，詳細なメカニズムについては今後の解明が期待される。

食品の「おいしさ」を評価するうえで，味は最も重要な要素である。

4 味成分

たんぱく質，炭水化物，脂質，ビタミン，ミネラルといった，いわゆる五大栄養素は，私たちが健康を維持し，正常に発育するうえで重要な生命活動を行うためのエネルギー源や不可欠成分でもある。これら食品の一次機能を担う成分が重要なのは，いうまでもないが，私たちは常日頃，食事を摂るときに第一においしさを食品に求めている。おいしさには多くの要因が関わっている。それには，味，香り，外観(色や形状)，触感(手触り，歯ざわり，口あたり，のど越しのよさ，など)などの食品側からみた化学的，物理的な要因がある。また，理性，感性，体調，経験など，食べる私たちの側に起因する環境的要因がある。つまり，私たちは，感覚的または経験的においしいと判断するからその食品を食べるのである。

食品のおいしさを評価するうえで，味は最も重要な要素である。また味つまり味覚情報は，私たちにとって必要な栄養分の選別においても非常に大きな役割を担っている。味覚とは，食品中の成分(エネルギー源としての糖，からだの構成成分となるたんぱく質，生体内pHの恒常性維持に寄与するミネラルや酸，そして毒物など)を，私たちがもつ特定の味覚受容器が化学物質として認識して，その興奮が神経情報として脳に伝わり生じる感覚である。特定の味覚受容体に認識されて，かつ他の味と独立しているものを基本味という。現在，甘味，うま味，塩味，酸味，苦味の5つの味が基本味として分類されている。これらのうち，甘味，塩味そして酸味は食品の味のベースとなるものであり，私たちは，それぞれショ糖(砂糖)，NaCl(食塩)そして酢酸(食酢)といった化合物を主成分とした調味料を日常的に使用している。これらに対して辛味や渋味・えぐ味は，舌のうえの痛覚が刺激されて生じる(刺激味)といわれており，基本味には分類されない。

私たちが味を感じるのは，舌の表面に存在する乳頭にある味蕾(みらい)とよばれる受容器(図3-19)が，口腔内に進入してきた味成分(化合物)によって刺激を受けるためである。もう少し詳しくいうと，味蕾中に50から100個程度ある味覚細胞の細胞頂部で味成分を受容して，そこから発せられた信号が，味覚神経を介して味情報として脳内に取り入れられることにより，私たちは，その食品の味を認識するのである。味蕾は

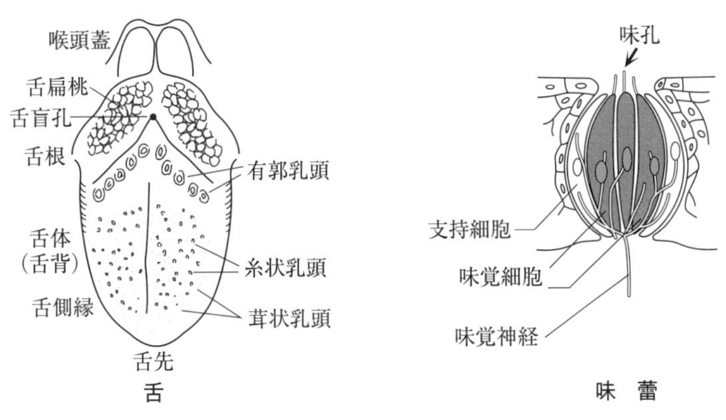

図3-19　舌と味蕾の構造

幅40～50μm，長さ60～80μmの文字通り花の蕾状の構造であり，そのなかに紡錘形の細長い味覚細胞が長軸方向に沿って集積している。味覚細胞は，その細胞膜に存在するある種のたんぱく質(味覚受容体)に味成分(化学物質)が結合すると，膜電位変動による脱分極が起きアナログ信号が発生する。各味蕾基底部には，味覚神経が入り込んでおり味覚細胞とシナプス結合を形成している。先に発生した電気信号は，神経伝達物質の放出によってデジタル信号(神経インパルス)に変換され脳中枢に伝達される。

ところでこれまで，「舌の部位によって感じる味が決まっている」という，いわゆる舌の味覚地図が長い間信じられてきたが，最近，この知見は，かなり誇張されたものだという考え方が広がってきた。また，味蕾は，舌部の乳頭以外にも軟口蓋や咽頭部すなわち口中から喉にかけて広く口腔内にその存在が認められていて，約10日間で代謝・更新されるといわれている。先に述べた「どこで味を感じるか」ということについての検証も次々に行われているが，舌の部位別の味に対する感受性の差はないという結果からもわかるように，味は舌全体か，もしくは口腔内全体で感じられているのかもしれない。口腔内の総味蕾数は，乳児では頬粘膜などにも認められるため約10,000個に及ぶと考えられているが，成長するにしたがい減少し成人では約9,000個，高齢者では，4,000個程度となる。また，味を感じる最少の濃度を閾値というが，基本味の間の相対強度は，エネルギー源として大量に摂取する必要のある糖の甘味は弱く，腐敗物の酸味や毒素の苦味は生体防御の観点から強く感じるといわれている。また味によって差はあるが，一般的に加齢とともに閾値は高くなるといわれている。

(1) 甘 味

甘味は糖，およびエネルギー源を示すシグナルである。私たちは甘味物質に対して，ほかの4つの基本味と比較して特に好ましいという感情をもつ。それは，乳幼児が水よりスクロース溶液を好む，クリームたっぷりのデザートを目の前にすると嬉しくなるといった行動や感情からもうかがえる。さらにはヒトだけでなく，生物には甘味物質に対する嗜好が基本的に備わっていると考えられる。甘味を認識するのは，糖類に代表される甘味物質中のプロトン供与基(AH)とプロトン受容基(B)が，生体側の甘味受容体上の同様の基との間で水素結合を形成して，その刺激で甘味を感じるからであるという考えがある(AH-B説)。さらに，強い甘味を認識するにはAH-Bの他に，

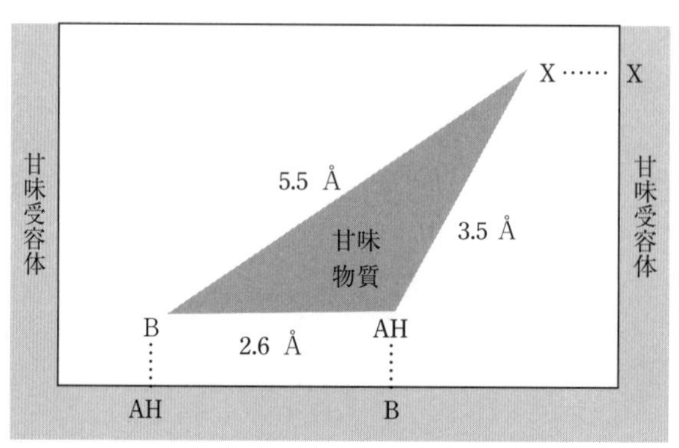

図3-20　甘味物質と受容体との距離関係

3番目の結合部位(X：疎水基)の存在が必要であるというAH-B-X説も考えられている(図3-20)。さらに最近の研究から味覚伝達機構は多くのことが明らかとなってきており，グルコース，人工甘味料およびD-アミノ酸などが味覚細胞表面にある甘味受容体に結合すると，その刺激によって細胞中のK^+などの陽イオンの濃度が上昇して脱分極が起こりCa^{2+}が細胞内へ流入する。それから発生した信号が伝達されて，甘味を感じるようになる。

甘味に関してさまざまな役割や，また甘味自体に影響を及ぼす因子についての研究も盛んに行われている。甘味は，苦味や酸味に対して，味の抑制とよばれる効果をもつ。例えば，コーヒー(苦味)に砂糖を加えると，味がまろやかになり飲みやすくなる。また，夏みかん(酸味)のシロップ漬けは，酸っぱさを抑える。さらに最近では，甘味の感じ方(感受性)を変化させる甘味修飾因子(内因性のホルモンや温度)の存在も明らかとなり，それらの味覚感受性調節についてもよく調べられており，温度が上昇すると一般的には，甘味物質に対する神経応答が増強されて，より強く甘味を感じることが知られている。

① 糖　類

スクロース(ショ糖，砂糖)をはじめ，グルコース(ブドウ糖)，フルクトース(果糖)といった糖類が甘味を代表する化学物質である。甘味を代表する糖類は，重厚な甘味を呈するスクロースであるが，味と構造との関係については，グルコースを中心に考えられている。グルコースは，スクロースに比べると，マイルドな甘味であり結晶の場合は口中で清涼感を示す。これは溶解時の吸熱が大きいためと考えられている。グルコースは，ポリマーになると甘味がなくなるため，多糖類では，甘味は感じられない。フルクトースは，スクロースより強い蜜のような甘味を示すといわれている。また，その甘味には一般的な温度依存性とは逆の性質がある。フルクトースは，水溶液中では，β-D-フルクトピラノースとβ-D-フルクトフラノース両構造体が混合した状態になっている。低温では，甘味がより強いピラノース型が多く，温度が上昇するとフラノースへと変化していく。つまり，フルクトースの場合は温度が下降すれば，甘味が強まるというわけである。フルーツを冷やして食べるということは，おいしさをより強く感じるための私たちの知恵なのかもしれない(表3-3，図3-21，22，23)。

表3-3　主な糖類の甘さ

糖　類	甘味度
スクロース	100
D-フルクトース	120～170
β-D-フルクトピラノース	180
β-D-フルクトフラノース	60
D-グルコース	70
α-D-グルコース	70
β-D-グルコース	<50
α-D-ガラクトース	30
β-D-ガラクトース	20
α-D-マンノース	60
β-D-マンノース	苦味
α-D-ラクトース	20～40
β-D-ラクトース	50
β-D-マルトース	30～50
D-ソルビトール	50
キシリトール	90

② アミノ酸，ペプチド，たんぱく質

アミノ酸やペプチド，たんぱく質のなかにも甘味を呈するものがある。普通に存在するL-アミノ酸は一般的に苦味を呈するものが多く，D-アミノ酸に甘味を呈するものが多い。光学異性体の存在しないアミノ酸のグリシンも甘味を呈する。α-L-アスパルチル-L-フェニルアラニンメチルエステルはアスパルテームとよばれるペプチド

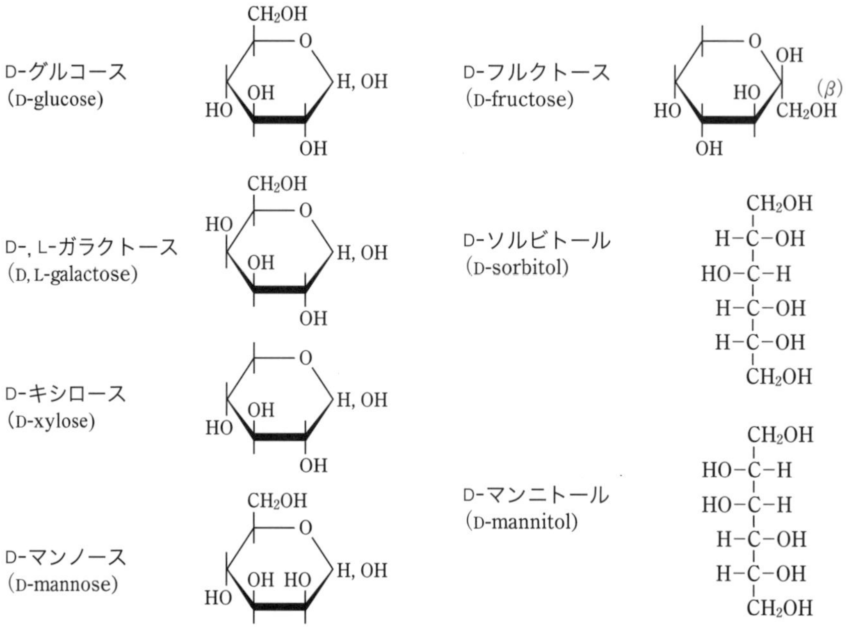

D-グルコース
(D-glucose)

D-, L-ガラクトース
(D, L-galactose)

D-キシロース
(D-xylose)

D-マンノース
(D-mannose)

D-フルクトース
(D-fructose)

D-ソルビトール
(D-sorbitol)

D-マンニトール
(D-mannitol)

図3-21　主な単糖類の名称と化学構造

スクロース
(sucrose)

マルトース
(maltose)

ラクトース
(lactose)

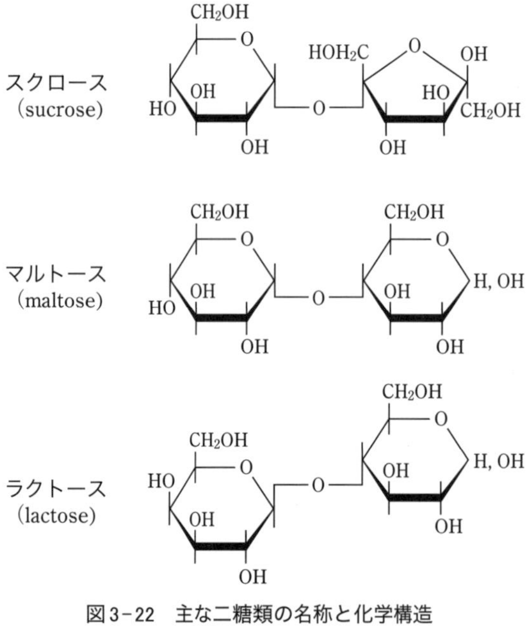

図3-22　主な二糖類の名称と化学構造

D-フルクトース
(D-fructose)

D-フルクトフラノース
(D-fructofranose)

D-フルクトピラノース
(D-fructopyranose)

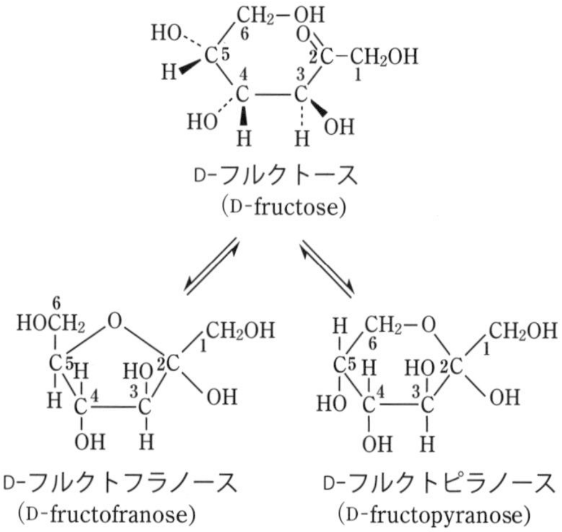

図3-23　フルクトースの構造変換

であり，スクロースの200倍以上の甘さをもつといわれている。しかし，メチルエステルが加水分解されると甘味が消失する(表3-4，図3-24)。

西アフリカ原産の植物 *Dioscoreophyllum cumminsii* の赤い実に含まれるたんぱく質モネリンは非常に強い甘味たんぱく質として有名である。その甘味の強さは，スクロースの3,000倍といわれ，長時間持続する。ソーマチン(タウマチン)は，西アフリカ原産の樹木 *Thaumataococcus daniellii* の実に含まれるたんぱく質で，2種類(ソーマチンⅠ，およびソーマチンⅡ)同定されている。いずれも塩基性たんぱく質であり，

表3-4　主なアミノ酸の呈味

アミノ酸	L-型	D-型
グリシン	甘　味	
アラニン	甘　味	強甘味
セリン	微甘味	強甘味
トレオニン	微甘味	強甘味
バリン	苦　味	強甘味
ロイシン	苦　味	強甘味
イソロイシン	苦　味	甘　味
メチオニン	苦　味	甘　味
ヒスチジン	苦　味	甘　味
リジン	苦　味	弱甘味
アルギニン	微苦味	弱甘味
アスパラギン	無　味	甘　味
フェニルアラニン	微苦味	甘　味
トリプトファン	苦　味	強甘味
チロシン	微苦味	甘　味

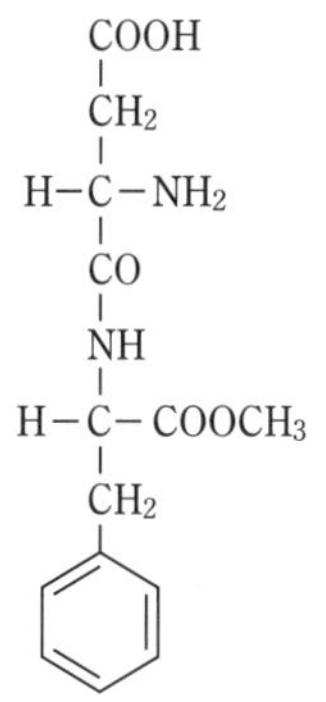

α-L-Asp-L-Phe-Ome
（アスパルテーム）

図3-24　アスパルテーム

スクロースの1,600倍以上の甘味を呈する。その他，西アフリカ原産植物 *Pentadiplandra brazzeana* の果実由来のブラゼイン，中国原産のつる状植物 *Capparis masaikai* の種子由来のマンビリンなどが，甘味たんぱく質として単離されている。

③　テルペン配糖体

ステビアの葉から採れるステビオシド，甘草中の甘味成分であるグリチルリチンなどは，テルペン配糖体である。ステビオシドは単一の化合物ではなく，ジテルペンに結合しているD-グルコースの違いによる同族体があり，甘味の強さに差がある。スクロースの100倍以上の甘さをもつといわれており，甘味剤として利用されている。グリチルリチンはスクロースの200～300倍の甘さをもつといわれているが，後味が残る。しかし，塩味で隠されているうま味を引き出す効果があるため，しょうゆや漬物などの加工食品に使われる。そのほか，中国南部のウリ科植物 *Momordica grosvenori* の実，羅漢果の甘味成分もトリテルペン配糖体である（図3-25）。

④　フェノール配糖体

柑橘類に含まれるナリンジンは強い苦味をもつフラボノイドとして有名であるが，

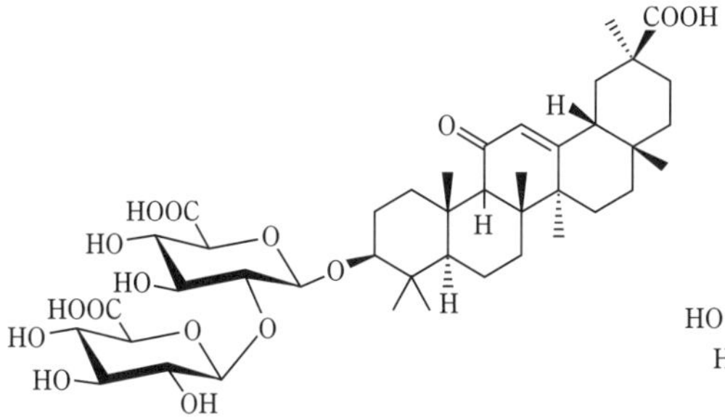

グリチルリチン

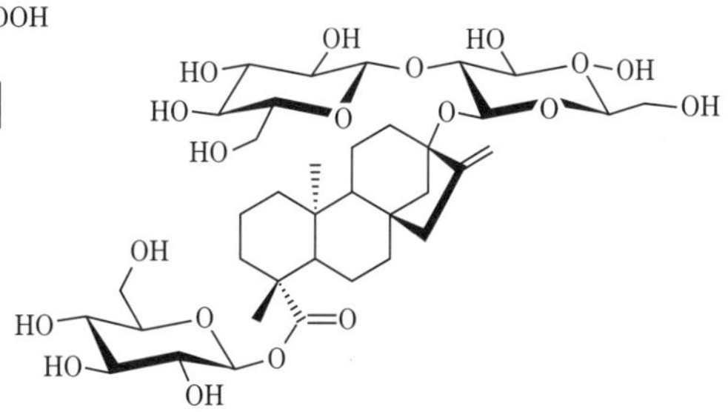

ステビオシド

図3-25　テルペン配糖体

その環状構造が開環したジヒドロカルコン類は強い甘味をもつようになる。ジヒドロカルコン類の甘味はスクロースに比べて，かなり強いが応答がやや遅く後味も残るといわれている。

⑤　人工甘味料

甘味料は化学的特性により，糖質甘味料と非糖質甘味料とに分類される。人工甘味料とは，人工的に化学合成されたものをいい，糖質甘味料には糖アルコールやスクラロースなどがあり，非糖質甘味料にはアスパルテーム，アセスルファムカリウムやサッカリンなどがある。これらの人工甘味料は，糖アルコール類を除いて，砂糖の数百倍という強力な甘味があることが知られている。アスパルテームは，アスパラギン酸とフェニルアラニンが縮合結合したジペプチドであり，アセスルファムカリウムは少々複雑な過程によって製造された人工甘味料である。サッカリンは，歴史の古い人工甘味料で，無水フタル酸の脱水によって製造される。また，スクラロースは，砂糖を原料として作られる人工甘味料である。

糖アルコール類は，天然に存在するものもあるが，甘味料として利用されているものは，ほとんどがグルコース，スクロース，ラクトースなどを原料として，それらのカルボニル基を還元して得られる。多くの糖アルコール類は，食品として扱われるが，キシリトール，ソルビトール，マンニトールは食品添加物としての規制対象となっている。最近ダイエットシュガーや虫歯予防甘味料としてもよく知られている代用甘味料として，多くの糖アルコール類が砂糖の代わりに用いられており，特定保健用食品の原料として利用されている。

アスパルテーム，アセスルファムカリウム，サッカリン，スクラロースもまた食品衛生法に基づき安全性と有効性を確認することにより規制される指定添加物である。これらの人工甘味料の主な用途は，清涼飲料と菓子である。カロリーオフやカロリーゼロといった，カロリー低減食品の甘味料として利用されている（表3-5）。

⑥　味覚変換物質

西アフリカ原産の植物 *Richardella dulcifica* BAEHNI の赤い実に含まれる塩基性たん

表3-5　主な甘味料の種類

甘味物質	エネルギー (kcal/g)	甘味度
砂　糖	4	1
イソマルトオリゴ糖	4	0.4
キシロオリゴ糖	2	0.3
フラクトオリゴ糖	2	0.5
大豆オリゴ糖	2	0.7
キシリトール	3	1
ソルビトール	3	0.7
マンニトール	2	0.4
パラチニット	2	0.4
アスパルテーム	4	200
アセスルファムカリウム	0	200
サッカリン	0	200～500
スクラロース	0	600

表3-6　主な味覚変換物質

味覚変換物質	分　類	特　徴
ミラクリン	たんぱく質	酸味を甘味に変換
クリクリン	たんぱく質	酸味を甘味に変換 水を甘くする 自身は甘味を呈する
グルマリン	ペプチド	甘味を抑制する
ストロジン	配糖体	水を甘くする 自身は甘味を呈する
ギムネマ酸	配糖体	甘味を抑制する
ジジフィン	配糖体	甘味を抑制する
ホダルシン	配糖体	甘味を抑制する

ぱく質，ミラクリンは酸味の強いものを甘味を示すものへと変換させる。ほかにも甘味誘導たんぱく質として，東南アジアに野生する植物 *Curculigo latifolia* の実からクルクリンが単離されている。また，ギムネマの葉（ギムネマ酸）を噛むとしばらく甘味を感じなくなる。これらは味覚受容器の構造を，変化させるはたらきがあると考えられている（表3-6）。

（2） うま味

日本の料理には古来より，こんぶ，かつおぶし，煮干，またはきのこなどからとった「だし」や，しょうゆ，みそなどの発酵させた調味料を利用したものが多くある。これらは，雑穀類や野菜類を「おいしく」食べるために，経験的に私たちが獲得してきた知恵の産物ともいえる。これらに含まれるうま味成分は食品を「おいしく」させるものであったため，もともとは基本味ではなく「うま味増強物質」として世界中で認識されていた。しかし，日本を中心とした研究成果により，①うま味物質には，独立した味覚受容体が存在すること，②うま味物質の情報だけを伝達する神経細胞が存在すること，③うま味物質はほかの基本味には影響を与えないことが証明され，最近では世界的にも基本味としてその存在が認められている。うま味調味料として，グルタミン酸，5'-イノシン酸，5'-グアニル酸などが利用されている。このことから分かるように，うま味成分は主に，アミノ酸，もしくは核酸であるが，あさりなどの貝類や日本酒のうま味成分として，コハク酸のナトリウム塩が知られている（図3-26）。

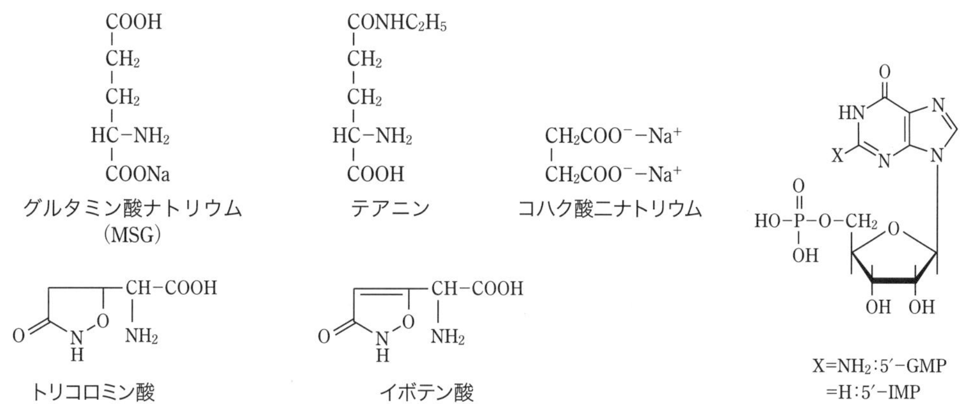

図3-26 うま味物質の名称と化学構造

① アミノ酸

グリシンとアラニンは，甘味のほか，弱いながらうま味ももっており，前者は日本酒および魚類の，後者は魚貝類のうま味に関わっている。こんぶのうま味成分が1908年に池田菊苗博士により単離され，その構造がL-グルタミン酸ナトリウム（MSG）と同定された。現在最も有名な調味料の本体である。玉露茶のうま味成分テアニンもこのL-グルタミン酸のγ-エチルアミドである。これらのほか，強いうま味を示す化合物としては，きのこ類のハエトリシメジやイボテングタケに含まれているそれぞれトリコロミン酸やイボテン酸などがある。しかし，それらは，うま味以上に毒性が強いため，食品添加物としては利用できない。

② 核　酸

かつおぶし，煮干，およびしいたけのうま味成分は，それぞれ5'-イノシン酸塩(5'-IMP)，5'-グアニル酸ナトリウム(5'-GMP)である。これら核酸物質は，5'-リン酸エステルが分解されると，うま味が消失する。

L-アミノ酸などのうま味成分を認識するのは，糖を認識するGたんぱく質共役型受容体と同じ仲間の受容体とされる。ただし，実際にうま味情報が伝わる機構は，L-アミノ酸が受容体に認識された後，陽イオンチャネルが活性化され，細胞内にNa^+やCa^{2+}が流入して脱分極が起こり味覚が伝達される。うま味物質を併用すると，本来のうま味を非常に強くすることが分かっている。私たちは昔から，かつおだしと昆布だしを一緒に使うと，うま味やこくが強くなることを知っていた。この味の相乗効果によって，少量の「だし」で非常に強いうま味を，食品に与えることができる(表3-7参照)。

表3-7　うま味物質間の相乗効果

MSG : 5'-IMP/5'-GMP(混合比)	うま味の強さ(5'-IMP/5'-GMP)
1：0	1
1：2	6.5/13.3
1：1	7.5/30.0
2：1	5.5/22.0
10：1	5.0/19.0
20：1	3.4/12.4
50：1	2.5/6.4
100：1	2.0/5.5

(3) 塩　味

塩味は，NaClによって認識される味である。天然には，ほかにも，NH_4^+，Na^+，K^+，Ca^{2+}，Mg^{2+}などの陽イオンを構成物とする塩が多数存在する。しかし，NaClと同じ味を呈するものは，みつかっていない。例えば，NH_4ClなどNaClと同様のCl塩でも，NaClとは異なった味を呈する。また$CaCl_2$や$MgSO_4$(にがりの成分)は，苦味を呈する。ただし，クエン酸ナトリウムは，NaClにやや近い味である。塩は，陽イオン，陰イオンの種類や原子量の違いによって，味が異なる。例えば，原子量が大きくなると一般に苦くなる。塩味を認識するのは，味覚細胞に出現する上皮性ナトリウムチャネル(ENaC)であることが知られてきた。ENaCからのNa^+の細胞内への流入が脱分極を誘導して，それをきっかけに塩辛いという信号が伝わる。ENaC以外にも味覚細胞にはTRPV1という受容体があり，Na^+以外にK^+，NH_4^+およびCa^{2+}などの陽イオンを認識する。ENaCとTRPV1は独立してシグナルを神経系に伝達しているため，私たちはNaClとそれ以外の塩化合物の味を区別することができる。

また，食塩は，濃度によっても味が異なる。NaClの閾値は，0.05モル濃度程度であるが，これは塩味を感じる濃度という意味である。これ以下になると，逆に弱い甘味を呈する。現在NaClに類似の塩味を呈する化合物として，KClが広く使われるようになった。減塩しょうゆとよばれるものは，NaClとKClとの混合液である。

(4) 酸　味

酸っぱい味というのは，食品が腐敗したときに形成される味として，私たちは敏感に感じ取り，そのような食品を排除しようとする。しかし，果実などの爽快な酸味を好むというのも，また事実である。またスポーツなどで疲労した身体は，生理的に酸味の欲求が高いともいわれている。酸味は酸，つまり水素イオン[H^+]の味である。

水溶液中で無機酸，有機酸などがプロトン供与体として電離しH^+を生成する。したがって同じ濃度では，電離度が大きい強酸（塩酸など）ほど酸味は強く感じる。しかし，酸を構成している陰イオンの種類によっても味の強さが変化するといわれており，同じpH条件下では無機酸よりも，酢酸や乳酸といった有機酸の方が酸味が強い。これは味覚細胞膜に対する酸の，吸着の度合いによる差と考えられている。

酸の性質によって，味やにおいの種類が違う。揮発性である塩酸や酢酸では，鼻を突くようなにおいがするが，アスコルビン酸やクエン酸ではこのようなにおいはしない。また構成する陰イオンの種類によって味が微妙に異なる。食品に含まれる酸味物質は酢酸（食酢），クエン酸（柑橘類），リンゴ酸（りんご，もも，なしなど），酒石酸（ぶどう）などの有機酸であり，それぞれの食品の酸味を特徴づけている。ちなみに，市販されている食酢には約4％の濃度で酢酸が含まれている。梅干は梅を塩漬けにした食品で，生で梅の果実を食べるより酸味が弱く感じられる。「味の相殺」とよばれる効果であり，食塩を酸味の強い食品に加えると，その酸味が緩和される（表3-8）。

酸味成分の受容器はこれまでにいくつかの種類が知られており，それらによってH^+など陽イオンが味覚細胞内に流入する。同時に，細胞内のK^+の流出が妨げられることによって脱分極が起こり伝達物質が放出されて，「酸っぱい」味が認識される。

表3-8　食品中の代表的な有機酸とその特徴

有機酸	特　徴	主な食品
クエン酸	穏やかで爽快な酸味	柑橘類
酒石酸	やや渋味のある酸味	ぶどう
フマル酸	爽快だが渋味がある酸味	なつみかん，さくらんぼ
リンゴ酸	爽快だがかすかに苦味がある酸味	りんご
コハク酸	こくのある酸味	貝　類
乳　酸	温和だが渋味がある酸味	発酵食品
アスコルビン酸	穏やかで爽快な酸味	果実全般
酢　酸	刺激臭を伴う酸味	食　酢
グルコン酸	穏やかで爽快な酸味	はちみつ

topic

6番目の味

脂肪（油脂）が食品をおいしくさせることは，経験的に広く知られている。生クリームがたっぷりと添えられたケーキなどのデザートや，霜降り肉を好む人は多いだろう。それらに含まれる脂肪分が，甘さやうま味を増強させるといわれている。これまで脂肪自体は無味だと考えられていが，最近，脂肪にも味がある可能性が議論されている。

甘味，うま味などの5基本味の成分のように，脂肪の主成分となる脂肪酸に対しても，口腔内に受容体があることが明らかになってきた。一つは，高度不飽和脂肪酸に対する受容体GPR120であり，有郭乳頭（舌の付け根の方）と茸状乳頭（舌の先の部分）（図3-19参照）の味覚細胞に発現していることがわかった。もう一つは，脂肪酸結合タンパク質として知られるCD36分子であり，これは有郭乳頭に発現していた。ノックアウトマウスを使った実験では，これら脂肪酸受容体を欠損させると，脂肪酸への嗜好性が低下することが示された。その他にも，脂肪酸によるこれら受容体刺激後の，味覚細胞内での神経シグナル伝達機構も徐々に解明され，「第6の味成分」が誕生するのか，非常に興味深い。

（5） 苦 味

自然界には苦味を呈する物質が多く存在し，その化学構造も多種多様である。「良薬は口に苦し」の言葉があるように，苦味物質は薬理作用・生理作用を有するものも多い。ストリキニーネ，キニーネ，カフェイン，ニコチン，テオブロミンなどのアルカロイドがその代表的なものである。「毒を以って毒を制す」の言葉の通り，薬理作用を示す苦味物質は，毒性も強く，私たちを含め動物は経験的にそれらを避けようとする自己防御本能をもっている。そのため，苦味物質の閾値は他の基本味と比べて非常に低い。アルカロイド類のほかにも，テルペン類，配糖体，アミノ酸などにも苦味を呈するものがある。柑橘類のリモネンやホップ由来のビールの苦味成分イソフムロン類などはテルペン構造をもつ。また柑橘類の苦味成分としてはほかに，フラバノン配糖体があり，ナリンジン，ヘスペリジンがその代表的なものである。これらは糖部分がラムノースとグルコースが結合したものであるが，その結合様式によってルチノシド，ネオヘスペリドシドとに分類される。ルチノシドは無味であるのに対して，ネオヘスペリドシドに苦味を感じるように，構造の若干の違いで味に変化が起こる。その他，尿素やフェニルチオ尿素(PTC)などの尿素類も苦味成分として有名であるが，PTCに対する閾値は個人差が非常に大きい。PTCに対する閾値の高い人を味盲(nontaster)といい，欧米の白人では30%，日本人では20%，黒人では5%程度いる。これらの人は，他のほとんどの苦味物質，甘味物質，酸および塩に対しては正常に反応する。また，柑橘類やコーヒーの苦味物質は糖によって遮断されたり(マスキング効果)，緩和されたりする(抑制効果)。

表3-9　主な苦味物質

分　類	苦味物質	主な食品
アルカロイド	カフェイン テオブロミン プルシン キニーネ コカイン ストリキニーネ ニコチン モルヒネ	コーヒー，茶 ココア，チョコレート ホミカ種子 キナの皮 コカの葉 マチンの幹，皮，種子 タバコの葉 けしの実
配糖体	ナリンジン ヘスペリジン スウェルチアマニン	グレープフルーツ，レモン トウヤク
テルペノイド	イソフムロン ルプトリオン リモニン ククルビタシン類	それぞれホップ中フムロン，ルプロンからビールの発酵過程で生成 柑橘類 きゅうり，メロン
尿素類	尿　素 フェニルチオ尿素	
ニトロ化合物	ピクリン酸	
アミノ酸	L-トリプトファン L-フェニルアラニン L-チロシン L-バリン L-アルギニン	L-バリン L-ロイシン L-イソロイシン L-プロリン

苦味物質に対する受容体は，キニーネに応答して細胞内のホスホリパーゼCを活性化する。それによりイノシトール三リン酸(IP3)を産生し，細胞内器官に貯蔵されていたCa^{2+}を放出して苦味シグナルを私たちに知らせている(表3-9，図3-27)

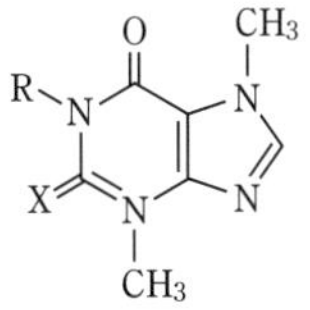

カフェイン　R=CH_3
テオブロミン　R=H

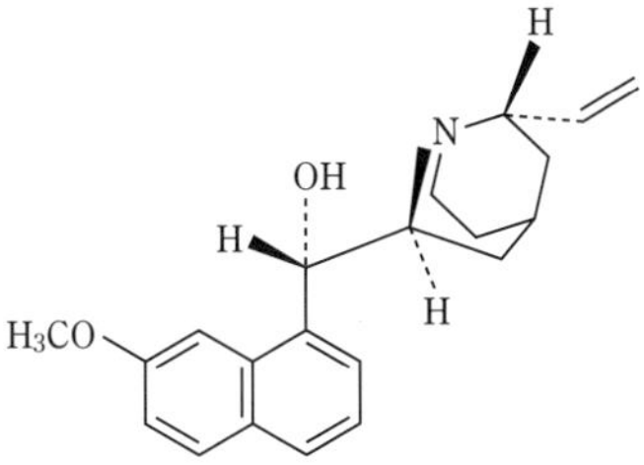

キニン

フェニルチオ尿素

NH_2CONH_2

尿　素

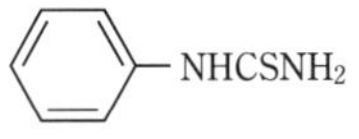

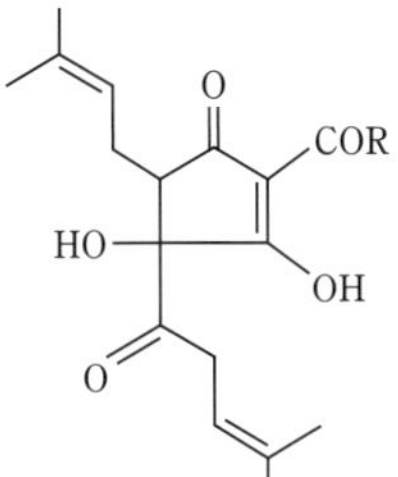

イソフムロン

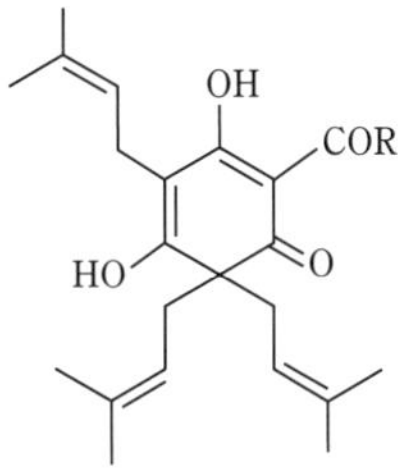

ルプロン

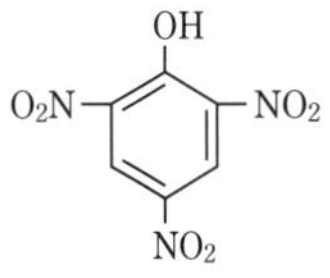

ピクリン酸

図3-27　主な苦味物質の化学構造

(6) その他の味

① 辛　味

辛味も五基本味と同様に，私たちにとって重要な味になっている。香辛料(スパイス)にはこの辛味成分が豊富に含まれていて，食欲増進，他の味の引き立てなどの効果を示す。しかし，辛味物質は，口のなかに入ってきても味覚神経には応答が現われず，代わりに舌表面の痛覚神経を刺激する。さらに，温度感覚や嗅覚も刺激するといった，複合感覚によって認識される味である。辛味物質は，その構造によって分類できる。とうがらしのカプサイシン，さんしょのサンショオール，こしょうのピペリンなどの酸アミド類，わさび，からしなどの*Brassica*属植物のイソチオシアネートや，たまねぎ，にんにくなどのジスルフィド類(5　香味成分を参照)，しょうがなどに含まれるジンゲロール，ショウガオールといったバニリルケトン類などが代表的な辛味物質である。そのほか，たでなどにはセスキテルペン類が辛味物質として含まれている(表3-10，図3-28)。

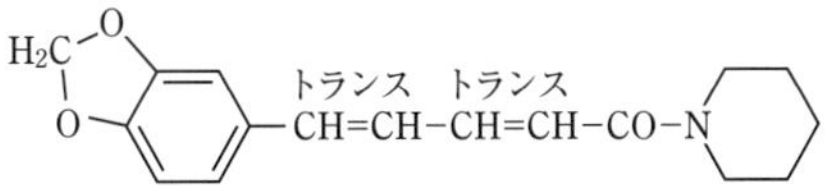

ピペリン

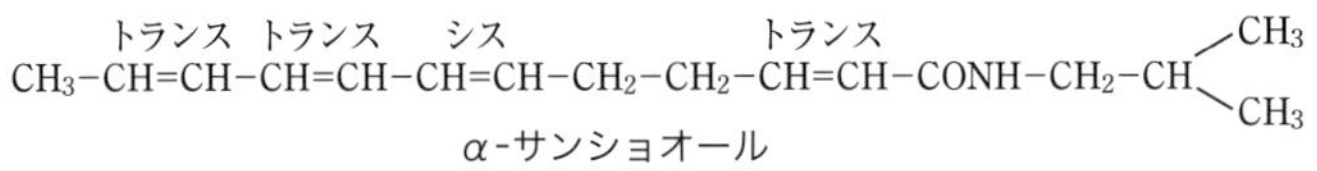

α-サンショオール

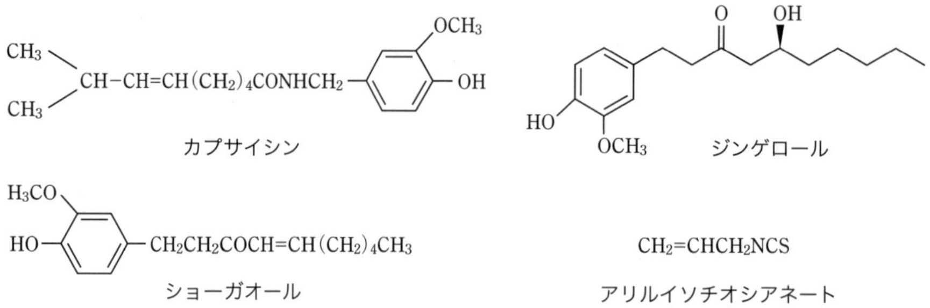

CH_3 CH-CH=CH$(CH_2)_4$CONHCH$_2$ (OCH$_3$, OH) CH_3

カプサイシン

(O, OH, HO, OCH$_3$)

ジンゲロール

H$_3$CO, HO-CH$_2$CH$_2$COCH=CH$(CH_2)_4$CH$_3$

ショーガオール

CH_2=CHCH$_2$NCS

アリルイソチオシアネート

図3-28　主な辛味物質の化学構造

表3-10　辛味物質の種類と分類

分　類	辛味物質	主な食品
アミド類	ピペリン シャビジン カプサイシン α-サンショオール β-サンショオール	こしょう こしょう とうがらし さんしょう さんしょう
イソチオシアナート類	アリールカラシ油 シナルビンカラシ油 クロトニルカラシ油	黒からし，だいこん 白からし あぶらな
スルフィド類	ジアリルジスルフィド プロピルアリルジスルフィド ジアリルスルフィド ジプロピルジスルフィド ジアリルトリスルフィド	ねぎ，にんにく たまねぎ，にんにく たまねぎ たまねぎ にんにく
バニリルケトン類	ショーガオール ジンゲロール パラドール	しょうが しょうが しょうが
セスキテルペン類	タデオナール	やなぎたで

②　渋味，えぐ味

渋味は渋がき(未熟なかき)などで経験する，収斂性のある味である。ポリフェノール化合物であるタンニン類が渋味成分として重要な成分である。お茶，コーヒーのように渋味がある種の特徴となる場合もある。

たけのこや，ぜんまいなど山菜類を水に浸したときに出るあく汁の，苦味と渋味が混じったような不快な味をえぐ味という。えぐ味を呈する野菜や山菜類には，タンニン類やホモゲンチジン酸などのポリフェノール化合物やシュウ酸，およびそのカルシウム塩，アルカロイド類が含まれており，それが「あく」の味を構成している。

〈参考文献〉

並木満夫ら編：「現代の食品化学」，第2版，pp59-88三共出版(2007)

岡勇輝：末梢および中枢における味覚情報処理のメカニズム，「化学感覚と脳」実験医学(東原和成企画) vol.32, No.18, pp2912-2916，羊土社(2014)

「におい」は，食品の品質を評価するうえで，色や味とともに最も重要な要因である。

5　香気成分

嗅覚と味覚は，私たちが食品の味を感知する際に相互に刺激し合うことで知られている。例えば，風邪をひいて鼻がつまったり，強制的に鼻をつまんだりして「におい」を感じなくすると，味がわからなくなったり，知らない味になったりする。

「におい」には，よいにおいとわるい(不快な)においとがある。よいにおいはaroma(芳香，香りなど)と表現され，不快なにおいにはstink(臭い)という表現が使われる。フレーバー(flavor)という表現は「風味」という表現でわかるように，味と同時に口のなかで感じるにおいである。食品にとっては，このフレーバーが品質や嗜好を決定する重要な要素となる。

ヒトは，においを鼻腔上部にある嗅上皮(または嗅粘膜)で感じとる。嗅上皮には，においを感じる嗅覚細胞が密集していて，それらは上皮内側に支持細胞に囲まれて存在している。ヒトにはこの嗅覚細胞が約1,000万個あるといわれている。私たちは，においに対して非常に敏感であり，におい成分の閾値は，味成分と比較して大幅に低く(ppb～ppm)，嗅覚は味覚と比較すると約一万倍強いといわれている。また成分間の差も，味では甘味成分と苦味成分との差が約一万倍程度であるのに対して，におい成分に関しては，最大で約100倍の差がある。におい成分は，約40万種類あるといわれているが，そのうち食品に含まれるものは6,000種類以上ある。一般の人は，約2,000種類のにおいを区別することができるが，訓練をつんだ人になるとその数は約10,000種類になるという。におい成分のほとんどが有機化合物であり，アルコール，エステル，エーテル，ラクトン，アルデヒド，フェノール，チオールなど官能基が，においの種類や強さを特徴づけている。また，無機化合物のなかにもにおいを呈するものもあり，臭素，塩素，フッ素，ヨウ素，酸素，ヒ素の6元素がある。また，食品中のにおい成分は，加工調理の過程で，酵素反応などによってあらたに生成することもある。

においを感じとるためには，におい分子が嗅上皮を覆う粘液に溶解して，嗅覚細胞上にある嗅覚受容体(olfactory receptor; OR)に認識されなければならない。この受容体遺伝子はヒトの場合，約400個あり，それらの組合せによって複雑なにおいの認識が可能になっている。ちなみに，ほかの動物種のOR遺伝子の数は，マウスで約1,100個あり，ゾウでは約2,000個にまでおよぶ。それぞれの種が生存している環境の変化に応じて，大きく進化してきた証しである。

(1)　植物性食品の香気成分

果実や野菜の香気は，多種類の揮発性物質(有機化合物)から構成されている。そのなかでも特に共通する物質として，生鮮野菜類の不飽和脂肪酸の酸化分解物，果実の低級脂肪酸エステルやモノテルペンがある。これらは，植物生体内の二次代謝経路により生合成されたり，生体が損傷を受けたときに生成される(図3-29)。

①　果実の香気

果実における「特徴的な香気物質(キー・コンパウンド)」は，さわやかで甘い香り

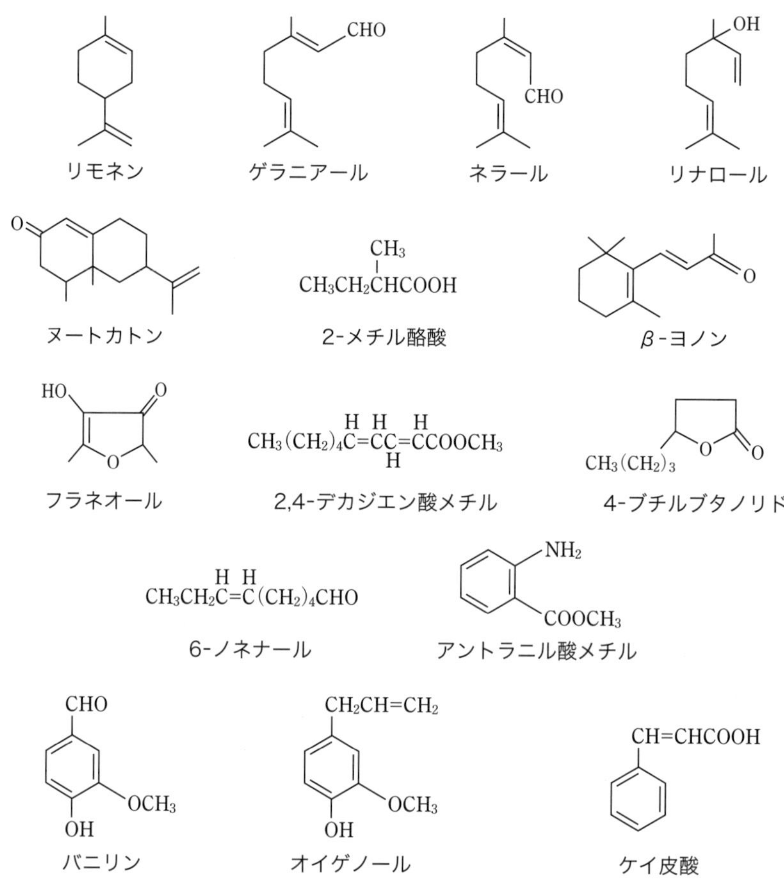

図3-29　植物性食品の代表的な香気成分

を与える。それらは，果実中の糖，脂質，アミノ酸の代謝産物であるテルペン類，エステル，アルコール，アルデヒド，ラクトンである。テルペン類は柑橘類の芳香のキー・コンパウンドであり，モノテルペン（C10化合物）やセスキテルペン（C15化合物）が主要物質である。テルペンはカロテノイドと同様，イソプレン骨格$(C_5H_{10})n$を基本単位とした炭化水素化合物の総称である。n=2であればモノテルペン，n=3,4はそれぞれセスキテルペン，ジテルペンとよばれる。レモンの香気成分は，モノテルペンである(R)-(+)-リモネン，およびシトロネールなどである。リモネンは柑橘類の精油中の主要成分であるが，少量でも香りが強く個性的な化合物が数多く含まれている。グレープフルーツ香気のキー・コンパウンドはヌートカトンであり，スイートオレンジ（ネーブルやバレンシアなど）ではシトラールなどが，特有の香りをもっている。

他の果実では，りんごは2-メチル酪酸やそのエステル，西洋なしは2,4-デカジエン酸メチルである。バナナのキー・コンパウンドは酢酸エチル，酢酸イソブチルなどの酢酸エステル類が主な化合物であり，酢酸イソアミルはイミテーション・フレーバーとして知られている。その他の特徴的なものとして，ももの甘い香りは脂肪酸のラクトン特有のものであり，パイナップルでは2,5-ジメチル-4-ヒドロキシ-3-(2H)-フラノン（フラネオール）が主要成分である。

②　野菜の香気

生鮮野菜の香気は，辛味や香りの強い香辛野菜(たまねぎ，にんにく，セロリー，しそ，さんしょう，たで，みょうが，わさび，せりなど)でみられるように，植物体に物理的なストレスが加わると，予め存在していた前駆物質から特定の酵素のはたらきによって生成するなど特徴あるものが多い。また，きゅうりやキャベツなどで感じる，植物特有のいわゆる「青臭い」香りは，不飽和脂肪酸の酸化分解物である青葉アルコールや青葉アルデヒドによるものである。これらは，組織が損傷を受けると酸化酵素であるリポキシゲナーゼによって，植物中のリノール酸やリノレン酸が酸化され，脱離酵素であるリアーゼによって炭素鎖が切断されて生成する。また，たまねぎやにんにくなどのねぎ属野菜では前駆物質アルキルシステインスルホキシドが，システインスルフィド(CS)リアーゼの作用によって分解され，その後ジアルキルジスルフィドを形成して主要な香気成分となる(図3-30)。このアルキル基は，たまねぎではプロピルもしくはプロペニル基であり，にんにくではアリル基である。また，ねぎ，にらではジメチルジスルフィドが特有の香気成分である。わさび，からし，だいこんなどのアブラナ科植物にはグルコシノレート(glucosinolate)が含まれており，それらが組織の破壊によりミロシナーゼ(β-チオグルコシダーゼ)が作用して加水分解されて，アリルイソチオシアネート(allyl isothiocyanate)を生成する(図3-31)。強い刺激臭と強烈な辛味を示す化合物であり，水の存在下でイソチオシアネート⇔チオシアネート異性化が起きる。アリルイソチオシアネートは，ナタネ(*Brassica*)属であるだいこん，

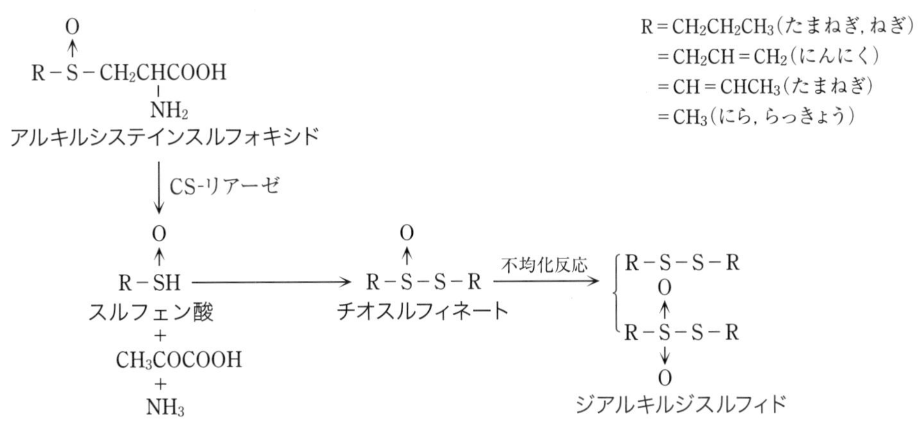

図3-30　ネギ属香気成分の生成

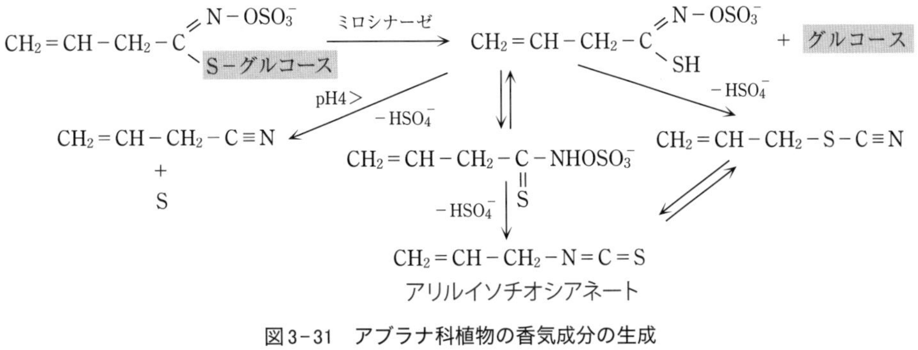

$CH_2=CH-CH_2-C(=N-OSO_3^-)(S-グルコース)$ —ミロシナーゼ→ $CH_2=CH-CH_2-C(=N-OSO_3^-)(SH)$ ＋ グルコース

pH4＞，$-HSO_4^-$ → $CH_2=CH-CH_2-C\equiv N$ ＋ S

⇅ $CH_2=CH-CH_2-C(=S)-NHOSO_3^-$ —$-HSO_4^-$→ $CH_2=CH-CH_2-N=C=S$ アリルイソチオシアネート

$-HSO_4^-$ → $CH_2=CH-CH_2-S-C\equiv N$ ⇄ $CH_2=CH-CH_2-N=C=S$

図3-31　アブラナ科植物の香気成分の生成

キャベツ，かぶ，カリフラワー，ブロッコリーなど多くの植物から分離されている。だいこんには4-メチルチオ-3-ブテニルイソチオシアネート（ITC）が，キャベツでは3-インドールメチルITC，クレソン（ミズガラシ）には*p*-ヒドロキシベンジルITCが主要な香気成分として同定されている。

きのこ類も，その特有の芳香によって人気の高い食品である。特にしいたけ，まつたけなどは，その香りのよさから大変貴重なものとして扱われる。まつたけの香気には主成分として，1-オクテン-3-オールと桂皮酸メチルが含まれる。1-オクテン-3-オールはこれまでの研究により，ほとんどのきのこに香気成分として多く含まれることが明らかとなった。この化合物は光学活性体であり，(*R*)-(−)体が典型的なきのこの芳香を有する。この香りは10 ppm程度の量ではわずかな金属臭を示し，1 ppm以下になると材木様臭，樹脂臭がする。これらのにおいを私たち日本人は好むが，外国人はむしろ不快なにおいとする。桂皮酸メチルはきのこの成長に伴って，その含量が1-オクテン-3-オールと比較して大きく増加すると考えられている。そのため，まつたけは成熟すると次第に，桂皮酸メチルの香りを強く感じられるようになるとされている。しいたけは生より干ししいたけにすると，レンチオニンとよばれる化合物が主成分として生成される。その生成機構はにんにくの場合のように，前駆体に酵素（γ-グルタミントランスフェラーゼとCS-リアーゼ）が作用して生成される（図3-32）。アンズタケはヨーロッパで，あんず様芳香によって「マイヤーピルツ」として珍重されている。その香気成分として，あんずと同じベンズアルデヒドの存在が考えられている。これは新鮮マッシュルームの香気中にも大量に含まれている（図3-32）。

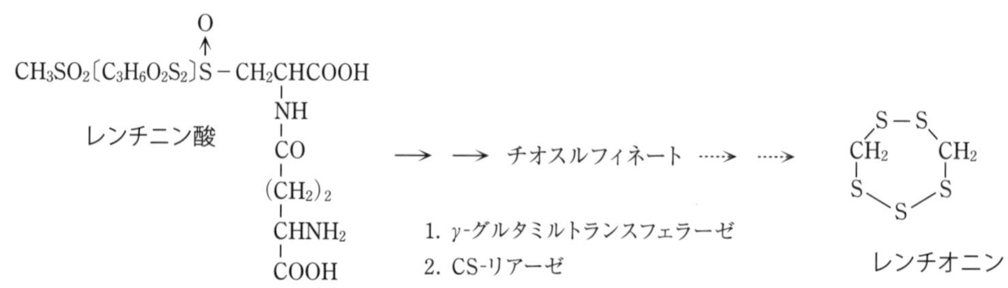

図3-32　しいたけ香気成分の生成

③　香辛料の香気

香辛料（スパイス，ハーブ類）の香気も私たちにとっては，馴染みの深いものである。香辛料は主に東南アジアや西インド諸島など熱帯，亜熱帯地方に生育する植物から採取した種子，果実，根などから調製している。多くのスパイスの精油成分には抗菌／静菌作用や殺菌作用があり，食物に対する防腐・保存効果がある。さらに，カビ，酵母の増殖を抑制するはたらき（防カビ作用）や油脂の酸化を防止するはたらき（抗酸化作用）を示すものも多い。また，スパイスやハーブ類には賦香（ふこう）効果（他の食物に芳香を付与するはたらき）や矯臭（きょうしゅう）効果（不快なにおいを消臭したり，マスキングするはたらき）があり，それらが食欲増進作用を促すと考えられている。さらに，香辛料やその原料となる植物体そのものは昔から生薬としても使われており，現在それらの香気（精油）成分には，強壮，老化抑制，疲労回復などの生理効果の他，下痢・嘔吐・咳止め，解熱，鎮痛，解毒などの薬理効果があることが知られており，現在でも私たちは，そのようなはたらきを各種香辛料に求めて利用している(表3-11)。

シナモン，タイム，クローブ，オレガノ，にんにくなどに含まれるオイゲノール，チモール，ジアリルチオシアネートなどには強い抗菌作用が認められる。抗酸化作用に関しては，ほとんどの香辛料がそのはたらきを示すといわれているが，特にローズマリー，セージなどに含まれるローズマノール，ウコンのクルクミン，ごま種子中のセサモリノール，セサミノールなどのリグナン類などの報告がある。また，オールスパイス，シナモン，クローブ，ナツメグなどは胃腸のはたらきを活発化させて消化促進するといわれている。

表3-11　主な香辛料の香気成分

香辛料	主な香気成分			その他
	アルコール	アルデヒド	テルペン	
オールスパイス	オイゲノール		フェランドレン，シネオール	
クミン		クミンアルデヒド	ピネン	
クローブ	オイゲノール	バニリン	サリチル酸メチル，カリオフィレン	
しそ		ペリリルアルデヒド	リモネン，ピネン	
シナモン	オイゲノール	ケイヒアルデヒド，ベンズアルデヒド	ピネン，サフロール，リナロール	
セロリ			アピオール，ピネン，リモネン，セリネン，セダノリド	
ナツメグ			ピネン，リモネン，カンフェン，サビネン	
バジル			エスドラゴール，リナロール	
パセリ			ピネン，アピオール	
バニラ		バニリン	ピペロナール	バニリン酸
ペパーミント			メントール，メントン，カルボン，プレゴン，リモネン，ジペンテン	
しょうが		カプリンアルデヒド，ペラルゴナルデヒド	ジンギベレン，ジンギベロール，カンフェン，シネオール	
セージ			ピネン，シネオール，カンファー，ボルネオール	ツヨン，サルベン
ターメリック			クルクメン	
タイム	チモール，カルバクモール		シメン，ピネン，ボルネオール，リナロール	
こしょう			フェランドレン，ジペンテン，カリオフィレン，ピネン，ピペリン	
ローズマリー			ピネン，カンフェン，シネオール，カンファー，ボルネオール	

(2)　動物性食品の香気成分

①　水産物の香気

魚臭いにおいは，トリメチルアミンやピペリジンなどアミン類の香気である。ともに，細菌によってそれぞれ，トリメチルアミンオキシド，リジンから生成される(図3-33)。水産物のうちホヤやカキの香気は特に特徴的であるが，ホヤは*n*-オクタノール，*n*-ノナノール，7-デセン-1-オールさらに2,7-デカジエノールによるものである。

また新鮮なカキのにおいは，ジメチルスルフィドによるものであるが，貯蔵中にメタンチオール，ジメチルジスルフィド，1-プロパンチオールなど揮発性含硫化合物が生成されて不快臭を形成する。

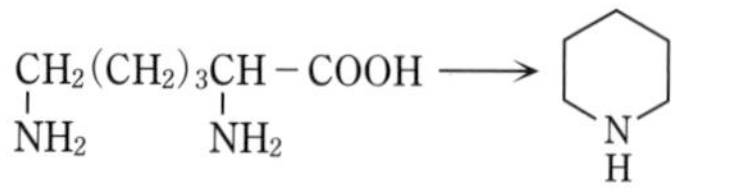

$CH_2(CH_2)_3CH-COOH$ (NH₂を含む) → ピペリジン

リジン　ピペリジン

図3-33　水産物の香気成分

② 畜産物の香気

バター，牛乳，チーズなど特に乳製品において，特徴的な香気成分が多い。生乳はアセトン，アセトアルデヒド，酪酸，およびメチルスルフィドによってその香気が形成されている。牛乳は生クリームと脱脂乳とに分離できるが，それぞれ脂溶性香気と水溶性香気などの，異なる香気成分が含まれるため，においの種類も異なってくる。発酵乳製品のうちチーズは多種類のにおいがあり，香気成分も豊富である。メチルケトン類，ラクトン類，アルデヒド類，アルコール類など多種類の香気成分が分離されている。チェダーチーズの香気成分として，メチルアミン，メチルケトン，2-ペンタノン，2-ヘプタノン，2-ノナノン，アセトン，メチオナール，メチルメルカプタン，ジメチルスルフィドなどが検出されている。

(3) 加熱による香気成分の形成

食品を加工・調理する際に，加熱を行うことがある。そのとき，加熱条件によっては食品の品質をさらに向上させるため，独特の香気を発生させることがある。このような食品に特有の風味を加える芳香を，加熱香気という。糖類，アミノ酸，およびたんぱく質の加熱による単独もしくは相互反応によって，さまざまな香気成分が発生する(図3-34，表3-12)。

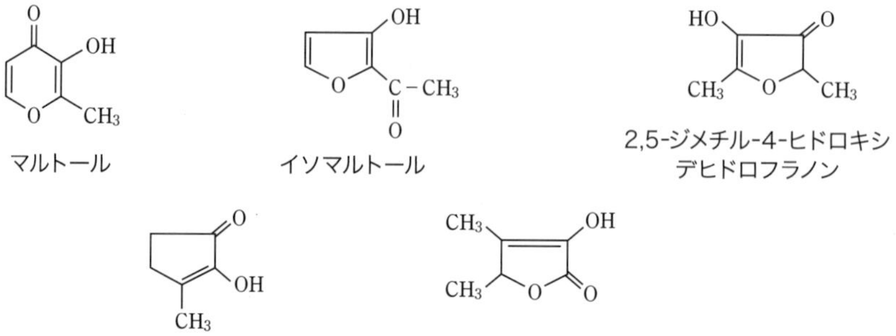

マルトール　イソマルトール　2,5-ジメチル-4-ヒドロキシデヒドロフラノン

2-ヒドロキシ-3-メチルシクロペンテノン　ソトロン

図3-34　主な加熱香気成分

① 糖の加熱

糖を単独で加熱すると，カラメル化が起こる。その際，特有のカラメル臭(焙焼香)が形成される。糖の場合，マルトール，イソマルトール，2,5-ジメチル-4-ヒドロキシデヒドロフラノン，2-ヒドロキシ-3-メチルシクロペンテノン，もしくは3-ヒドロキシ-4,5-ジメチル-2(5H)-フラノン(ソトロン)がカラメル様の芳香をもつといわれている。

② アミノ-カルボニル反応による香気生成

糖-アミノ酸混合物を加熱すると，褐変化に伴って特有の芳香が発生する。これらは，ストレッカー分解による生成するアルデヒド類，もしくはヘテロ環化合物などが

表3-12　グルコースと各種アミノ酸との加熱による香気生成

アミノ酸	においの種類	
	100～150℃	180℃
なし		カラメル臭
グリシン	カラメル臭	こげ臭
アラニン	カラメル臭	こげ臭
バリン	果実，パン臭	チョコレート臭
ロイシン	パン，チョコレート臭	こげたチーズ臭
イソロイシン	果実臭	こげたチーズ臭
セリン	シロップ臭	こげ臭
トレオニン	シロップ臭，チョコレート臭	こげ臭
フェニルアラニン	ばら臭	すみれ臭
メチオニン	ポテト臭	ポテト臭
プロリン	コーン臭	パン臭
ヒドロキシプロリン	ポテト臭	
ヒスチジン	パン，バター臭	コーン入りパン臭
アルギニン	パン，ポップコーン臭	こげ臭
リジン	スイートポテト臭	フライドポテト臭
アスパラギン酸	砂糖臭	カラメル臭
グルタミン酸	カラメル臭	こげ臭

その香気成分である。ストレッカー分解で生成するアルデヒドは，アミノ酸のアルキル基の違いによって芳香の種類が異なってくる。グルコースと各種アミノ酸との反応によるストレッカー分解物（アルデヒド）と香りの特徴を表3-12に示した。ヘテロ環化合物は主に以下のように分類される。

a)　ピラジン：主な加熱香気はピラジン誘導体であり，ココア，コーヒー，ポップコーン，ピーナッツやローストされた肉などからは多くのピラジンが分離・同定されている。

b)　ピロール，ピロリジン，ピリジン誘導体：パン様フレーバーを作りだす。1-ピロリン，2-アセチル-1，4，5，6-テトラヒドロピリジン，2-アセチル-1-メチルピロリジンが知られている。またこめの炊飯香気として，2-アセチルピロリジンがある。

c)　チアゾール誘導体，およびチオフェン誘導体：含硫アミノ酸との反応で生成する香気成分で，ミート様フレーバーとして知られる。

〈参考文献〉

並木満夫ら編：「現代の食品化学」，第2版，「8 フレーバーの形成とその変化」，三共出版（2007）

新村芳人：嗅覚受容体遺伝子と匂い知覚の多様性，「化学感覚と脳」実験医学（東原和成企画）vol.32, No.18, pp-2899-2904, 羊土社（2014）

岡勇輝：末梢および中枢における味覚情報処理のメカニズム，「化学感覚と脳」実験医学（東原和成企画）vol.32, No.18, pp. 2912～2916, 羊土社（2014）

食品の色は，原料そのものの色，加工すると生成する色素および着色料などからなる。

6 色素成分

太陽光線などの光(白色光)が物体に当たり，反射され，私たちの目に届いた光(色の情報)が網膜の視細胞の錐状体を刺激して，「色」の認知が起こる。光は電磁波であり，目に届くときの波長の長短によって異なる色にみえる。私たちが認識できる「色」の波長は，380～780 nmまでの範囲である(図3-35)。この範囲の光を可視光線とよび，これより短波長側の光線を紫外線，長波長側を赤外線という。可視光線のなかでは，短波長側から順に，青紫，青，緑，黄，橙，赤という色調にみえる。つまり，りんごのように赤いものは，光が当たった後，その中から640～780 nmの光のみが反射され，人間の目の網膜がこの周波数を感知して，脳が赤色を認識する。可視光線のすべてを反射するものは白く，すべてを吸収するものは黒くみえる。すなわち，物体の色は，可視光線の波長の度合いによって，さまざまな色として表れる。食品の場合，その色は，原料となる野菜や肉にもともと含まれている色素，原料を加工すると生成する色素，および天然もしくは人工の着色料などからなる。

	色名	波長範囲(nm)
紫外線		
可視光線	青みの紫	(380～430)
	紫みの青	(430～467)
	青	(467～483)
	緑みの青	(483～488)
	青　緑	(488～493)
	青みの緑	(493～498)
	緑	(498～530)
	黄みの緑	(530～558)
	黄　緑	(558～569)
	緑みの黄	(569～573)
	黄	(573～578)
	黄みの橙	(578～586)
	橙	(586～597)
	赤みの橙	(597～640)
	赤	(640～780)
赤外線		

図3-35　色の波長と色調
出典：片山修，田島眞共著：「食品と光」，光琳(2003)を一部改変

(1) 植物の色素

植物がもともと有している色素成分は，植物の生体内で生合成された代謝産物である。植物の代謝は大きく一次代謝と二次代謝に分けられる。一次代謝で生合成された化合物を，一次代謝産物という。一次代謝産物は，生命維持に不可欠な化合物群であり，すべての植物に共通に存在する。すなわち，たんぱく質や炭水化物，脂質，核酸などであり，色素成分ではクロロフィルが一次代謝産物である。他方，一次代謝系から派生して生じた化合物であり，植物にとって必ずしも必須とは目されないものが二次代謝産物である。一次代謝産物がすべての植物に存在する成分であるのに対し，二次代謝産物はそれぞれの植物にとって固有の産物である点が根本的に異なる。特定の植物には特徴ある二次代謝産物が多く存在しており，その代表的なものが，色素成分であるフラボノイドやカロテノイドである。

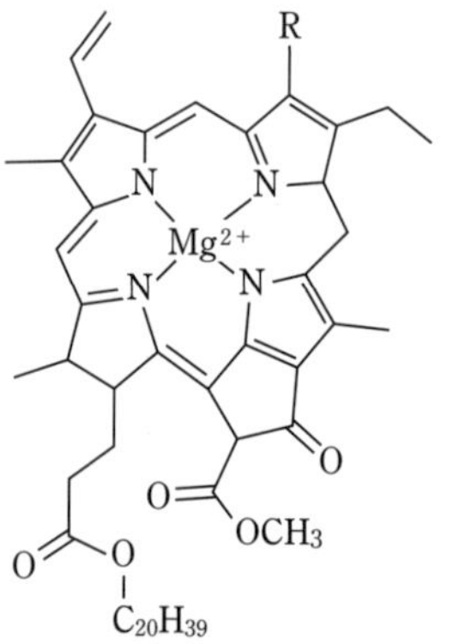

R　N　N　Mg^{2+}　N　N　O　O　OCH_3　O　O　$C_{20}H_{39}$

$R = CH_3$，クロロフィル a
$R = CHO$，クロロフィル b

図3-36　クロロフィルの化学構造

① クロロフィル

緑色色素であるクロロフィルは，私たちの目に最も触れやすい植物色素であり，葉緑素ともよばれる。4つのピロールが環を巻いた構造であるテトラピロールの中央にマグネシウムが配位し，フィトールとよばれる長鎖アルコールがエステル結合した基本構造をもつ(図3-36)。クロロフィルaとbがよく知られ，クロロフィルaは極大吸収波長430 nm，662 nm，クロロフィルbは極大吸収波長453 nm，642 nmをもつ。多くの高等緑色植物では，葉や茎などの緑色の組織に，青緑色のクロロフィルaと黄緑色のクロロフィルbがおよそ3対1の割合で含まれている。植物細胞のなかで，クロロフィルは，たんぱく質やカロテノイドと複合体を形成し，葉緑体のチラコイド膜に埋め込まれた形で存在している。光合成の中心的役割を担い，光エネルギーを吸収し，自由エネルギーに変換するはたらきをする。

② フラボノイド

植物中の二次代謝産物であるフラボノイドは，フラバン(2つのベンゼン環(C_6)が3つの炭素(C_3)で繋がったC_6-C_3-C_6構造)を基本骨格とするポリフェノール類の総称である(図3-37)。現在までに7,000種以上のフラボノイドの存在が知られている。フ

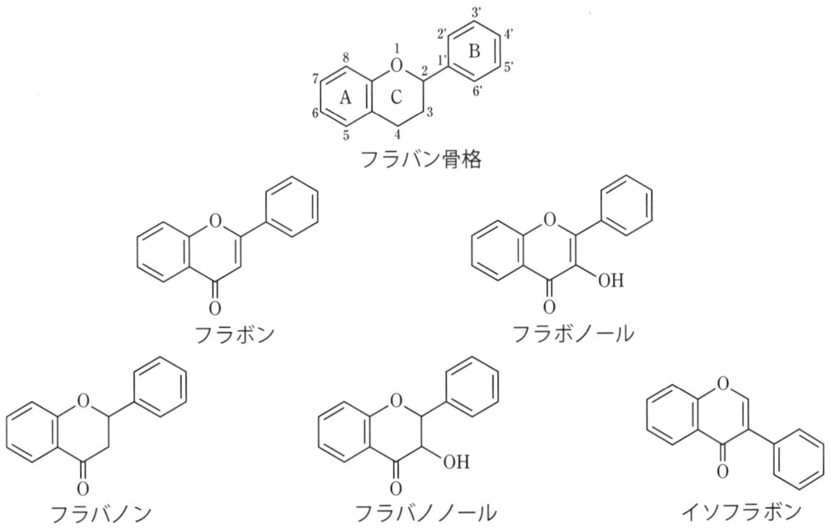

図3-37　フラボノイド(狭義)の基本構造

表3-13　食品に含まれる主なフラボノイド

フラボノイド類	配糖体	アグリコン	グリコシド	主な食品
フラボン	アピイン	アピゲニン	7-β-アピオシルグルコシド	パセリ，セロリ
フラボノール	ルチン	ケルセチン	3-β-ルチノシド	たまねぎ，そば，茶
	ケルシトリン	ケルセチン	3-β-ラムノシド	茶
	イソケルシトリン	ケルセチン	3-β-グルコシド	茶，とうもろこし
	ミリシトリン	ミリセチン	3-β-ラムノシド	やまいも
	アストラガリン	ケンフェロール	3-β-グルコシド	いちご，わらび
フラバノン	ヘスペリジン	ヘスペレチン	7-β-ルチノシド	温州みかん，グレープフルーツ
	ナリンジン	ナリンゲニン	7-β-ネオヘスペリドシド	夏みかん
	ネオヘスペリジン	ヘスペレチン	7-β-ネオヘスペリドシド	だいだい，夏みかん
イソフラボン	ダイジン	ダイゼイン	7-グルコシド	だいず

ラバン骨格への水酸基の付き方や修飾の違いによって，さらに次のように分類される。

フラボンやフラボノール，フラバノン，フラバノノール，イソフラボンは，狭義のフラボノイドとして知られる(図3-37)。C_2-C_3間に二重結合を有するものは340 nm以上に極大吸収波長をもつため淡黄色を示す(図3-38)。他は可視領域に吸収極大をもたず無色である。金属と錯塩を形成すると色調が変化する。Al^{3+}を加えると濃い黄色を示し，Fe^{3+}を加えると青，紫～緑褐色を示す(塩化鉄反応)。また，後述するアントシアニンを安定化して，アントシアニンの退色を防ぐ作用もある。これらのフラボノイドは，植物中でその多くは配糖体として存在しており，C_3もしくはC_7の位置に糖がβ-グルコシド結合によって付加している(表3-13)。

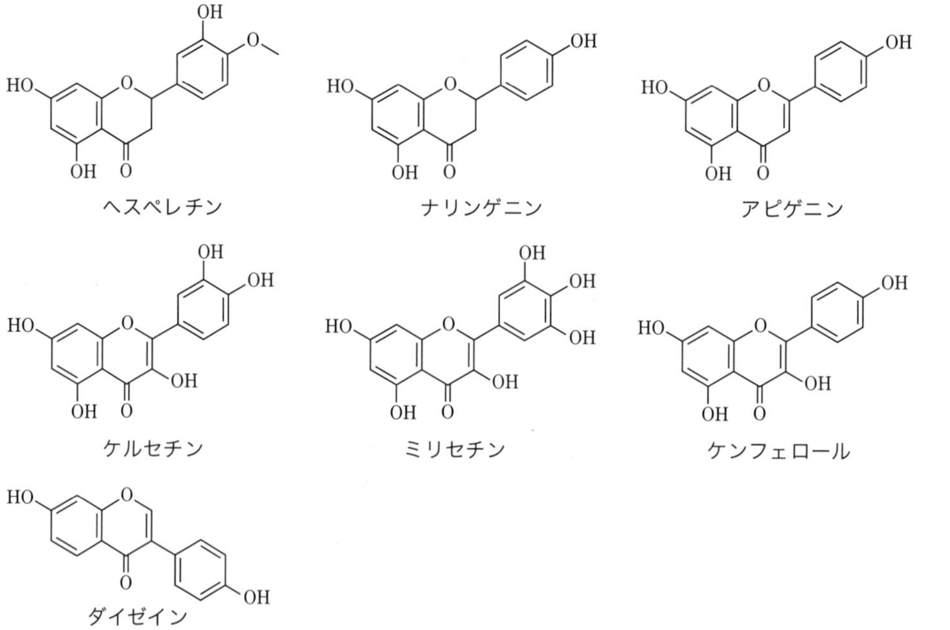

図3-38　主なフラボノイド類(アグリコン)の化学構造

アントシアニンは，果実や野菜，花にみられる鮮やかな赤，紫，青紫などの色調を示し，特徴的なフラビリウム骨格をもつ(図3-39)。植物中ではフラボノイド(狭義)と同様に配糖体として存在しているため，アントシアニンという名称は配糖体全体を示している。非配糖部分である基本骨格のことをアントシアニジンといい，糖鎖が結合するのはC_3あるいはC_5の水酸基がほとんどである。糖鎖のほかに，コハク酸やマロン酸などの有機酸が結合していることもある。アントシアニジンは，B環の水酸基およびメトキシ基の数により，ペラルゴニジン，シアニジン，デルフィニジン，ペオニジン，ペチュニジン，マルビジンに分けられる(表3-14)。それぞれ異なる色調を呈し，水酸基の数が多いほど青味を増す傾向にある。アントシアニジンと結合している糖や有機酸の数や種類，そしてpHや金属錯体形成も，色調に大きく影響する。

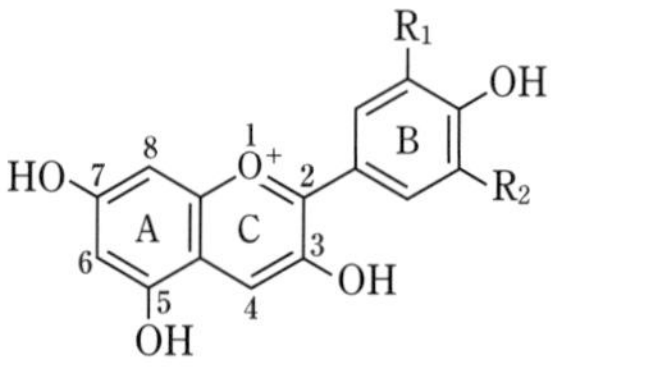

$R_1 = R_2 = H$, ペラルゴニジン
$R_1 = OH, R_2 = H$, シアニジン
$R_1 = R_2 = OH$, デルフィニジン
$R_1 = OCH_3, R_2 = H$, ペオニジン
$R_1 = OH, R_2 = OCH_3$, ペチュニジン
$R_1 = R_2 = OCH_3$, マルビジン

図3-39　アントシアニンの基本構造

表3-14　食品に含まれる主なアントシアニン

アントシアニン	アントシアニジン	グリコシド	主な食品
カリステフィン	ペラルゴニジン	3-グルコシド	いちご
クリサンテミン シアニン ケラシアニン イデイン メコシアニン	シアニジン	3-グルコシド 3, 5-ジグルコシド 3-ラムノグルコシド 3-ガラクトシド 3-ソホロシド	黒豆，あずき，ブルーベリー，チェリー，もも 赤かぶ チェリー，さつまいも りんご サワーチェリー
デルフィン ナスニン	デルフィニジン	3, 5-ジグルコシド 3, 5位にグルコース，ラムノース，p-クマル酸	ぶどう なす
ペオニン	ペオニジン	3, 5-ジグルコシド	ぶどう
ペツニン	ペツニジン	3, 5-ジグルコシド	ぶどう
マルビン エニン	マルビジン	3, 5-ジグルコシド 3-グルコシド	ぶどう ぶどう

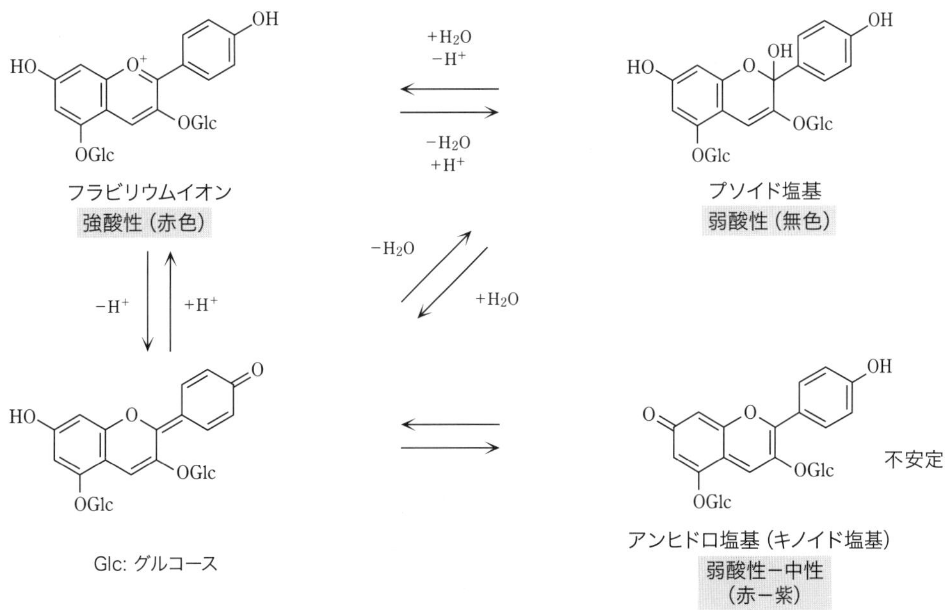

図3-40　アントシアニンの変色機構

アントシアニンのフラビリウムイオンは強酸性溶液中では安定であるが，pH4～7ではアンヒドロ塩基となり，これは不安定なため，直ちに水和して無色のプソイド塩基となる。このようにアントシアニンは弱酸性～中性溶液では不安定となり，その色調を失う（図3-40）。植物の組織中は弱酸性であり，それにもかかわらず植物はアントシアニンの鮮やかな色調を示しているが，この理由はアントシアニンが鉄やアルミニウム，マグネシウムなどと金属錯体を形成しているためである。その他の理由として，植物組織中におけるアントシアニン分子間での強い自己会合の形成，他のポリフェノール類との間で形成される疎水結合による安定化，アントシアニンに対する水和の阻害（アントシアニンの糖部分の構造によって特徴的な立体配座が形成され，そのまわりを親水性である糖がとりまくため水和が阻害される）などが考えられている。

ロイコシアニジンやカテキンは，フラバノノールを基本骨格としている(図3-41)。ロイコシアニジン(フラバン-3,4-ジオール)は多くの野菜，果実に含まれている。缶詰などでの赤変現象は，低pH下におけるロイコシアニジンの長時間加熱が要因と考えられている。カテキン類は，カテキンとガロカテキン，およびこれらの没食子酸エステル(ガレート)に分類される。2個の不斉炭素のうち，一つだけ配位が異なる構造のものをepi(エピ)をつけてよぶ。茶葉中にはカテキン類が豊富に含まれているが，それら自体の色調は無色である。しかし，茶葉を発酵している間に，ポリフェノール

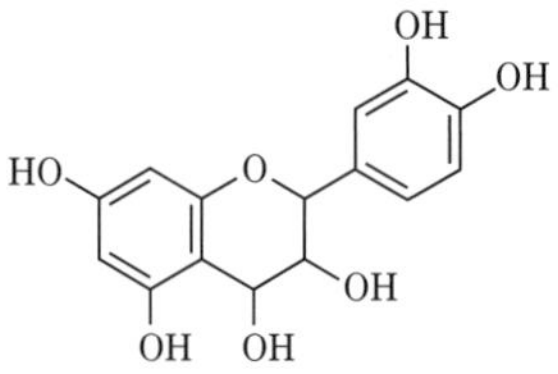

ロイコシアニジン

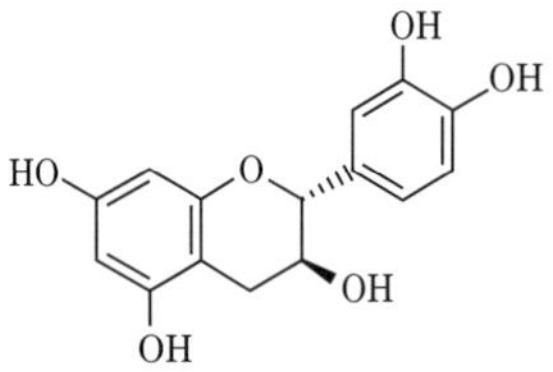

(+)-カテキン

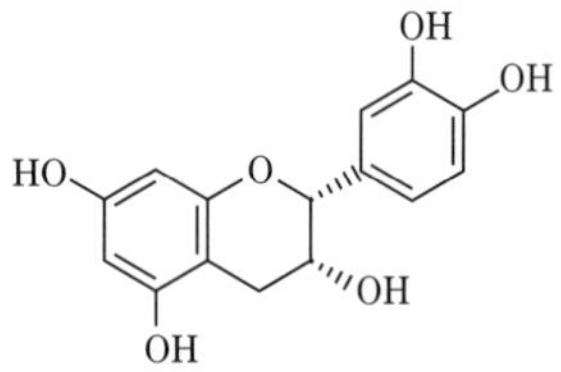

(−)-エピカテキン

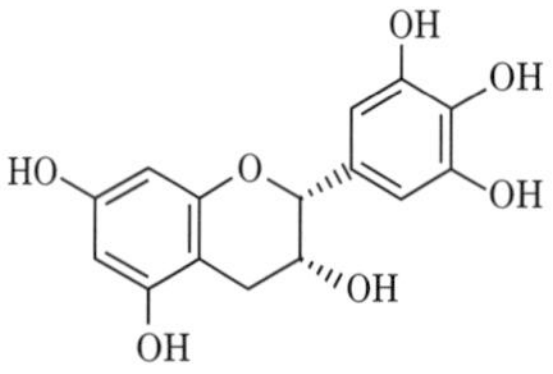

(−)-エピガロカテキン

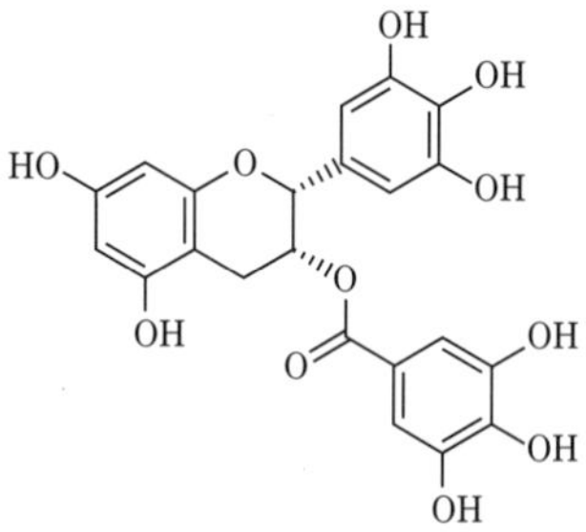

(−)-エピガロカテキンガレート

図3-41　ロイコシアニジンとカテキン類の化学構造

p-クマル酸

没食子酸

クロロゲン酸

エラーグ酸

シキミ酸

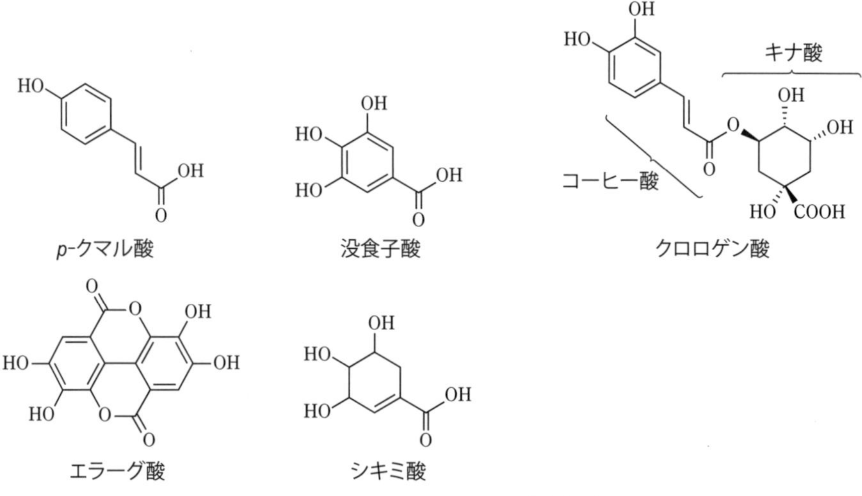

図3-42　ポリフェノール類の化学構造

オキシダーゼの作用を受けてカテキン類が酸化重合され，テアフラビンが生じる。これが紅茶の赤色を呈する。また，渋みと「なめし」の性質があるものを本来タンニンとよぶが，これはカテキンおよびロイコシアニジンが会合もしくは縮合した分子量の大きい化合物である。加水分解されやすい加水分解型タンニンと，容易には加水分解されない結合型タンニンがあり，後者の例としてプロアントシアニジンが挙げられる。

上述のフラボノイド以外にも，植物には多くのポリフェノール類が含まれている。コーヒー酸，p-クマル酸，没食子酸，およびクロロゲン酸とその同族体などで，コーヒー豆，りんご，ぶとうなどに多く含まれている(図3-42)。これらのポリフェノール類は，酵素的褐変の基質となり，ポリフェノールオキシダーゼの作用を受けて容易に褐変する(4章4節　褐変を参照)。

上述のフラボノイドやポリフェノールのほとんどは，多くのフェノール性水酸基をもつため，抗酸化能を有する。このため，食品の酸化の防止に役立つ。また，フラボノイドやポリフェノールの摂取は，私たちの生体の酸化を防止し，疾病の予防に役立つと考えられている(6章1節　健康機能成分を参照)。

表3-15　食品に含まれる主なカロテノイド

カロテン	色　調	主な食品	構　造
カロテン類			
α-カロテン	黄橙色	にんじん，オレンジ，パームオイル	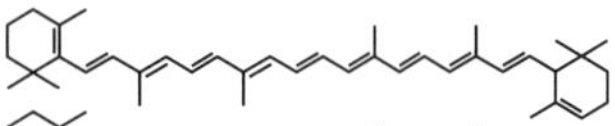
β-カロテン	黄橙色	にんじん，かんしょ，かぼちゃ，オレンジ，卵黄	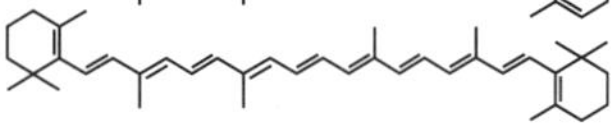
リコペン	赤色	トマト，すいか	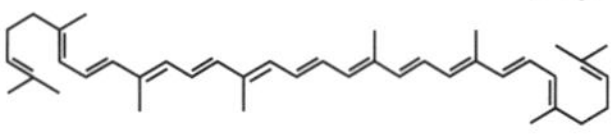
キサントフィル類			
ルテイン	黄橙色	卵黄，オレンジ，かぼちゃ，とうもろこし	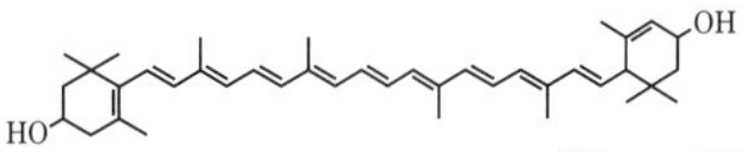 HO　OH
ネオキサンチン	黄橙色	ほうれんそう	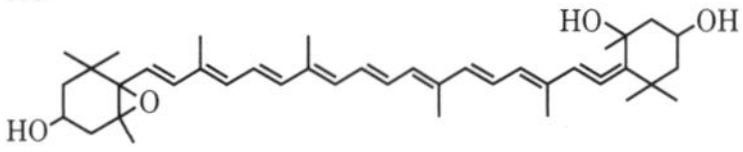 HO　O　HO　OH
ゼアキサンチン	黄橙色	とうもろこし，オレンジ，かぼちゃ，卵黄，肝臓	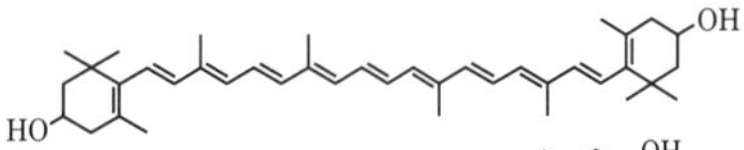 HO　OH
クリプトキサンチン	黄橙色	かき，とうもろこし，オレンジ，卵黄	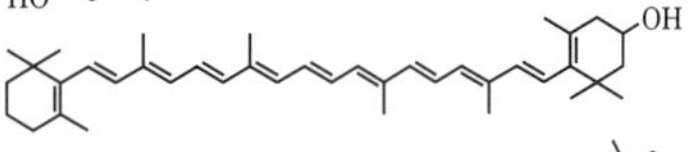 OH
ビオラキサンチン	橙赤色	すもも，とうがらし	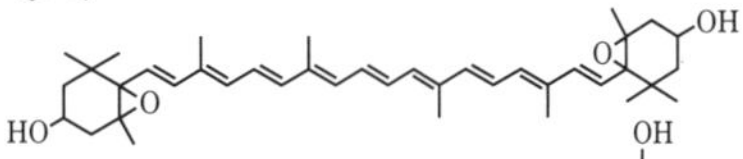 HO　O　O　OH
カプサンチン	赤色	とうがらし	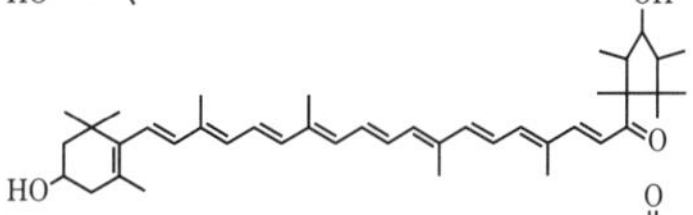 HO　O　OH
アスタキサンチン	赤色	かに，えび，さけ，ます，おきあみ	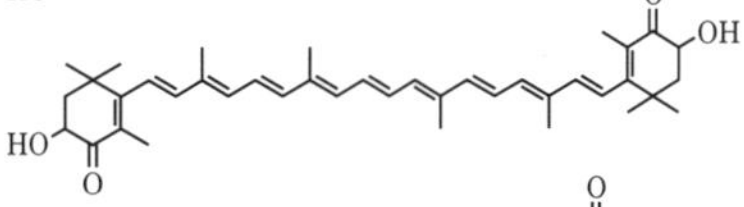 HO　O　O　OH
カンタキサンチン	赤色	マッシュルーム，ます	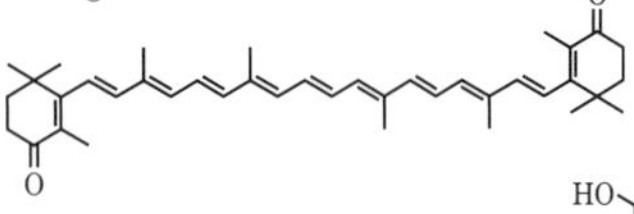 O　O
フコキサンチン	赤色	褐藻類	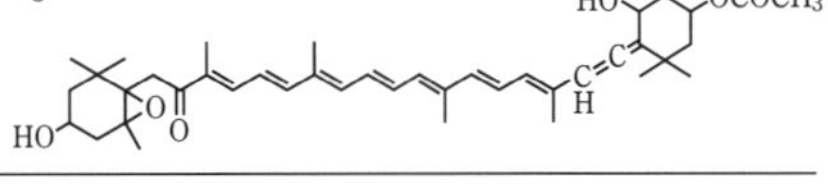 HO　O　O　C　H　HO　OCOCH3

③ カロテノイド

カロテノイドは，炭素が40個繋がった脂肪族炭化水素の総称で，自然界から700種類以上のカロテノイドがみつかっている。カロテノイドは，イソプレノイド構造の重合によるテトラテルペン骨格を有し，それらの両端は環状構造(イオノン環)をもつものが多い(表3-15)。これらのカロテノイドは，極性基をもたない炭化水素であるカロテン類と，水酸基，アルデヒド基，ケトン基などの極性基を持つキサントフィル類に分けられる。カロテン類とキサントフィル類はともに高度に共役した二重結合を有し，中央部の二重結合鎖は，ほとんどがトランス(E)構造をとっている。この共役系の違いによって色調が異なってくる。植物の花に含まれるカロテノイドは量も種類もさまざまで，これが淡黄色～黄色～橙色の幅広い花色を形成する要因となる。他方，葉や茎には，光合成に必要なカロテノイド(ルテイン，ネオキサンチン，ゼアキサンチン，β-カロテンなど)が含まれ，クロロフィルの分解にともなって，これらのカロテノイドの色調が表れる。なお，卵黄，牛乳，魚肉，甲殻類などの動物組織中にもカロテノイドの存在が認められるが，これらは餌中のカロテノイドに由来する。

カロテノイドが分解されると，分解物が植物や動物にとって重要なはたらきをする場合がある。植物ホルモンのアブシジン酸は，ネオキサンチンの分解で生じる。また，近年，カロテノイドの分解産物であるストリゴラクトンが，植物の枝分かれを抑制する新しい植物ホルモンとして見出されている。動物が α-カロテンや β-カロテン，β-クリプトキサンチンなどのカロテノイドを摂取すると，これらのカロテノイドは小腸粘膜で酵素の作用を受けてレチナールに分解される(図3-43)。続いて，レチノール(ビタミンA)へと変換され，体内でビタミンAとしてはたらく。このようにビタミンAに転換可能なα-カロテンやβ-カロテン，β-クリプトキサンチンなどのカロテノイドをプロビタミンAという。

一重項酸素($^1O_2$)は，光増感反応などで生成する活性酸素種の一つである。一重項酸素は，DNA損傷などを引き起こし，がんなどの生活習慣病の原因になると考えられている。カロテノイドは，一重項酸素の励起エネルギーを除去し，本来の酸素(三重項酸素，$^3O_2$)にもどすはたらきがある。このはたらきによって，活性酸素種による食品や私たちの生体の酸化の防止に役立つと考えられている。

topic

ストリゴラクトン

ストリゴラクトンは，カロテノイドの異性化，酸化的開裂等を経て生合成される四環性のテルペノイド化合物群である。植物の根に寄生して水分や養分を奪う根寄生植物の種子発芽を刺激する物質として，1960年代に発見された。2005年，ストリゴラクトンは，植物の養分吸収を助ける共生菌であるアーバスキュラー菌根菌の菌糸分岐誘導物質としてもはたらくことが明らかになった。2008年，ストリゴラクトンは植物の地上部の枝分かれを制御する植物ホルモンであることが判明した。その後の研究によって，葉の老化，二次成長，根の成長など，多くの生理的局面で機能する植物ホルモンであることが明らかになってきた。

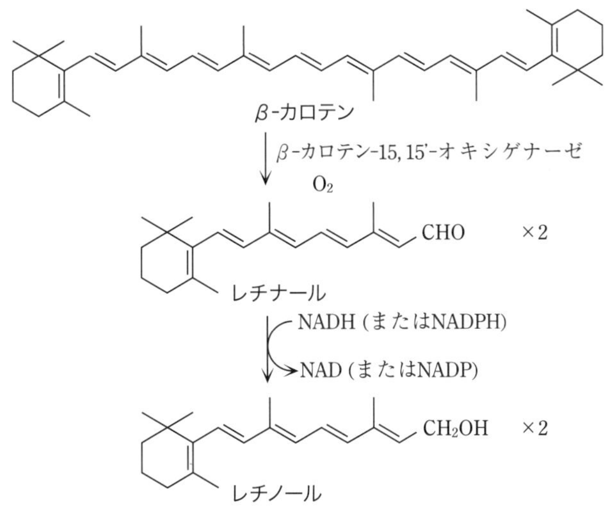

β-カロテン
β-カロテン-15, 15'-オキシゲナーゼ
O2
CHO
×2
レチナール
NADH (またはNADPH)
NAD (またはNADP)
CH2OH
×2
レチノール

図3-43　β-カロテンからレチノールの生成

(2)　動物の色素

畜産物(牛，豚，鶏)の肉の赤色，卵の黄身，魚の赤身などの動物の色素成分もいくつか知られている。肉の赤色は，ヘム化合物とたんぱく質が結合したヘム色素とよばれる色素たんぱく質が呈する色である。卵の黄身や魚肉のピンク色は，カロテノイド化合物が呈する色とされる。また，魚肉の白身部分が淡白色を呈する場合があるが，これは色素たんぱく質含量が少ないからである。

①　ヘム色素

畜肉や魚肉の赤色は，肉色素ミオグロビン(Mb)と血色素ヘモグロビン(Hb)の2つの色素たんぱく質によるものである。ミオグロビンとヘモグロビンは，クロロフィルと同じポルフィリン骨格をもつが，配位しているのはマグネシウムではなく，鉄であるためヘムとよばれる(図3-44)。これら色素たんぱく質の構造は，ヘムにグロビンタンパク質が結合したものであり，ミオグロビンはヘムとグロビンがそれぞれ1分子ずつ，ヘモグロビンはヘム4分子にグロビン1分子が結合している。ヘムの鉄が還元型(2価)の場合はヘモクローム，酸化型(3価)のときはヘミクロームという。ミオグロビンが肉色の主色素となるが，ヘモグロビンの影響が大きくなる場合もめずらしくない。食肉となった直後の色は赤紫色であるが，時間の経過とともに酸素化され，鮮赤色もしくは淡紅色を示す。肉の鮮やかなピンク色は，肉色素ミオグロビンが青緑の

CHCH2 H3C
H3C
CHCH2
Fe(II)
H3C
CH3
CH2
H2C
HOOCH2C
CH2COOH
ヘム
H3C
CHCH2
H3C
CH3
Fe(II)
HOOCH2CH2C
CHCH2
グロビンたんぱく質
HOOCH2CH2C
CH3
ミオグロビン

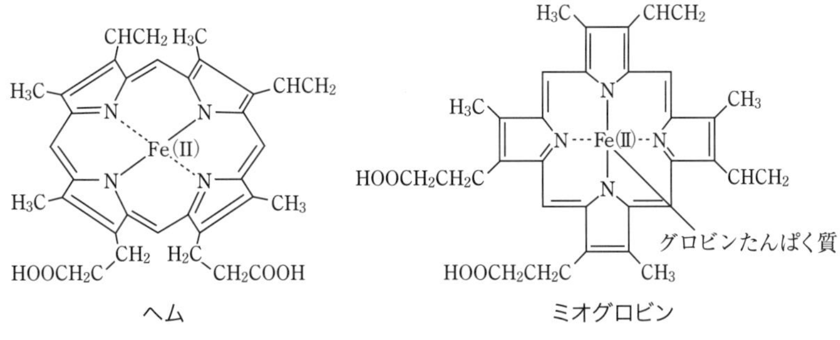

図3-44　ヘムおよびミオグロビンの化学構造

色の光を吸収して，その補色であるピンク色が私達に肉色として映るためである。食肉の色は，動物の種類や年齢，部位によっても差があるが，ミオグロビン含量が多くなると肉色は濃くなるといわれている。牛では鮮紅色，豚肉では淡紅色，鶏肉では淡色を示し，羊肉は赤色，馬肉は桜色を示す。時間が経過すると，肉は酸化によって褐色となる。加熱したときの褐色色素はたんぱく質部分が変性している。

(3) 色の形成と変化

温泉（硫黄泉）などでつくるゆで卵の黄身が黒っぽくなることがあるが，これは卵白中の含硫化合物がアルカリ条件下で硫化水素（H_2S）を発生し，それが黄身に多く含まれる鉄イオンと反応して，硫化第一鉄（FeS）を生成することによる。また，この変化は卵が古くなってpHが高くなったり，ゆでる時間が長くなったりすると起こりやすくなるため冷水につけて，卵中に発生した硫化水素を発散させて黒変を防止する。

$$\underset{\text{硫化水素}}{H_2S} + Fe^{2+} \longrightarrow \underset{\text{硫化第一鉄}}{FeS} + 2H^+$$

このように食品は加工・調理中および保存中に変色することがある。野菜でも肉でも，新鮮なときは鮮やかな色調を呈しているが，鮮度が低下してくると色調も褪せてくる。食品の加工時や保存中における色の変化（褪色，褐変）は，それが品質低下の一つの指標となるため避けるべきことではあるが一方，ハムやソーセージなどの発色にみられるように変色を積極的に誘導して，食品の特徴付けに用いることもある。以下，食品の色の形成や変化の要因となる，クロロフィルの分解や，アントシアニンとポリフェノールの変色，カロテノイドの分解，肉製品の変色・発色について述べる。

① クロロフィルの分解

クロロフィルa，bは，酸またはアルカリの作用によって分解されて，色調が変化する。希酸を加えて加熱すると，マグネシウムの脱離が起こり，それぞれフェオフィチンa，bになり，淡黄灰色もしくは濃黄色へと色調が変わる。さらに分解が進んで，フィトールが外れると，フェオフォルバイドとクロリンが生成し，色調は黄色から褐色へと変化する。フェオフォルバイドの摂取は，光過敏症などの皮膚炎を引き起こす要因となるため，食品中のフェオフォルバイドの基準値が定められている。一方，アルカリ条件下では，クロロフィルのマグネシウムは安定であるが，加熱すると加水分解が進みフィトールとクロロフィリンが生成する。水溶性クロロフィルとは，アルカリの濃度をさらに高くして加熱を強めることにより，クロロフィリンにカリウムやナトリウムなどが結合した塩類のことである。着色料として使用されている銅または鉄クロロフィリンナトリウムは，クロロフィル中のマグネシウムを銅もしくは鉄に置換して，アルカリ性条件下で塩にしたものである。また，クロロフィルは，葉に存在するクロロフィラーゼの作用によっても，クロロフィリドとフィトールに分解される。このとき，アルカリ性条件下では，クロロフィリドはクロロフィリンとなる。このようにクロロフィラーゼはクロロフィルを水溶性色素にするはたらきがあるため，加工・調理時には，例えば野菜の青々とした色を保つなどの目的で，ブランチング（湯通し）によるクロロフィラーゼの不活性化が行われている。

② アントシアニンとポリフェノールの変色

アントシアニンは，果実や野菜，花に特徴的な色素であるが，これらを貯蔵や加工，調理する場合，条件によってはアントシアニンの変色もしくは褪色が起こる。例えば，鉄イオンがアントシアニンを褐色もしくは黒色に変化させる反応を利用したのが大豆の煮豆である。煮る際に鉄くぎなどを入れて，豆中のシアニジンなどのアントシアニンを変色させ，光沢のある黒色をつくり出す。ナスなどの漬物では，アントシアニンの酸化が変色（褐変）の要因となるため，鉄くぎを入れて褐変を防いでいる。このほかにも，ミョウバン（アルミニウム化合物），塩化アルミニウム，硫酸アルミニウム，硫化第一鉄などに，アントシアニンの変色を防止する効果がある。また，いちごのアントシアニンであるカリステフィンは，B 環に水酸基を1個のみ有するペラルゴニジン系の赤色色素であり，酸素不足の状態では酸化型アスコルビン酸（デヒドロアスコルビン酸）によって褪色が起こる。褪色の防止法として，pH を低く抑え，糖度を高めて低温での保存が行われるが，この褪色を完全に抑制するのは困難である。加えて，アントシアニンは加熱で分解する。ジュースやジャムなどのいちごの加工品では，加熱処理によってアントシアニンの30～70％が分解する。

果肉中のポリフェノール類は，ポリフェノールオキシダーゼの作用で酸化され，褐変や変色が起き，品質低下をまねく。この酵素は銅たんぱくで，酸素を水素受容体とし，食品中のポリフェノール類をキノンへと変換する。キノンは反応性に富み，重合して褐色色素（メラニン色素）を形成する。クロロゲン酸やコーヒー酸などがポリフェノールオキシダーゼの作用を受けやすく，褐変しやすい。また，アミノ酸であるチロシンも，銅たんぱくであるチロシナーゼの作用により，3,4-ジヒドロキシフェニルアラニンへの酸化を経て，メラニン色素に変化する。冷凍したえびが黒変することがあるが，これは殻に含まれるチロシナーゼの酸化作用によってメラニン色素が形成されるためである。食品におけるこのような酵素的褐変は，食品の加工や保蔵のうえで大きな問題となる。食品の酵素的褐変を完全に抑制するのは困難であるが，ブランチングによる酵素の不活性化，亜硫酸塩や食塩などの酵素阻害剤の使用，アスコルビン酸（還元型）の使用などが行われている。他方，コーヒー豆，チョコレート，ピーナッツ皮の褐色などは，酵素の作用によらないポリフェノール類の非酵素的褐変によるものである。コーヒー豆の焙煎によって，コーヒー豆のクロロゲン酸と糖類が非酵素的に反応して，褐色色素を形成することも知られている。

③ カロテノイドの分解

カロテノイドは，クロロフィルやアントシアニンなどのほかの色素より，加熱処理に対して比較的安定な色素である。しかし，条件によっては食品中のカロテノイドは分子形態上の変化，いわゆる立体異性化とよばれる *cis-trans* の転移が起こる。カロテノイドは異性化によって色調が変化する。カロテノイドの異性化は，pH が低い場合や乾燥条件下で起きやすい。カロテノイドの二重結合部分の *cis-trans* 異性化が起きると，色が明るくなる。カロテノイドのうち，末端のイオノン環にエポキシド構造をもつものは，エポキシドの異性化により褪色する。また，カロテノイドは酸化によっても色調が変化し，褪色する。カロテノイドは，パーオキシダーゼなどの酵素の作用によって，酵素的酸化が進む。このため，熱湯や蒸気，マイクロ波などによるブランチング処理によって，酵素を不活性化し，変色や褪色を防ぐ。また，カロテノイドは，酸素の存在下で光が照射されることによって，分解反応を起こす。トマト中の香気成分であるβ-イオノンの生成は，光照射によるβ-カロテンの酸化的分解によるものである。カロテノイドとたんぱく質の複合体の形成が色調に影響する場合も知られている。えびやかにの殻や肉中のアスタキサンチンはたんぱく質と複合体を形成して青緑色を呈しているが，えびやかにを加熱すると，複合体からアスタキサンチンが遊離して赤くなる。

④　**肉製品の変色・発色**

ハムやソーセージなどの肉製品における塩漬けは，風味や色を引き立たせるための品質向上の操作として行われている。この際，食塩と一緒に硝酸塩や亜硝酸塩を添加し，これにより肉色が鮮赤色になるばかりでなく，加熱調理した後の色の保持にも効果がある。これは添加した亜硝酸塩が食肉中で反応して一酸化窒素を生成し，還元型ミオグロビンとの反応によって，赤色色素ニトロソミオグロビンを形成するからである。ニトロソミオグロビンの加熱によりニトロソミオヘモクロモーゲンが生じる。ハムやソーセージの鮮やかな赤色は，ニトロソミオヘモクロモーゲンによる(4章4節 褐変を参照)。

(4)　着色料

上述のように食品には元々さまざまな色があり，食欲を増進させたり食生活を豊かにしたりするが，食品の色を長期にわたって維持することは難しい。このため，色調

表3-16　着色料の種類

天然着色料		合成着色料	
分　類	色素名	分　類	色素名
ポルフィリン	スピルリナ色素	アゾ	赤色2号
カロテノイド	カロテン アナトー色素 パプリカ色素 くちなし黄色素		およびアルミニウムレーキ 赤色40号 およびアルミニウムレーキ 赤色102号
アントシアニン	赤キャベツ色素 紫とうもろこし色素 ぶどう果皮色素		黄色4号 およびアルミニウムレーキ 黄色5号
フラボノイド	カカオ色素 こうりゃん色素 たまねぎ色素 べにばな黄・赤色素 カロブ色素	キサンテン	およびアルミニウムレーキ 赤色3号 およびアルミニウムレーキ 赤色104号 赤色105号
キノン	コチニール色素 ラック色素	トリフェニルメタン	赤色106号 緑色3号
ジケトン	ターメリック(ウコン)色素		およびアルミニウムレーキ
ベタシアニン	赤ビート色素		青色1号
アザフィロン	べにこうじかび色素		およびアルミニウムレーキ
その他	くちなし青・赤色素 カラメル色素	インジゴイド	青色2号 およびアルミニウムレーキ

を調整する目的で，食品の加工時に着色料が使われている。着色料の使用は，安全性に問題がなければ，食品衛生法に基づき添加物として認められている。着色料(表3-16)のうち，合成着色料(タール系色素ともいう)は鮮明な色を示し，褪色しにくい。また，くちなしなどを食品の着色に使用してきた経験もあり，天然着色料も広く用いられている。ただし，こんぶ類，食肉，鮮魚介類(鯨肉を含む)，茶，のり類，豆類，野菜，およびわかめ類に着色料を使用してはならない。これらの生鮮食品等に着色料を使用すると，品質や鮮度などに関して，消費者の判断を誤らせるおそれがあるためである。

〈参考文献〉

宮澤陽夫，五十嵐脩：「新訂 食品の機能化学」，アイ・ケイコーポレーション(2010)

林 孝三：「増訂 植物色素 実験・研究への手引」，養賢堂(1991)

荒井 綜一，田島眞，倉田 忠男：「新・櫻井総合食品事典」同文書院(2012)

食品は，安全であるべきであるが，有害成分で汚染されたり，元来含まれているものもある。

7　有害成分

人類は，古来より安全で栄養価のあるものを食品として選択してきた。したがって，食品には有害な物質は含まれないというのが原則である。しかし，実際には有害成分が何らかの理由で混入したあるいは元来含まれるものもある。古来より人類は，それら有害成分を剥離する，水にさらす，加熱するや発酵させるなど種々の処理を施すことで解毒し，利用してきた。また，食中毒などの 微生物の汚染に対しても加熱処理などの工夫により対応してきた。しかし今日，食の供給体制もグローバル化するなか，食の流通も大きく様変わりした。農作物の自給率が低く多くの食品を海外からの輸入に頼っているわが国では，自国に生息しないカビなどの微生物による汚染や使用が認められていない添加物，残留農薬の混入が原因となる被害が後を絶たない。また，科学の進歩により明らかとなった成分間反応により生成される有害物質の対応に迫られる場合もある。食の第三次機能が明らかとなり食と健康との関係が大きくクローズアップされている現代社会であるが，逆に食が健康を害する因子になっている場合もある。例えば，日本人の死亡原因の第1位を占めているがんの主要な原因に食品が挙げられ，その原因物質の多くが明らかにされている。また，食物アレルギーも大きな問題となっている(表3-17)。本項目では，急性毒性を示すもの，発がん物質など慢性毒性を示すもの，アレルギー源について述べる。

表3-17　食生活において接触する可能性の高い主要な有害物質

有害な症状	有害物質	原　因　物　質
主に比較的急性の胃腸炎症状	自然毒	植物性(アルカロイド，青酸配糖体など)，毒きのこ，動物性(ふぐ毒，シガテラ毒など)，カビ毒(マイコトキシン)
	化学物質	有害金属類(ヒ素，水銀，カドミウム，スズなど)，PCB，メチル水銀，ヒスタミンなど
	微生物	細菌(サルモネラ，カンピロバクターなど)，カビ毒(赤カビ，黄変米など)，ウィルス(ノロウィルスなど)，原虫など
がんなどの疾患の原因	カビ毒	アフラトキシン類など
	化学物質	農薬(DDT，メタミドホス，ジクロルボスなど)，ヒスタミンなど
	成分間反応	*N*-ニトロソアミン，アクリルアミド，ヘテロサイクリックアミン類など
じんましんなどのアレルギーの原因	アレルゲン	アレルギー原因物質を含む食品

(1)　主に急性毒性(中毒症状)を示すもの

①　植物性自然毒

本項目では，主要な植物性食品ときのこ類に含有される中毒成分について紹介する。じゃがいもには，ステロイドアルカロイド配糖体であるソラニン(図3-45)，およびアグリコンであるソラニジンが含まれる。新芽や皮部の緑色の部分にソラニンが多量に(0.1%以上)含まれる場合がある。皮の直下部分にも微量であるが含まれる。本化合物を0.04%以上含有するじゃがいもを食べると，数時間で頭痛，嘔吐，腹痛，疲労感などの症状を示す中毒を引き起こすことがある。小児の場合は死亡することもある。ソラニンやソラニジンを多く含んでいるじゃがいもの緑色の部分や新芽を取り除き，皮を厚めに剥くことにより予防できる。

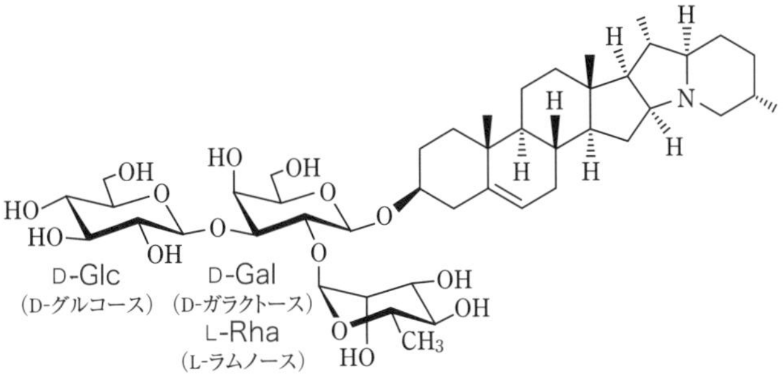

D-Glc（D-グルコース） D-Gal（D-ガラクトース） L-Rha（L-ラムノース）

図3-45　ソラニンの構造

野草のモミジガサと間違え植物中毒の原因となるトリカブトに含まれるアコニチンやメサコニチンもアルカロイドの一つである。

原因となる毒素の化学構造上の分類は異なるが，うめ，あんず，ももなどのバラ科植物の未熟果やその種子には，青酸配糖体のアミグダリンが含まれる。アミグダリンは，腸内細菌のβ-グルコシダーゼの作用によりベンゼンヒドロキシニトリルと糖に，さらにヒドロキシニトリル分解酵素の作用を受けて青酸を発生させ中毒を引き起こすことがある(図3-46)。しかし，アミグダリンの含有量から考えると，大量に摂取しなければ中毒の心配はない。また，これら果実は，熟すと果実内の酵素(エムルシン)の作用によりアミグダリンは分解され糖に変化する。さらに，梅干や梅酒など加工処理によっても含有量が減少する報告されている。

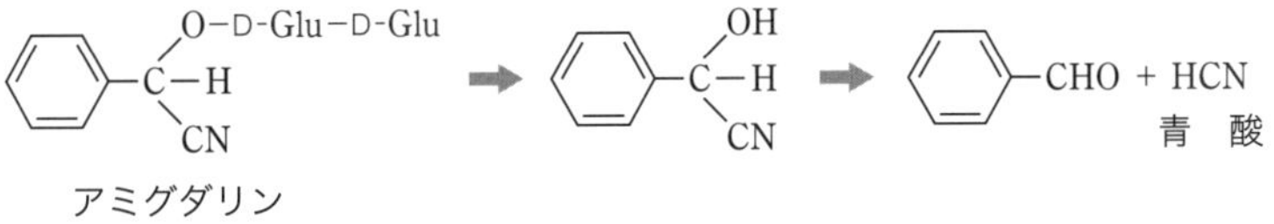

アミグダリン　→　→　CHO + HCN（青酸）

図3-46　アミグダリンから青酸の生成

また，これ以外の青酸配糖体として，キャッサバに含まれるリナマリン(図3-47)も挙げられる。東南アジアやアフリカなどで食用資源として栽培されるキャッサバは，水にさらすなどして青酸配糖体を取り除き，タピオカの原料として利用される。しかし，不十分な処理によって，青酸中毒がまれに起こる。

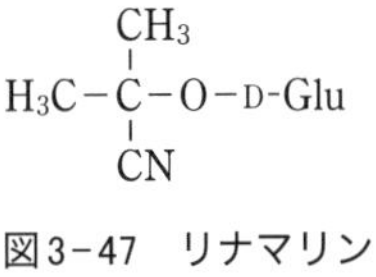

$H_3C-C(CH_3)(CN)-O-$D-Glu

図3-47　リナマリン

その他の植物性自然毒として，せりと誤食される毒ぜりの根にも中毒症状を引き起こすシクトキシンというポリイン系化合物が含まれる。また，ぜんまいやわらびに含まれるプタキロサイドやそてつのサイカシンなど発がん性を示す物質もあるが，これらについては，(2)発がん物質の項で紹介する。

秋に収穫されるきのこによる中毒は，もう一つの中毒の大きな要因である。きのこ類はわが国で2,500種以上自生し，そのなかで30種～60種が毒素を含有する毒きの

表3-18　毒きのこの性質と毒素

中毒症状	原因きのこ（毒素成分）
①　胃腸炎型 胃腸に作用し，腹痛，嘔吐，下痢などの胃腸炎の症状 食後30分～3時間で発症 致命的とはならない場合が多い	つきよたけ（イルジンS（ランプテロール），イルジンMを含む） くさうらべにたけ（コリン，ムスカリン，ムスカリジンを含む）
②　コレラ型 コレラ様の下痢・腹痛・嘔吐を呈し脱水症状 腎・肝ダメージを与え死に至る 食後6～10時間で発症	たまごてんぐだけ，しろたまごてんぐだけ，どくつるたけ（これらすべてのきのこはアマトキシン群（アマニチン），ファロトキシン群（ファロイジン）を含む）
③　脳・神経症状型 中枢神経・自律神経に作用し，発汗亢進，異常な興奮，狂騒状態，幻覚などを引き起こす 食後15～30分で発症	わらいたけ，ひかげしびれたけ（両きのこともシロシビン，シロシンを含む），べにてんぐたけ，てんぐたけ（両きのこともイボテン酸，トリコロミン酸を含む）
④　副交感神経症状型 副交感神経を刺激し，顔面紅潮，脈拍増加，発汗亢進，諸臓器の痙攣などを引き起こす 食後20分～2時間で発症	おおきぬはだとまやたけ，きぬはだとまやたけ，しろとまやたけ，くろとまやたけ（これらすべてのきのこはムスカリンを含む）

こで，食用と誤認されて摂取される。中毒の症状は，①胃腸炎症状を呈する，②コレラ様症状および肝・腎機能障害を呈する，③脳・神経症状を呈する，④副交感神経症状を呈するものに分類される（表3-18）。

②　動物性自然毒

本項目では，主な動物性食品，特に魚介類中に含まれる中毒成分について紹介する。

魚の摂取が原因で発生する中毒の原因としては，ふぐが年間を通じて多く，動物性中毒による死亡の大半を占めている。特にふぐの素人料理による発生が多い。ふぐ毒は，卵巣や肝臓に多く含まれるが，皮，腸，精巣，筋肉などにも含まれるものがある。その本体は，テトロドトキシン（図3-48）で，神経細胞のNaチャンネルに作用し神経を麻痺させる。本毒素による中毒症状は，摂食後，30分～3時間で現れる。症状は唇，舌先のしびれや指先のしびれ，運動麻痺，発声困難，血圧低下，呼吸麻痺と続い

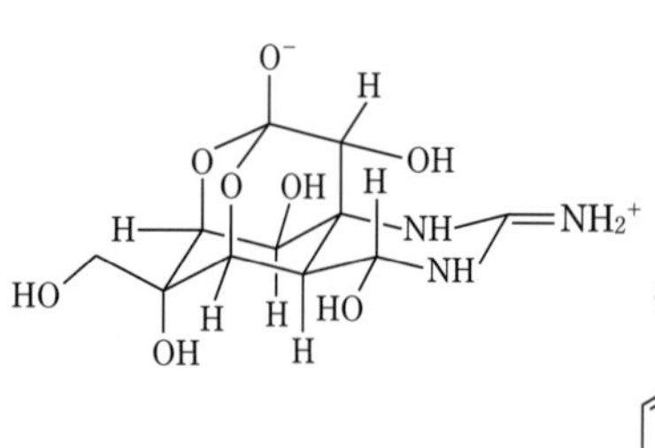

テトロドトキシン 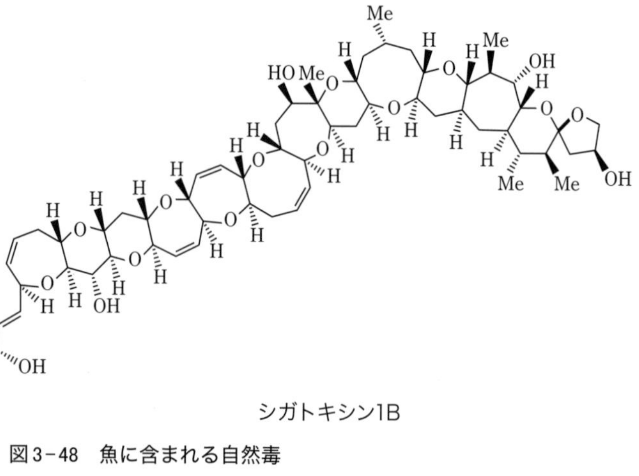　　シガトキシン1B

図3-48　魚に含まれる自然毒

て死亡する。致死時間は4時間程度で医療処置により8時間以上生命を維持できれば回復する可能性が高くなる。致死量は2 mg/50 kgと非常に微量である。なお，テトロドトキシンはふぐ特有の毒素と考えられていたが，いまでは，海底にいるヒトデや貝など毒のある生物を餌として食べ，その毒素をふぐの肝臓などに蓄積しているといわれている。

また，最近の地球温暖化が原因の一つと考えられるが，熱帯，亜熱帯で発生していたシガテラ中毒がわが国の本州でも発症してきている。本中毒は，熱帯，亜熱帯に生息する魚類による中毒の総称で，かんぱちやはたはた，ひらまさなどが原因となる。毒素としては，脂溶性のシガトキシン1B（図3-48）や水溶性のシガテリン，マイトトキシンなどである。症状は，種々の麻痺症状に消化器症状を伴う場合がある。特異的な中毒症状としてドライアイスセンセーション（温度知覚異常）を示す。

その他の魚介類の有毒物質としては，貝に含まれる麻痺性貝毒や下痢性貝毒がある。これらもテトロドトキシンやシガテラ毒と同様に食物連鎖により蓄積して毒化する。麻痺性の毒素としてはサキシトキシン（図3-49）が最初に同定され，その後にゴニオトキシン群，*N*-スルフォカルバモイル誘導体群などの関連毒が確認されている。また，下痢性貝毒は脂溶性物質でオカダ酸（図3-49），オカダ酸の同族体であるジノフィシストキシン類，ペクテノトキシン類，イェソトキシンが同定されている。北海道や東北地方で収穫量が多いホタテ貝において，これら麻痺性貝毒や下痢性貝毒による被害が年間を通じて発生し，増加傾向にある。また，二枚貝に含まれるオカダ酸は，発がんプロモーターの作用があり（(2) 発がん物質の項で述べる），中毒を発症しない程度の低濃度の摂取でも長期間摂取する事により発がんの危険性が高くなる。

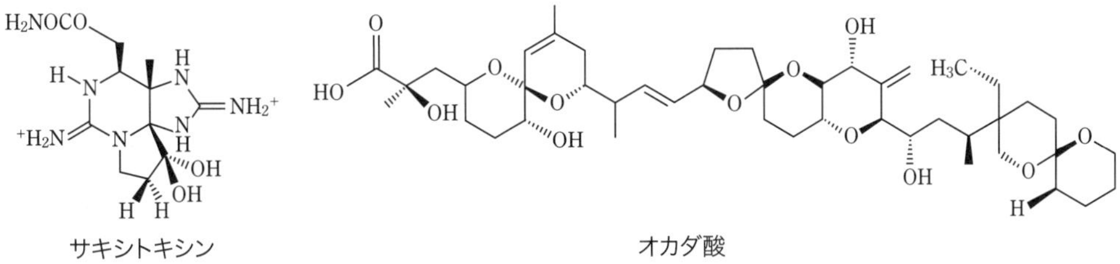

サキシトキシン　　オカダ酸

図3-49　貝に含まれる自然毒

③　カビ毒（マイコトキシン）

カビ毒（マイコトキシン）は，カビの二次代謝産物で急性，慢性の毒性を示す物質の総称である。代表的なものを紹介する。

赤カビとよばれ豆類や麦類を汚染する*Fusarium*属が産生する一連の毒素類はフザリウムトキシンとよばれ，摂食すると1～2時間で悪心，嘔吐，下痢，腹痛，頭痛などの中毒症状を発する。また，カビに汚染されて黄色に変色したこめを黄変米と総称し，神経・心筋障害性を示す毒素，腎臓毒性や肝臓毒性を示す毒素が解明されている。このように，マイコトキシンは急性毒性を示すものだけでなく，*Aspergillus flavus*が産生するアフラトキシン類のように慢性毒性として発がん性を示すものもある。アフラトキシン類については，(2) 発がん物質の項で詳述する。

④　化学物質

化学性食中毒は，有害な化学物質を誤って摂取してしまった，あるいは不注意な取り扱いや事故により食品中に混入する場合に発生する。現在の加工食品の生産様式は，量を確保し品質を一定に確保するために大規模生産が主流であるので，有害な物質が混入してしまうと大規模な被害が発生する。

a)　農薬：農産物の病害虫などを防ぎ安定的に生産するために必要で，食品衛生法などの法律により，対象となる作物ごとに使用できる農薬・量・時期も決められている。また，残留許容量も設定されており，2006年からポジティブリスト制度が導入され，基準を超えている食品の流通が禁止されている。

b)　ヒ素：ヒ素は，自然界に広く分布している元素で，海藻類(12～16 ppm)や魚介類(0.2～18 ppm)でも検出される。しかし，これら含まれるヒ素は，有機ヒ素化合物で，その毒性は非常に低く問題にならないとされている。1950年代に，乳児用調製粉乳製鋼過程で添加物の第二リン酸ナトリウムに亜ヒ酸が混入し，12,000人の乳幼児が中毒症状を示し，130名あまりが死亡した。

c)　PCB：ポリ塩化ビフェニル(PCB)は，安定で，高い脂溶性，不揮発性，不燃性，電気絶縁性の科学的な性質を有し，電気関係，熱媒体，印刷など広範に活用されていた。しかし，環境中において難分解性で，生物濃縮，慢性毒性などのが判明したので，使用規制が行われるようになった。1968年に西日本でPCB混入米ぬか油を摂取したことが原因で，ニキビ様皮疹，皮膚の褐色化，手足のしびれなどを訴える「油症」が発生した。

(2)　発がん物質

疫学調査の結果より，ヒトの発がんの発症要因の75％以上は物質が原因である化学発がんで，なかでも食品が全体の35％と主要な要因であると理解されている。発がん物質は，多細胞生物中の細胞をがん細胞に変異させる。発がん物質の80～90％は，単細胞生物の遺伝子にも作用して突然変異を誘発する(変異原性)。また，その逆の関係も成り立ち，変異原性と発がん性は非常に関連性が高いことがわかる。そのような関係から，環境中に存在する発がん物質を簡便に検出するための一次スクリーニング法として，変異原性の検出試験が行われる(一般にはAmes testが汎用される)。食品中に含まれる主要な発がん物質を分類すると，以下の4つのグループに分けることができる。これら発がん物質の大部分は，変異原性も示す。

①　植物が含有する発がん物質

ヒトが食用として利用する植物で発がん物質を含むことが知られているのは，わらびとソテツである。ソテツはわが国では食用にされることはまれだが，熱帯～亜熱帯地方では食用に供され，特に茎や葉は重要なでんぷん源となっている。

わらびについては，江戸時代から「家畜にわらびを食べさせると血尿を引き起こし，ついには死んでしまう」ことが知られていた。原因は膀胱がんによるもので，その原因となる物質はプタキロサイド(図3-50)で，セスキテルペン配糖体である。しかし，灰汁抜きを行うと大半の本物質を取り除くことができるので，実際の食生活の中では心配はほとんどない。先人の時代より行われたこういう加工処理は，不味い成分を取り除くだけと考えられていたが，食の安全性を確保するためにも大切な作業でもあったと考えられる。

ソテツに含まれる発がん物質は，サイカシン(図3-50)で本物質自体には発がん性はない。腸内細菌のβ-グルコシダーゼの作用によりメチルアゾオキシメタノールに加水分解された後，さらにホルムアルデヒドとジアゾメタンに分解される。前者は周知のとおり毒性を有し，発がん性は後者のジアゾメタンにより誘発される。

その他，食用というより下剤などとして古くから利用されていたトウダイグサ科のハズの種子から採取されるクロトン油中には，それ自体では発がん性を示さないが，発がん物質の作用を増幅させる作用(発がんプロモーション作用)を有する12-*o*-テトラデカノイルホルボール-13-アセテート(TPA)（図3-50)が含まれる。TPAと同様に発がんプロモーション作用を誘導するのが前項(1)－②動物性自然毒で取り上げた下痢性貝毒のオカダ酸である。しかし，両物質の発がんのプロモーションのメカニズムは異なることがわかっている。

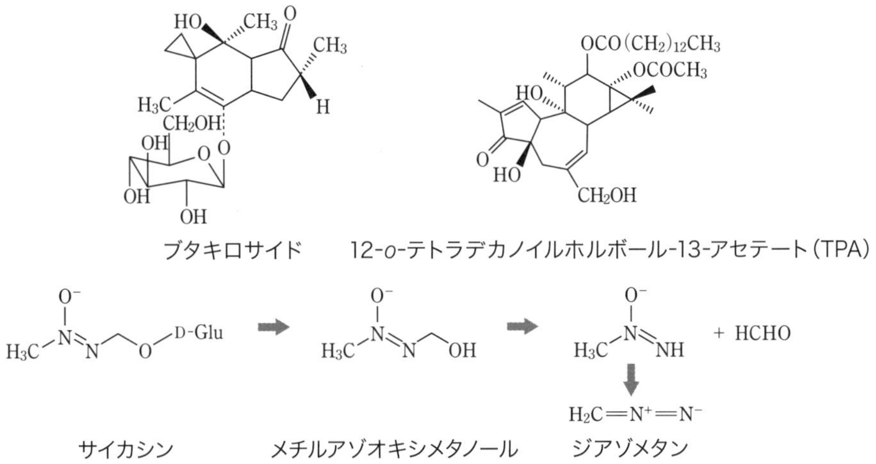

図3-50　植物中の発がん物質

②　カビなどの汚染が原因となる発がん物質

熱帯～亜熱帯地方に生息するアオカビの一種である*Aspergillus flavus*で汚染された飼料が原因で1960年代に英国において家禽類に大きな被害が起こった。その原因物質がアフラトキシンである。本物質は，急性毒性としては肝臓障害であり，慢性毒性として非常に強い発がん性を示すことが知られている。アフラトキシンには多くの同族体があるが，もっとも強力なのはアフラトキシンB_1である。本化合物は，それ自体に発がん性があるのではなく，体内に摂取された後に，薬物代謝酵素群の作用により，エポキシ化を経てカルボニウムイオン化してDNAの塩基と結合することによりがん化を起こすと推測されている(図3-51)。現に，*Aspergillus flavus*が生息する地域で，肝臓がんの発症数が他の地域に比べて多いという統計データもある。

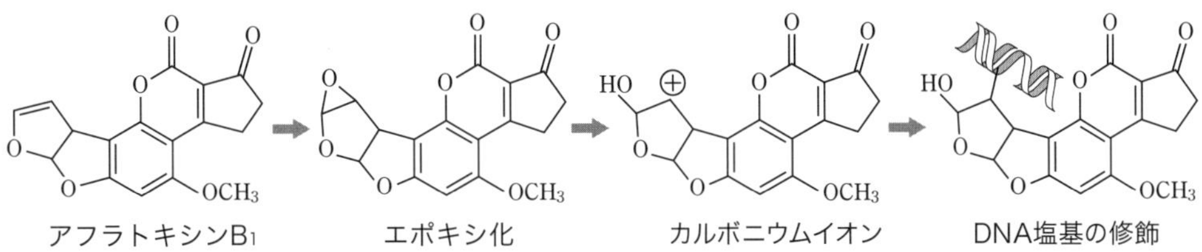

図3-51　アフラトキシンB_1の代謝活性化

③ 食品中の物質の相互反応によって生成する発がん物質

ジメチル*N*-ニトロソアミンなど，*N*-ニトロソアミン類の多くは，肝臓などにがんを誘導する発がん物質である。

野菜や果物などの植物性食品には硝酸塩が多く含まれている。硝酸塩は，分子サイズがあまりにも小さく胃壁からも吸収され，血管内へ入り体内を循環して最終的に口腔内の唾液腺に集まる。集まった硝酸塩は，口腔内微生物により還元されて亜硝酸塩となる。このような経路をたどり，口腔内に分泌される唾液には亜硝酸塩が含まれている。また，もう一つの摂取源として挙げられるのがハムの食品添加物(発色剤)として使用されている亜硝酸ナトリウムである。

一方，魚や肉には第2級アミンや遊離のアミノ酸が多く含まれている。亜硝酸は酸性条件下(pH3付近)で反応性が高まり，第2級アミンやアミノ酸と反応して，*N*-ニトロソアミンや*N*-ニトロソ化合物を生成する。これら*N*-ニトロソアミン類は黄色をした発がん物質で，胃のような酸性条件下で食品中の物質が反応して生成する(図3-52)。

食の安全性を志向する観点から，無塩漬のハムを摂ることにより添加物である発色剤，亜硝酸塩の摂取を抑えようという活動もあるが，上記で述べた植物性食品からの硝酸塩由来の亜硝酸の摂取量の方が圧倒的に多い。現に動物実験において，ハムなどを摂取させなかった検体の胃の内容物からも*N*-ニトロソアミンが検出された報告もあり，食生活においてハムなどの加工食品に含まれる亜硝酸の量は，がんの危険性にあまり影響はなさそうである。

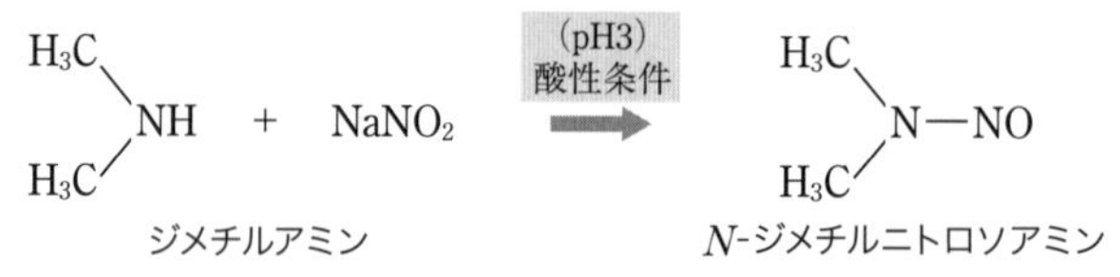

図3-52　*N*-ジメチルニトロソアミンの生成

このように好むと好まざるにかかわらず，亜硝酸塩を摂取してしまうことは避けることができない。しかし，発がん性を抑制するという観点から，胃内で起こる化学反応を抑制することが望ましい。即ち第2級アミン類よりも反応定数が高く，生成物が発がん性などの毒性を示さない物質と亜硝酸を反応させることが望まれる。アスコルビン酸は本条件に適合した物質である。そう考えると食後のデザートで果物などを食べるということは，*N*-ニトロソアミンの生成を抑制することが予想される。古くから行なわれているこの食習慣も食べ物の嗜好性だけの問題でなく，食の安全性を知らず知らずのうちに体得した事象の一つなのかもしれない。

④ 加熱処理によって生成する発がん物質

1980年代の前半に，魚や肉，豆腐などのたんぱく性食品のコゲ中に，発がん性と関連が深い変異原性を示す物質が存在すると報告され，世界中が注目した。

たんぱく性食品のこげ中に含まれる発がん物質は，アミノ酸の加熱分解産物であるTrp-P-1やTrp-P-2，Glu-P-1やGlu-P-2などと，アミノ-カルボニル反応(4章4節褐変を参照)と同様のメカニズムでアミノ酸と糖類(グルコース)が加熱中に反応して生成されるIQ，MeIQ，MeIQxなどがある(図3-53)。これらの化合物は国際がん研究機関(IARC)により，上位から2番目のランクのグループ2Aに分類されている。

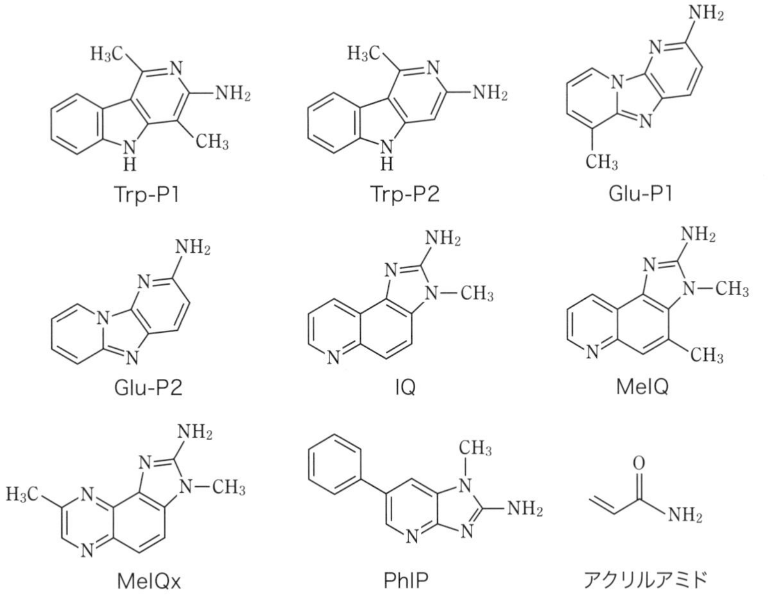

Trp-P1

Trp-P2

Glu-P1

Glu-P2

IQ

MeIQ

MeIQx

PhIP

アクリルアミド

図3-53　調理加熱中に生成される発がん物質

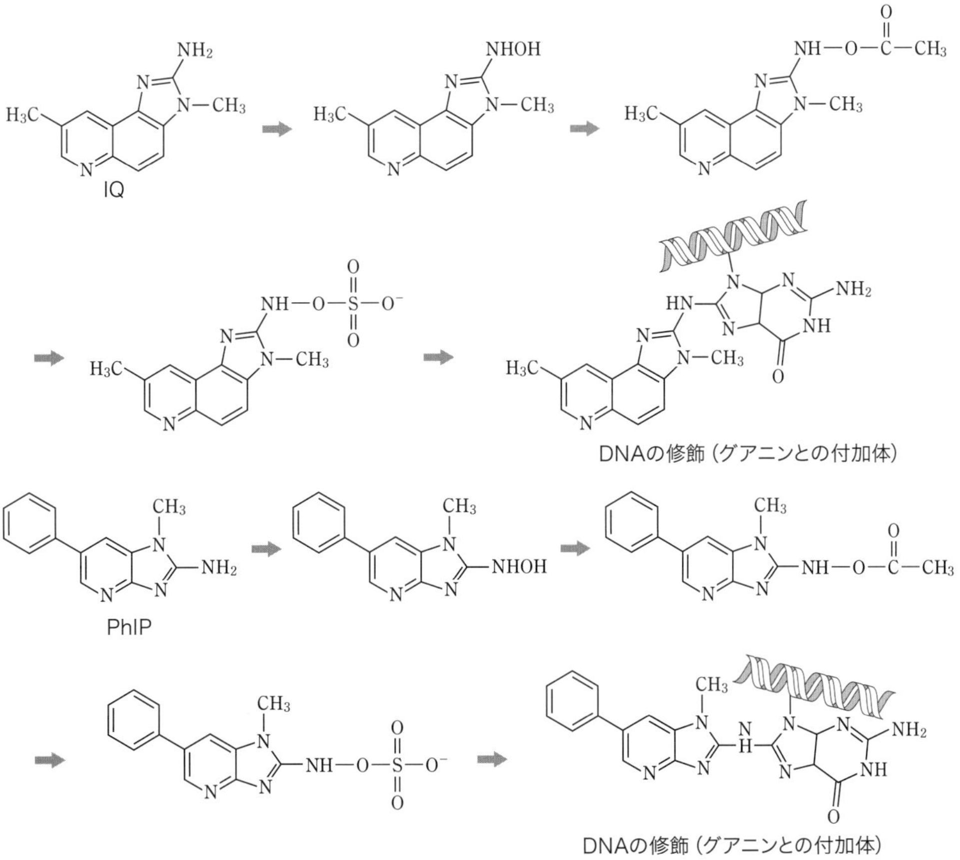

IQ

DNAの修飾（グアニンとの付加体）

PhIP

DNAの修飾（グアニンとの付加体）

図3-54　ヘテロサイクリックアミン類の代謝活性化

また，これら化合物群を総称してヘテロサイクリックアミン類とよんでいる。現在，ヘテロサイクリックアミン類として化学構造が明らかになっているのは25種類程度である。これら化合物は，変異原性だけでなくさまざまな臓器に対して発がん性を示すことも報告されている。中でもIQ，MeIQ，MeIQxなどのアミノ酸と糖類の反応で生成される化合物群は，加熱した肉や魚，卵などで，アミノ酸のみの熱分解産物よりも多く検出される。

これらヘテロサイクリックアミン類の示す発がん性もアフラトキシン類と同じで，薬物代謝酵素群の作用を受けてラジカルを形成し，DNA塩基と反応することによって変異を誘導しがん化される(図3-54)。

また，今世紀に入って発がん性だけでなく内分泌かく乱作用も疑われているアクリルアミドもヘテロサイクリックアミン類と同様に糖とアミノ酸の反応(アミノ-カルボニル反応)によって生成されることがわかっている(図3-55)。

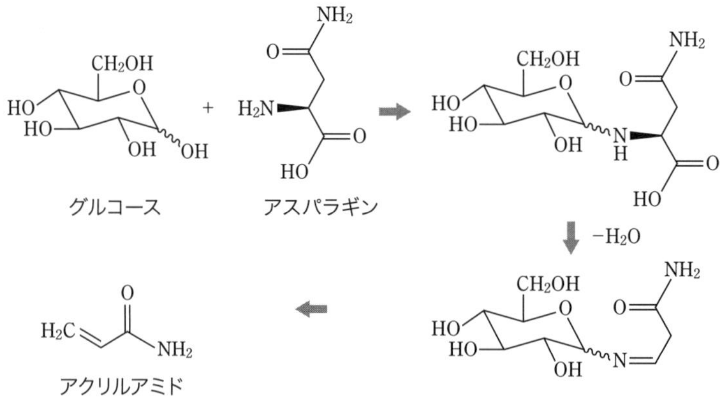

図3-55　アクリルアミドの生成過程

topic

安全な水産資源の生産(中毒毒素の除外)

多様な魚介類は古来よりを利用しており，食料・栄養資源というだけでなく食文化を支えるうえにも非常に大切な食材である。これら水産資源の一部には毒素を含んでいるもがあり，中毒で死亡あるいは後遺症に悩まされるフグ毒(テトロドトキシン)やほたてなどに含まれる麻痺性貝毒や下痢性貝毒が挙げられ，いずれも食物連鎖により蓄積される。フグ毒については，海底から離れた生け簀養殖で無毒のえさを与え海底に生息するふぐ毒保有生物を捕食させない。ほたてなどに含まれる麻痺性貝毒や下痢性貝毒については，*Vibrio*属などの海洋細菌や渦鞭毛藻類など一次生産者の存在を除外するや，貝毒分解活性を有する微生物工学的除去がある。2019年に有望なプランクトンが発見されたとの知見も出ている。

農水省によると，漁業の生産量は減少傾向が続いており，将来，栽培漁業が主要な役割を果たすと予想される。これら知見がコスト面を含めて実装可能となり，多様な資源が飼育される時代が目前に来ている。

（3） アレルギー物質

アレルギーは，過剰な免疫反応が生体に傷害を与える反応である。本来，免疫は病原体など外来異物から自分を守るべき反応で，それが完全に破たんした状態である。アレルギーは4つのタイプに分類されるが，一般に食品由来の反応としては，じんましん等の症状を伴うⅠ型アレルギーである。

アレルギーは特に先進国を中心に20世紀の後半より増加し，大きな問題となっている。また，従来は10歳代後半以降の発症が主流であったが，最近では幼児にもみられる。主な症状としては，鼻炎，喘息，じんましん，アトピー性皮膚炎などがある。また，主要な発症要因（アレルゲン）としては食品によるものと花粉，ハウスダストなどが挙げられる。遺伝的な要因は以前と大きな差がないと考えると，アレルギー疾患患者数の増加や低年齢化した理由として環境的な要因が大きい。すなわち，前世紀の後半より経済成長の発展やグローバル化に伴う生活の多様化によって，大きな食生活の変革が要因の一つと考えられている。列記してみると，①アレルゲンとなるたんぱく質への摂取回数，摂取量の増加，②アレルギーを促進する食品成分の摂取量の増加，③環境中で接触する化学物質や食品添加物の種類，摂取量の増加などである。最も大きな要因となっている食品中のアレルゲンとなる成分を表3-19にまとめた。

表3-19　表示義務のある食品の主なアレルギー原因物質

食品名	アレルギー原因物質
えび，かに	トロポミオシン
卵	オボアルブミン，オボムコイド
乳・乳製品	ラクトグロブリン，αs1-カゼイン
こむぎ	グリアジン，グルテニン
そば	水溶性貯蔵たんぱく質（24 kDa，22 kDa，8 kDa）
らっかせい	Arah 2

〈参考文献〉

藤井建夫ら：「新・食品衛生学　第三版」恒星社厚生閣（2022）

西島基弘ら：「新版　食品衛生学　第3版」建帛社（2021）

G. Nishitani *et al.*：A novel parasite of *Amoebophrya* sp. Infecting the toxic dinoflagellate *Alexandrium catenella* and its effect on the host bloom in Osaka Bay, Japan., *Harmful Algae*（2021）

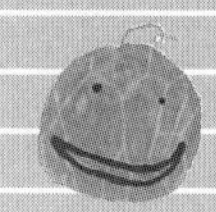

4章　食品成分の変化

多糖類は，化学的特性を生かし，加工食品や食品添加物として利用されている。

1　多糖類の変化

食品中に含まれる多糖類の保存・加工・調理の際に起こる変化は，多糖類を構成する単糖の化学的特徴に大きく依存していることはもとより，それら単糖同士の結合様式や高分子化合物としての化学構造の安定性ともまた密接に関係している。それは，非常に複雑な変化であることが多いものの，一方で，さまざまな多糖類がそれらの変化を含む化学的特性を利用して，加工食品には欠かせない食品添加物として，産業的に利用されている。ここでは，エネルギー源として重要な成分であるでんぷんと，食物繊維としてその機能性にも注目が集まるペクチンと寒天について述べる。

（1）　でんぷん

でんぷんは，主として高等植物にみられる多糖類で，植物細胞のプラスチド内に水に不溶な粒子として存在する。でんぷん粒は，その植物起源によりいろいろな大きさと形状をしているが，いずれもアミロースとアミロペクチンの2成分から構成されていることと，結晶部分と非結晶部分からなっていることは共通している。異なるでんぷん粒の大きさと形状は，植物の種と生成する場所によって決定される。温度が高く水分の少ない環境で育った穀類の「地上でんぷん」は，形状が長径と短径の差の少ない角張った多角形であるのに対し（ただし，小麦でんぷんは例外），温度が低く水分の多い環境で育ったいも類の「地下でんぷん」は，形状が丸みを帯びて長径と短径の差の大きい楕円形のものが多い。また，微細な結晶部分は，アミロペクチンの房状構造の直鎖分子が部分的に水分子をかかえこんだり，直鎖分子相互に水素結合したりして，でんぷん粒内で規則的に集合することによって形成されており，結晶化度もでんぷんの種類によって異なっている。

①　でんぷんの糊化

天然の状態のでんぷんには結晶部分が存在しており，この部分に物質が出入りすることは難しい。でんぷんを食した際にもでんぷん分子内の結晶部分がヒトの消化酵素の作用を受けることはないため，ヒトは生のでんぷんをほとんど消化することができない。でんぷんが主成分のこめやサツマイモなどを生のまま食べることがないのは，食べてもおいしくないからという理由だけでないことがわかる。このような天然の状態のでんぷんを「生でんぷん」とよび，日本ではとくにβ-でんぷんとよぶこともある。

生でんぷんのままではエネルギー源として利用できないため，ヒトは水分の存在下で生でんぷんを加熱して調理することにより，でんぷんを消化できるように工夫して利用してきた。すなわち，生でんぷんを水に十分に浸漬（しんし）すると，水分子がでんぷん分子の非結晶部分に入りこむ。このとき，結晶部分には，まだ水分子が入りこむことはできないが，加熱することにより非結晶部分に入りこんだ水分子と熱によって結晶部分の二重らせん構造を形成するアミロペクチン分岐鎖間の水素結合が押し広げられて切断され，らせんが解けて露出した分岐鎖にさらに水分子が水和して，でんぷん分子が膨潤する。さらに加熱を続けると，でんぷん分子の結晶部分が崩壊し，やがて糊状になる。このように，生でんぷんを水分の存在下で加熱したときにでんぷん粒が膨潤し，糊状に変化する現象を糊化（α化）という（図4-1）。こうすることで，水分子の侵入すら難しかったでんぷん分子の結晶部分は崩壊し，ヒトの消化酵素が作用することができ，でんぷんを栄養として利用することができるようになる。調理の際に，こめを炊飯したりパンを焼くことによって，生でんぷんの糊化をうながし，食品の栄養価を高めているといえる。なお，糊化したでんぷん（糊化でんぷん）は，生でんぷんをβ-でんぷんというのに対してα-でんぷんとよぶ。

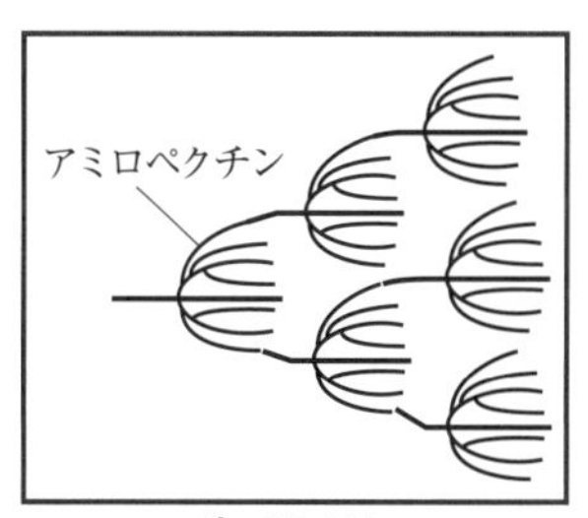

生でんぷん

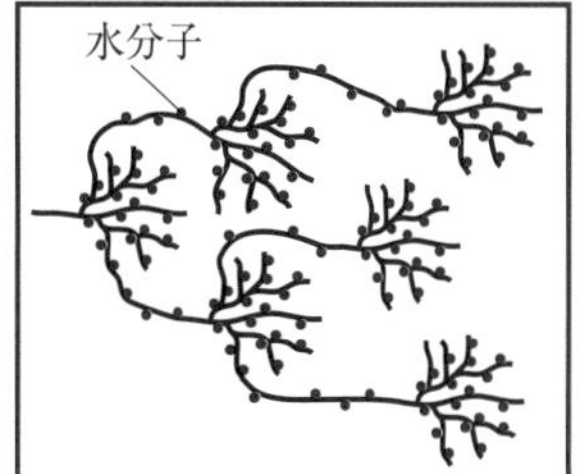

糊化でんぷん

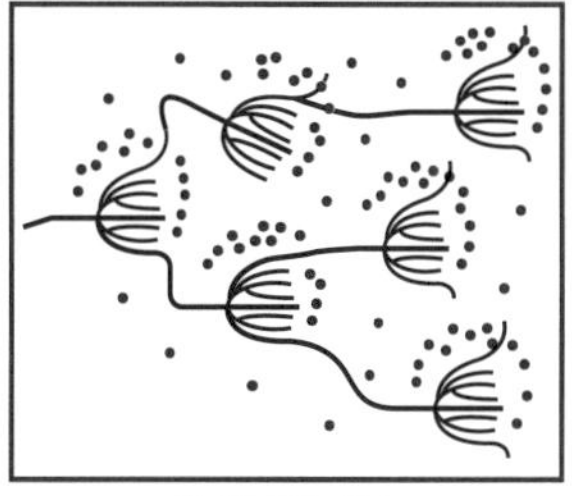

老化でんぷん

図4-1　でんぷんの糊化～老化の模式図

でんぷんの糊化において，大量の水とともにでんぷんを加熱した際に，でんぷん粒が水を吸収して膨潤し始める温度を糊化開始温度という。糊化開始温度は，でんぷん分子内の結晶部分の構造の差によって糊化に必要な熱が異なることから，でんぷんの種類によってさまざまである。

a）　でんぷんの糊化にともなって変化する性質

● 粒形態の変化：でんぷん粒は，偏光顕微鏡下で複屈折を示し，偏光十字が観察されるという特性がある。この複屈折性は，高分子物質に結晶が存在する際にみられるため，でんぷん粒中に結晶部分が存在していることの指標となる。

● 透明性の変化：でんぷん懸濁液は糊化すると透明になる。そのため，光の透過性を測定することにより糊化の程度を表すことができる。

● 粘性の変化：でんぷんの粘度は，糊化の進行にともなって上昇し，でんぷん粒が膨潤しきって崩壊する直前に最高粘度に達する。

● アミラーゼ消化性の変化：でんぷんが糊化することによりアミラーゼに対する反応性が高まり，急速に分解されて低分子化する。生でんぷんは，ほとんどアミラーゼによって消化されないことから，この消化性によって，でんぷんの糊化の程度を推定することができる。

b）　糊化に影響する要因

● 水　分：でんぷんの糊化は，でんぷん粒に水分子が侵入した後に膨潤することによって進行するため，水分が糊化に大きく影響する。一般に水分が60％以上では糊化開始温度は60℃程度となるが，水分が30％以下の場合には60℃以上に加熱しても糊化しにくい。

●粒　径：でんぷんの種類が同じ場合，粒子の大きいでんぷんの糊化開始温度は，粒子の小さいでんぷんの糊化開始温度よりも低くなる。

●調味料：調理の際に使用される調味料は，でんぷんの糊化に大きく影響する。また，影響の度合いは，でんぷんの種類により異なる。砂糖などの糖をでんぷんに添加すると，でんぷん粒の膨潤を抑制するために糊化しにくくなる。また，食酢を添加するとその濃度の増大にともなって粘度が低下し，pH 5以下になると急激に粘度は低下する。

●脂　質：でんぷんに脂肪酸などの脂質を添加すると，糊化しにくくなる。もともとでんぷん分子内に脂質を含むコーンスターチや小麦でんぷんから脂質を除去すると，糊化開始温度が低下することから，脂質はでんぷんの膨潤を抑制する効果があることがわかる。また，アミロースを含まない，もち種でんぷんに脂質を添加してもこのような効果が得られないことから，添加された脂質はアミロースのヘリックス内に包接され，複合体を形成していると考えられる。

②　でんぷんの老化

糊化でんぷんを室温以下で放置すると，白濁するとともに保水性を失い，時間とともに離水することで水に不溶の状態になり，やがて沈殿する。このように変化する現象を老化という（図4-1参照）。老化は，でんぷん分子が温度の低下にともなって運動性を失い，膨潤分散したでんぷん分子の直鎖部分が再凝集して結晶部分を形成することにより，自由水が元の状態にもどることができずに離水して起こる。この現象は，糊化とは逆に生でんぷんと同様の結晶部分が現れることから，β化ともよばれる。また，アミロースは立体障害がないためアミロペクチンより老化しやすく，老化したアミロースを再加熱しても元の状態にもどることはない。一方，老化したアミロペクチンを再加熱すると糊化状態にもどる。

a）　老化に影響する要因

●温　度：糊化でんぷんは60℃以上ではほとんど老化しないが，温度の低下とともに老化しやすくなり，凍結前の2～4℃が最も老化しやすい。これは，老化の原因であるでんぷん分子間の水素結合が低温ほど安定化するためであるが，水素結合が形成されるためには液相の水分子が必要となるため，0℃以下にさらに温度を低下させて水分子を氷結晶にすれば，老化は阻害される。また，高温でも老化は非常にゆるやかに進行し，さらには低温時と比較して強い分子間の結合が形成されるため，いったん老化すると再加熱によってもなかなか再糊化しにくくなる。

●水　分：でんぷん分子内の水素結合の形成が老化の原因であるため，でんぷん粒内の自由水が老化に大きく影響する。とくに水分30～60％程度では水素結合が形成しやすくなり，分子会合する機会が増え，最も老化を起こしやすい。その逆に，水分10～15％以下の乾燥状態では自由水が存在せず，老化は起こらない。

●pH：一般に水素結合はアルカリ側では切れやすく，弱酸性側で形成されやすいため，pH13以上のアルカリ性では老化しにくい。

●糊化の度合い：老化は糊化したでんぷん分子の再凝集の過程であることからすると，分子の会合の機会が多いほど起こりやすいので，糊化の度合いが大きく影響する。すなわち，水分が十分に存在する状態で糊化し，でんぷん粒が崩壊・分散している状態のものは老化しにくい。

b) 老化の抑制：0℃以下の低温では老化が阻害されるが，温度が低下している途中でも老化は起こる。そこで温度を低下させる際に最大氷結晶生成温度帯を速やかに通過させることが重要で，糊化後急速に温度を下げる急速凍結により老化が抑制される。この原理を活用した食品が冷凍飯や冷凍パンである。また乾燥状態でも老化は起こらないことから，糊化でんぷんを乾燥することにより老化を防ぐことができる。この原理を活用した食品が即席麺，α化米，即席もちである。さらに，でんぷんの老化防止剤として市販の食品に使用されているものには，老化すると品質劣化の原因となるアミロースをある程度切断して水素結合の形成を遅らせる酵素（アミラーゼ）や，ゲル中の自由水を除去するオリゴ糖や糖アルコール，アミロースで脂肪酸を包接してらせん化を促す界面活性剤があり，これらを併用することが多い。

③ でんぷんの膨化

糊化でんぷんを急激に加熱すると大きく膨れる。この現象を膨化という。もちを加熱するとふくれることや，スポンジケーキやパンをオーブンで焼き上げてふっくらとさせるのもこの現象を利用している。でんぷんの膨化は，でんぷん分子内に含まれる水蒸気と空気が加熱により膨張すると同時に，これを包むでんぷんが伸展しながら固まることによって起こる。そのため，水がまったくない状態では膨化は生じない。また，膨化の程度はアミロペクチンの伸展性に依存するため，でんぷんの種類によってさまざまで，地下でんぷんの方が地上でんぷんよりも高い膨化率を示す。さらに，うるち米よりもアミロペクチンの比率の高いもち米の方が膨化力は大きくなる。このでんぷんの膨化力を利用した食品には，もち，スポンジケーキ，パン以外にも，あられ，シュークリーム，まんじゅう，ポン菓子，えびせんべいなどがある。

④ でんぷんの種類による調理特性

でんぷんは由来となる植物の種類によりその性質が大きく異なるため，世界中の人々はこの特性を上手に生かして調理に利用してきた。その結果，それぞれのでんぷんの調理特性を有効に活用することで，好ましい食感や外観の食品が世界各地に存在する。こうした調理特性は，糊化でんぷんのゲルの流動性や粘度，外力を加えたときの抵抗性や崩壊性，透明感やつやなどの外観が重要な指標となり，由来となる植物の種類によりそれぞれ特徴がある。

a) コーンスターチ：とうもろこしから製造される。ばれいしょでんぷんやかんしょでんぷんと比較してコーンスターチは小さな粒子であるため，糊化開始温度は65℃～70℃とやや高い。また，糊化でんぷんの粘度は低く，透明感のない白さとなるうえ，ゲル化しやすい。牛乳と混ぜ合わせて作るブラマンジェやスポンジケーキに使用されている。

b) ばれいしょでんぷん：じゃがいもから製造される。他のでんぷんと比較してばれいしょでんぷんは粒径が大きいため，糊化すると高温で透明な粘度の高い液状になり，さらに冷えた後のゲルが独特の粘りと弾性を示す。うすくず汁，かきたま汁，あんかけ，くず桜や水まんじゅうの衣などに使用されている。

c) かんしょでんぷん：さつまいもから製造される。ばれいしょでんぷんと比較してかんしょでんぷんは白濁しやすいゲルを形成する。わらびもちなどに使用されている。

（2） ペクチン

ペクチンはすべての陸上植物の各器官に普遍的に存在する多糖類で，細胞レベルでは植物細胞の伸長成長中の一次細胞壁と中葉に偏在しており，その量や質は植物種や部位によって大きく異なっている。ペクチンは，熱水あるいはシュウ酸アンモニウム，弱酸，キレート試薬などの水溶液で細胞壁から抽出される一群の多糖類をさす名称であるため，純粋な物質名と区別するために，広義のペクチンを意味するペクチン質とよばれることがある。また，ペクチン分子はさまざまな単糖から構成される複合多糖類であり，共有結合により互いに連結している主要な構造領域として，ホモガラクツロナン，ラムノガラクツロナン-Ⅰ，ラムノガラクツロナン-Ⅱがよく知られている。ペクチンといえば，一般的にはジャムの成分としてよく知られているが，これは果物の細胞壁に含まれるペクチンの作用（化学的な変化）を有効に利用している例であり，現在では加工食品の製造に使用される食品添加物として重要な役割を担っている。

ペクチンは，基本構造となるホモガラクツロナンの化学的な状態により，異なる名称に分類される。プロトペクチンは不溶性のペクチン質に相当する名称で，未熟な果実に含まれるペクチン質の状態とされる。ペクチニン酸は果実の成熟が進むにつれて酵素のはたらきでプロトペクチンから変化した可溶性の物質で，狭義のペクチンに相当する。ペクチニン酸は分子内にメチルエステル基（メトキシ基）を含む構造が特徴である。これが分解されて，全くメチルエステル基を含まなくなった不溶性の物質が，ペクチン酸である。ペクチン酸は，構成糖であるガラクツロン酸のポリマーであり，メチルエステル基を含まないポリガラクツロン酸である。

さらにペクチンは含まれるペクチニン酸のメチルエステル基の割合によって，大きく性質が異なる2種に大別される。エステル化度（メチルエステル化されたガラクツロン酸残基の割合）が50％以上であり，水素結合型ゲルを形成する高メトキシペクチン（HMペクチン）と，エステル化度が50％未満であり，イオン結合型ゲルを形成する低メトキシペクチン（LMペクチン）である。

① ペクチンのゲル化

ペクチンによるゲル形成は，HMペクチンによる水素結合型ゲル（図4-2）と，LMペクチンによるイオン結合型ゲル（図4-3）に分類することができる。

a） 水素結合型ゲル：HMペクチンは，一般のジャムやゼリーに使用されるペクチンである。負電荷をもつペクチンコロイドに酸を加えると，カルボキシ基の解離が抑えられて電気的に中性となり，ペクチンの凝集が起こる。ジャムを製造する際にはさら

topic

ペクチンという名前の由来

ペクチンは，セルロースやヘミセルロースとともに，植物細胞壁を構成する物質であり，すべての陸生植物が生存するために生合成する必要不可欠な多糖類である。ペクチンという物質が文献に登場するのは1790年のことで，フランス人化学者のVauquelinによって報告されたタマリンドから発見されたゼリー状物質が，最初に発見されたペクチンである。その後1825年になって，キチンやグリシンを単離したことで知られるフランス人化学者のBraconnotによって，「濃厚な，固まる」を意味するギリシャ語の「pektos」にちなんで「pectin」と名づけられた。

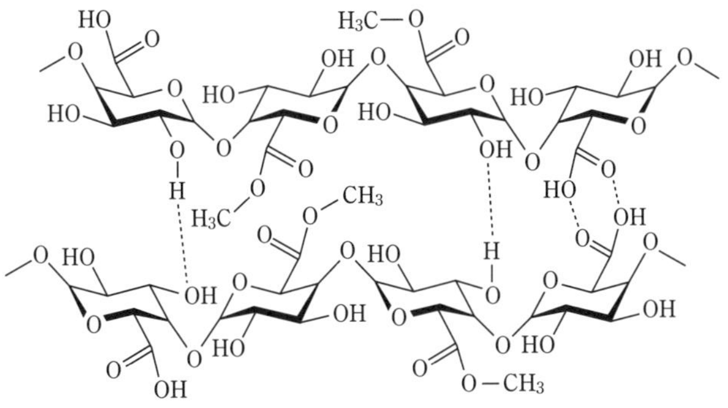

図4-2　水素結合型ペクチンゲル

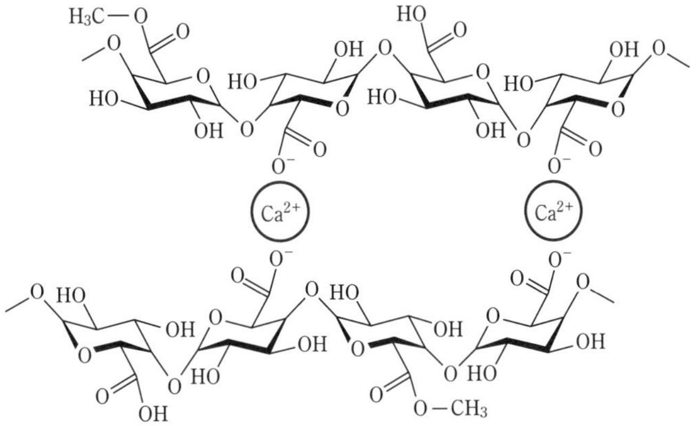

図4-3　イオン結合型ペクチンゲル

に糖を加えるが，この糖の役割は脱水であり，ゲルを安定化させることに役立っている。メチルエステル基を多く含むHMペクチンは，そもそも電荷が低いために，低い糖濃度でも，高いpHでもゲル化しやすい。HMペクチンの用途は，ゲル形成をゼリーとして利用することに加えて，飲料や発酵乳の安定化や増粘剤としての利用である。

b)　イオン結合型ゲル：LMペクチンは，糖分を含まなくとも，カルシウムやマグネシウムのような二価の金属イオンがあれば容易にゲル化する性質をもっている。これは，メチルエステル化されたガラクツロン酸が少ないために，2分子のペクチンがカルシウムによってカルボキシ基を介して架橋され，網目構造を形成して凝集するからである。LMペクチンの用途は，食品の表面の被膜や艶だし，アイスクリームの硬化防止，冷凍肉汁の安定剤としての利用など多岐にわたっている。

②　果実・野菜の成熟，貯蔵に伴うペクチンの変化

果実や野菜を構成する細胞の一次細胞壁に含まれるペクチンは，食感を支配するテクスチャーにも大きな影響を与える。多くの多汁質の果実類は成熟が進むにつれて軟化するが，これは未熟果のペクチン質はプロトペクチンが多いのに対し，成熟するにしたがって可溶性のペクチニン酸となり，さらにペクチン酸へと分解が進むことによる。この変化は植物に含まれるペクチン分解酵素の作用によるものである。

③ 調理に伴う組織の軟化とペクチンの変化

野菜を調理する際に，pH 5.0～6.5の範囲内で加熱することによりペクチンが分解されて軟化する機構は，β脱離とよばれる反応である。これは，ガラクツロン酸のC-5の活性化したプロトンがはずれ，α位のグリコシド結合が開裂し，ペクチンが低分子化することによる(図4-4)。pHが低いとβ脱離の反応速度が低下するため，軟化が抑制される。また，ペクチンの加熱にともなう分解はエステル化度により異なり，完全に脱メチルエステル化したペクチンを長時間加熱してもペクチンは分解されない。これは，脱エステル化した遊離のカルボキシ基と会合した負の電荷がβ脱離を阻害するためである。さらに，調理中のカルシウムイオンの濃度が野菜や果実の軟化に大きく影響する。とくに，低pHにおけるカルシウムイオンは植物組織の軟化を強く抑制することと，LMペクチンで効果が大きいことから，カルシウムイオンによる架橋がペクチン分子の分解を抑制していると考えられる。

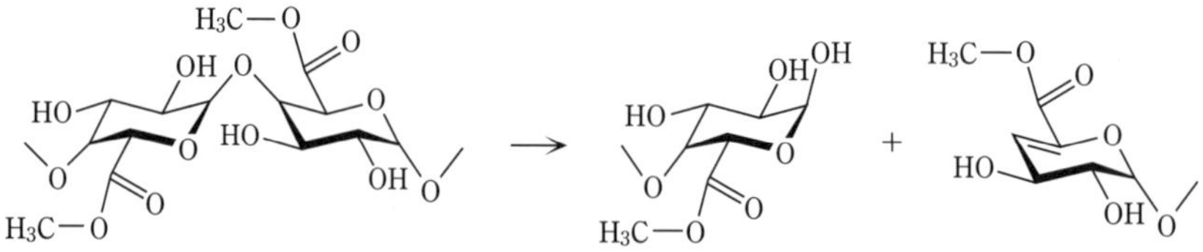

図4-4 β脱離反応によるペクチンの低分子化

(3) 寒 天

寒天は，紅藻類のマクサ(*Gelidium elegans*)を代表種とするテングサ科藻類(国産27種)やオゴノリ(*Gracilaria vermiculophylla*)を代表種とするオゴノリ科から抽出される多糖類である。寒天はアガロースとアガロペクチンから構成されており，アガロースが寒天の力学的挙動の大部分を支配している。これは，アガロースはゲル化するが，アガロペクチンは負電荷が強くゲル化しないことからも理解できる。

① 寒天のゲル化

寒天は冷水には溶解せず，80～90℃の熱水中で溶解して粘性のあるゾルになり，その後冷却すると30～40℃前後で凝固してゲル化する。80℃以上に熱したときに寒天が水に溶解し始めるのは，寒天の構造がランダムコイル状となってゾルになるためであり，完全に溶解した後に冷却し始めると，今度は寒天の構造が二重らせん構造を形成し始めてゲル化する。この二重らせん構造の形成によるゲル化は，最初に同一分子内の隣り合ったガラクトースとの間で水素結合の架橋が生じて寒天分子鎖が直鎖状の構造となり，次に異なる分子鎖間で3,6-アンヒドロ-L-ガラクトースのヒドロキシ

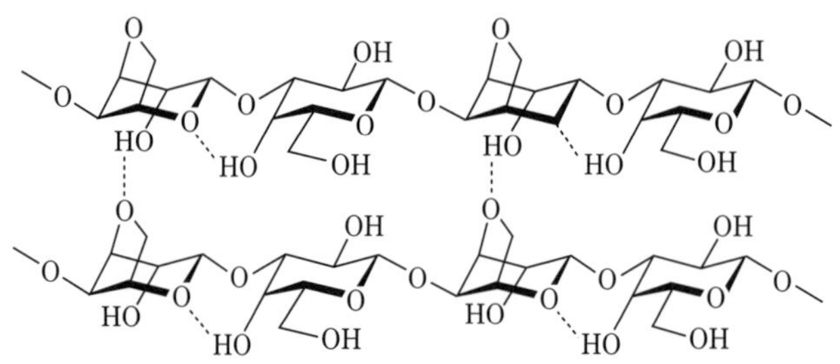

図4-5 寒天分子鎖内および分子鎖間の水素結合による架橋

基(C-2)と環状酸素の間でカゴ状構造による水素結合が形成される(図4-5)ことによって起こる。

② 他の物質による寒天のゲル化への影響

寒天は，0.03%という少量の添加量でゲルを形成するだけでなく高いゲル強度も得られるため，食品に広く利用されている。しかし，酸に弱いことや使用する濃度が低い場合は離水しやすい欠点もある。

寒天に砂糖を添加すると，ゲル構造が密に均一化するため，ゲル強度が高くなるほか，ゲルの透明度が増加する。また，寒天濃度1%以上で砂糖濃度60%以上になると離水も止まる。しかし，酸や脂肪，たんぱく質，でんぷんなどを添加すると，寒天のゲル強度は低下する。

〈参考文献〉

高橋禮治・高橋幸資：「でん粉製品の知識 改訂増補第2版」，幸書房(2022)
藤本滋生：「でんぷんの世界：150種の植物のでんぷん研究」，22世紀アート(2022)
西谷和彦・梅澤俊明編：「植物細胞壁」，講談社(2013)
渡邉信監修：「藻類ハンドブック」，エヌ・ティー・エス(2012)
不破英次・檜作進・貝沼圭二・小巻利章編：「でんぷん科学の事典」，朝倉書店(2010)
山本和貴・松木順子・貝沼圭二編：「澱粉の科学と技術」，澱粉研究懇談会(2010)
真部孝明：「ペクチン」，幸書房(2001)
國崎直道・佐野征男：「食品多糖類」，幸書房(2001)

食用油脂を空気中に放置すると酸敗する。

2 脂質の変化

油脂や油脂を含む加工食品を空気中に長時間放置すると，酸素，光，微生物などのはたらきにより，刺激的な味やいやな臭いが生じることがある。これを脂質の酸敗(rancidity)，あるいは変敗(deterioration)，または劣化(degradation)とよぶ。

(1) 脂質の酸敗

脂質の酸敗には，①加水分解型酸敗，②ケトン型酸敗，③酸化型酸敗がある。

① 加水分解型酸敗

加水分解型酸敗は，主にバターなどの乳製品や硬化やし油で起こりやすい。バターは，構成脂肪酸として酪酸(C4：0)やカプロン酸(C6：0)など低級脂肪酸を含んでいるが，これらが乳中，あるいは微生物の出すリパーゼの作用により加水分解を受けて遊離されると，酸敗臭を与える。硬化ヤシ油のようなラウリン酸(C12：0)を含む油脂は，保存中に石鹸臭とよばれる不快臭を生じることがあるが，これは加水分解により生じたラウリン酸に由来する。

② ケトン型酸敗

ケトン型酸敗は，やし油やバターなど炭素数の短い低級脂肪酸を多く含む油脂で起こる。コウジカビや青カビのような微生物の作用により，脂肪酸が酸化されてケト酸になった後，脱炭酸反応が起こり，メチルケトンを生成して異臭が生じる。

$$\underset{\text{脂肪酸}}{RCH_2CH_2COOH} \xrightarrow{O_2} RCH(OH)CH_2COOH \xrightarrow{-2H} RC(=O)CH_2COOH \xrightarrow{-CO_2} \underset{\text{メチルケトン}}{RC(=O)CH_3}$$

③ 酸化型酸敗(酸化)

加水分解型酸敗やケトン型酸敗は，微生物による酵素的反応であり，水やたんぱく質を含む食品で起こる。それに対し，空気中の酸素によって酸化を受け，異味や異臭が生じたり，ときには下痢などの食中毒を起こすこともある。これが脂質の酸化型酸敗であり，一般に脂質の酸化とよんでいる。脂質の酸化は，食品だけでなく食用油でも起こり，日常的によくみられる避けがたい現象である。

(2) 脂質の酸化

脂質(油脂)の酸化は，その反応機構の違いにより，①自動酸化，②光増感酸化，③酵素酸化に大別される。

① 自動酸化

油脂の自動酸化(autoxidation)は，油脂を構成する脂肪酸のうち，特に二重結合を有する不飽和脂肪酸で起こる。なかでも二重結合を複数個有する多価不飽和脂肪酸は酸化反応を受けやすい。油脂を構成する多価不飽和脂肪酸は，主にリノール酸(C18：2n-6)とα-リノレン酸(C18：3n-3)であり，共通してシス，シス-1,4-ペンタジエン構造を有する。このペンタジエン構造内の二重結合間にはさまれたメチレン基は活性メチレン基ともよばれ，その水素原子は容易に引き抜き反応を受け，脂質ラジカル(L・)を生じやすい。この脂質ラジカルが開始反応となって油脂の自動酸化が連鎖的に進行するため，自動酸化はフリーラジカル(free radical)反応ともよばれる。

油脂の自動酸化では，式①に示すように，光，熱，金属，過酸化物や種々のラジカルが引き金となり，多価不飽和脂肪酸の活性メチレン基から水素が引き抜かれて，脂質ラジカル(L・)が生成する。この反応は連鎖開始反応とよばれる。脂質ラジカル(L・)は，空気中の酸素分子と速やかに反応して脂質ペルオキシラジカル(LOO・)となる(式②)。脂質ペルオキシラジカル(LOO・)は，式③のように，他の多価不飽和脂肪酸から水素を引き抜き，脂質ヒドロペルオキシド(lipid hydroperoxide; LOOH)になると同時に脂質ラジカルを生成する。こうして生じた脂質ラジカルは，さらに別の多価不飽和脂肪酸から水素を引き抜き，それ自身は脂質ヒドロペルオキシド(LOOH)になるとともに，脂質ラジカルを生じる。このように脂質ラジカルは，再び脂質ペルオキシラジカルを経て脂質ヒドロペルオキシドを生成する連鎖反応を繰り返す。そのためこの反応は，連鎖成長反応とよばれる。脂質ヒドロペルオキシド(LOOH)は不安定であるため，式④，⑤のように，分解反応が起こり，ラジカル(LO・，LOO・)を生成する。しかし，連鎖反応は無限に続くのではなく，式⑥～⑧に示されるように，脂質ラジカルの2分子反応のほか，ラジカル捕捉型の酸化防止剤により，反応性の低い安定なラジカルになって反応は停止する。この反応を連鎖停止反応とよぶ。

開始反応

$$LH \longrightarrow L\cdot + H\cdot \quad \cdots\cdots ①$$

成長反応

$$L\cdot + O_2 \longrightarrow LOO\cdot \quad \cdots\cdots ②$$

$$LOO\cdot + LH \longrightarrow LOOH + L\cdot \quad \cdots\cdots ③$$

分解反応

$$LOOH \longrightarrow LO\cdot + \cdot OH \quad \cdots\cdots ④$$

$$2LOOH \longrightarrow LOO\cdot + LO\cdot + H_2O \quad \cdots\cdots ⑤$$

停止反応

$$2LOO\cdot \longrightarrow LOOL + O_2 \quad \cdots\cdots ⑥$$

$$L\cdot + LOO\cdot \longrightarrow LOOL \quad \cdots\cdots ⑦$$

$$2L\cdot \longrightarrow LL \quad \cdots\cdots ⑧$$

LH：脂質(不飽和脂肪酸)

topic

戻り臭

大豆油は，過酸化物価が低い酸化が進んでいないときに，「戻り臭」とよばれる豆臭や草臭のような不快な臭いを生じる。この「戻り臭」の発生機構は不明だが，光照射下で生じやすい。臭気成分としては，これまでシス-3-ヘキセナール，2, 4-ヘプタジエナール，1-デシンや2-ペンチルフランが考えられていたが，その後，大豆油に微量に含まれるフラン酸の光酸化で生じる3-メチルノナン-2, 4-ジオンが，「戻り臭」の成分とする報告が出されている。

また，パーム油を保存すると，「ほこりっぽい」と表現される不快な味を呈することがあり，「戻り」とよばれる。この「戻り」の発生機構は明らかにされていないが，大豆油の「戻り臭」とは異なり，冷蔵保存のような低温下で発生しやすい。

油脂の自動酸化では，連鎖開始・成長・分解・停止反応が順番に起こっているのではなく，それらは同時に起こっている。しかし，それぞれの反応速度が異なるため，酸化生成物の量的変化は図4-6のようになる。最初は脂質ヒドロペルオキシドの生成がみられない反応が遅い時期があり，誘導期とよばれる。その後，反応が速やかに進むと，脂質ヒドロペルオキシドが生成する。脂質ヒドロペルオキシドは，酸化反応の最初に生成するので一次酸化生成物という。しかし，脂質ヒドロペルオキシドは不安定であるため，連鎖停止反応で重合物を生成するほか，二次反応によりアルコールやアルデヒド，ケトン，炭化水素，カルボン酸などの低分子化合物に分解される（図4-7）。これらは脂質ヒドロペルオキシドから生じることから，二次酸化生成物とよばれる。

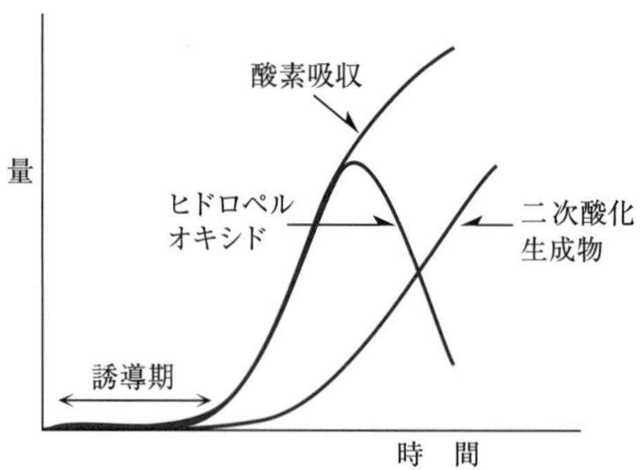

図4-6　油脂の酸素吸収量と酸化生成物の経時変化

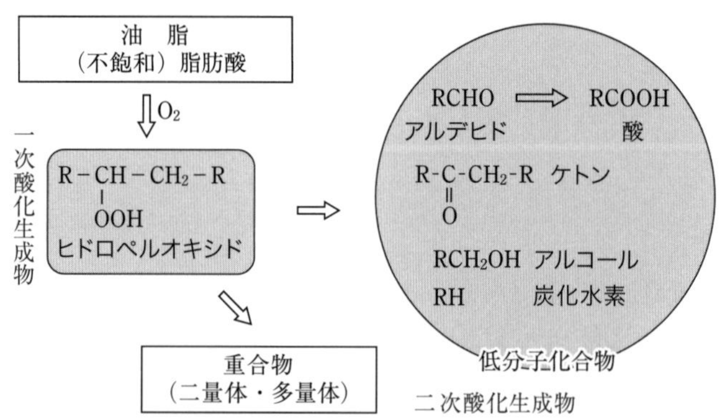

図4-7　油脂の自動酸化反応

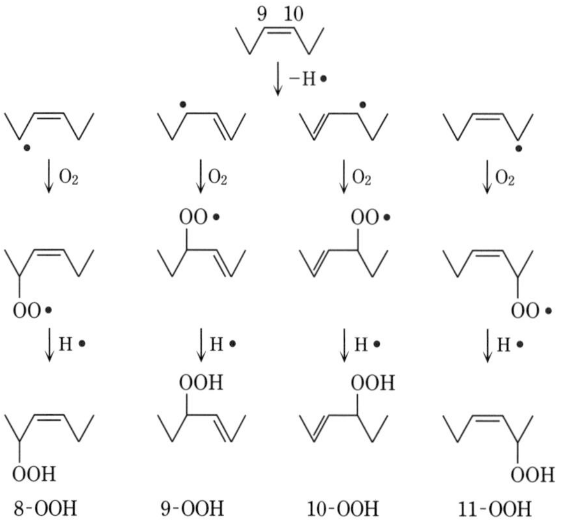

9　10
－H•
O_2
OO•
H•
OOH
8-OOH　9-OOH　10-OOH　11-OOH

図4-8　オレイン酸の自動酸化

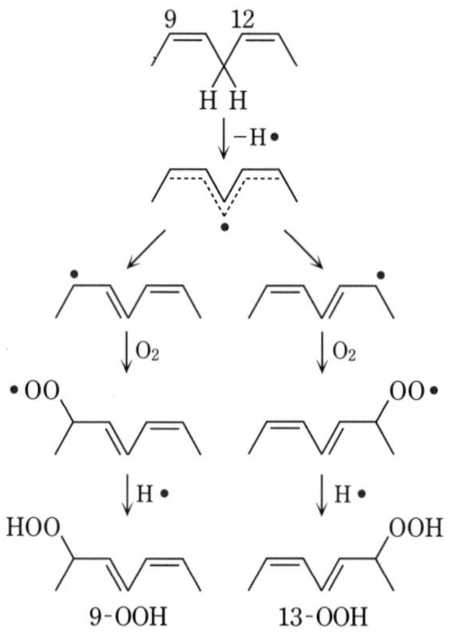

9　12
H H
－H•
O_2
•OO　OO•
H•
HOO　OOH
9-OOH　13-OOH

図4-9　リノール酸の自動酸化

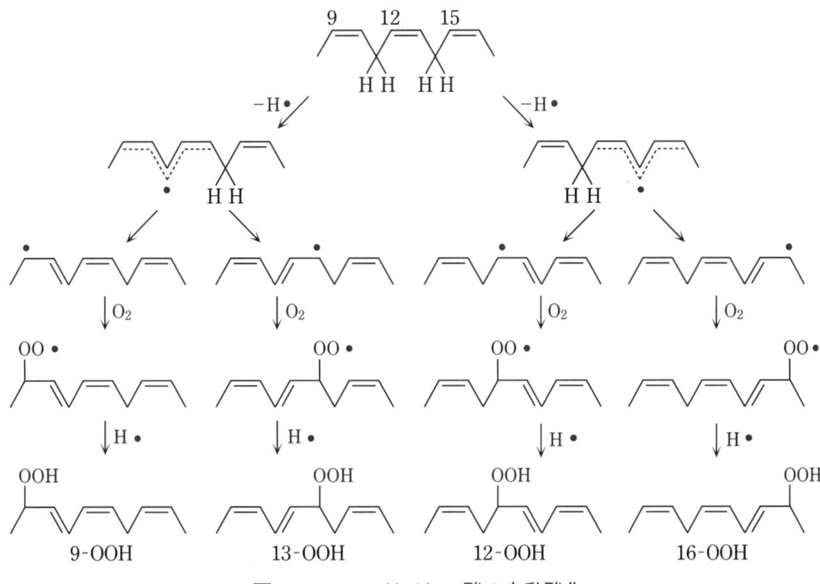

図4-10　α−リノレン酸の自動酸化

一次酸化生成物の脂質ヒドロペルオキシドには位置異性体が存在する。図4-8に示すように，オレイン酸（C18：1n-9）の自動酸化では4種類のヒドロペルオキシド位置異性体（8位，9位，10位，11位）が生成する。また，リノール酸（C18：2n-6）では2種類（9位，13位），α-リノレン酸（C18：3n-3）では4種類のヒドロペルオキシド位置異性体（9位，12位，13位，16位）がそれぞれ生成する（図4-9，10）。脂質ヒドロペルオキシド位置異性体の種類により二次酸化生成物の構造が異なる。二次酸化生成物のうち重合物は粘度に，低分子のアルデヒドやケトン，アルコールなどは閾値が低いので，油脂の臭いや味に関与する。

油脂の酸化生成物の多くは毒性を示す。一次酸化生成物の脂質ヒドロペルオキシドは，小腸などの消化器に障害をもたらし，腹痛や下痢といった急性毒性を示すほか，長期に摂取すると神経性中毒や免疫機能の低下などを引き起こす。二次酸化生成物のうち重合物は，消化吸収されにくい点で毒性を示す。また低分子化合物のうち，カルボニル化合物は反応性が高く，容易に生体物質と反応するため，生体機能に障害をもたらす。

②　光増感酸化

光増感酸化（photosensitized oxidation）は，光増感剤とよばれる物質と光が共存する場合に起こる。光増感酸化には2種類（Type I，II）ある。

Type I は，光増感剤がリボフラビンなどのフラビン類やベンゾキノンなどのキノン類の場合で，式⑨に示すように，光増感剤に光（hν）が当たると一重項状態（^{1}Sens）からエネルギーの高い励起一重項状態を経て，励起三重項状態（^{3}Sens*）となる。励起三重項状態の光増感剤は不飽和脂肪酸と反応して，脂質ラジカルを生成する（式⑩）。生じた脂質ラジカルによって連鎖反応が進行するため，本反応は自動酸化と同じフリーラジカル反応であるが，自動酸化より酸化速度が大きい。

$$^1\text{Sens} \xrightarrow{h\nu(\text{光})} {}^1\text{Sens}^* \longrightarrow {}^3\text{Sens}^* \quad \cdots\cdots ⑨$$

$^3Sens^* + LH \longrightarrow L\cdot + {}^1Sens$ ……………………………… ⑩

$L\cdot + O_2 \longrightarrow LOO\cdot$ ……………………………… ②

$LOO\cdot + LH \longrightarrow LOOH + L\cdot$ ……………………………… ③

TypeⅡは，光増感剤がクロロフィルやローズベンガルの場合に起こる。TypeⅠと同様に，光増感剤に光(hν)が当たると一重項状態(^{1}Sens)からエネルギーの高い励起一重項状態を経て励起三重項状態(^{3}Sens*)となる(式⑨)。しかし，励起三重項状態の光増感剤は酸素分子と反応して，一重項酸素($^1O_2$)を生成する(式⑪)。一重項酸素は活性酸素の一種で，通常の酸素よりも1,500倍反応性が高い。この一重項酸素が不飽和脂肪酸の二重結合に直接反応して，ヒドロペルオキシドを生成する(式⑫)。そのためTypeⅡの光増感酸化は，一重項酸素酸化ともいう。

$^1Sens \xrightarrow{h\nu(光)} {}^1Sens^* \longrightarrow {}^3Sens^*$ ……………………………… ⑨

$^3Sens^* + {}^3O_2 \longrightarrow {}^1O_2 + {}^1Sens$ ……………………………… ⑪

$^1O_2 + LH \longrightarrow LOOH$ ……………………………… ⑫

オリーブ油やなたね油などの植物油脂には，クロロフィルからMgが外れたフエオフィチンが微量に含まれており，光増感剤として作用する。

③　酵素酸化

油脂の酸化では，自動酸化と光増感酸化の化学的酸化反応しか起こらないが，脂質を含む食品や生体中では，酵素的酸化反応が起こる。脂質を酸化する代表的な酵素として，リポキシゲナーゼ(Lipoxygenase)がある。リポキシゲナーゼは，非ヘム鉄を含む酸化還元酵素の一種で，多価不飽和脂肪酸に酸素分子を添加して，ヒドロペルオキシドを生成する。植物，とくに豆科(大豆，ピーナッツ，もやしなど)種子で活性が高いことが知られているが，じゃがいもやトマト，とうもろこしのほか，カビや動物組織にもリポキシゲナーゼは存在する。そのため，食品の加工や保存中にリポキシゲナーゼの作用により脂質が酸化され，製品の風味が低下する。

リポキシゲナーゼによる脂質の酸化反応は，その起源により基質・生成物特異性が異なる。リポキシゲナーゼによる酸化反応は基本的には自動酸化と同じであるが，シス，シス-1,4-ペンタジエン構造を有するリノール酸やα-リノレン酸，アラキドン酸のような多価不飽和脂肪酸のみに作用し，オレイン酸には作用しない(表4-1)。

大豆種子のリポキシゲナーゼには，複数のアイソザイムが存在することが知られている。表4-1に示すように，大豆リポキシゲナーゼ-1(L-1)は，リノール酸から13位ヒドロペルオキシド(13－OOH)を選択的に生成する。しかし，大豆リポキシゲナー

表4-1　植物のリポキシゲナーゼ

起　源	pH	基　質	生成物
大豆			
L-1	9.0	リノール酸(遊離)	13-OOH
L-2	7.0	リノール酸(遊離，エステル)	13-OOH/9-OOH(1:1)
L-3	7.0	リノール酸(遊離，エステル)	13-OOH/9-OOH(1:1)
とうもろこし	6.5	リノール酸	9-OOH
じゃがいも	5.5	α-リノレン酸	9-OOH

ゼ-2(L－2)は，遊離のリノール酸だけでなく，トリアシルグリセロールのようなエステル型のリノール酸にも作用し，13-OOHと9-OOHを生成する。一方，じゃがいものリポキシゲナーゼは，α-リノレン酸から9-OOHのみを生成する。また，ヒドロペルオキシドには光学異性体が存在するが，リポキシゲナーゼ反応で生成するヒドロペルオキシドは，(R)体もしくは(S)体のいずれかである。

リポキシゲナーゼ反応は，通常の酸化還元酵素の阻害剤であるシアン化ナトリウムなどでは阻害されず，トコフェロールやBHAのようなフリーラジカル捕捉型の酸化防止剤で阻害される。

脂質の酸化に関わる酵素としてヒドロペルオキシドを分解するヒドロペルオキシドリアーゼ(hydroperoxide lyase)があり，茶葉やきゅうりなどの植物がもつ独特の臭気成分の生成に関与している。

④ 油脂の酸化に影響する因子

油脂の酸化に関与する因子を表4-2にまとめた。酸素がなければ基本的に油脂の酸化は進行しない。豆菓子やスナック菓子など一部の加工食品では，脱酸素剤や窒素ガス置換により油脂の酸化を防止しているが，油脂を用いた加熱調理，あるいは加工食品を製造，保存する際に，酸素を完全に遮断することは難しい。よって，油脂の酸化の進行は避けられないが，油脂を取り巻く環境や油脂成分により酸化は大きく影響される。

表4-2 油脂の酸化に及ぼす因子

内的因子(油脂成分)
油脂構造(脂肪酸組成など)
酸化防止剤
金属(鉄・銅など)
過酸化物
光増感剤(クロロフィル類)
外的因子(環境)
酸素
温度
光
水分

油脂の酸化速度は，構成する脂肪酸の種類により異なる。不飽和脂肪酸は，二重結合の数が多くなるほど，特に活性メチレン基の数が多くなるほど，酸化は速やかに進行する(表4-3)。したがって，α-リノレン酸(C18：3n-3)の多い油脂，例えば，あまに油やしそ油は酸化されやすい。

表4-3 各種脂肪酸の酸化速度(相対比)

脂肪酸	Sterton 100℃	Holman 37℃	Gunstone 20℃	福 住37℃
18:0	1	−	−	−
18:1	11	−	4	1
18:2	114	42	48	8
18:3	179	100	100	21.7

また，金属や過酸化物，酸化防止剤など油脂に含まれる微量成分も油脂の酸化速度に影響する。銅や鉄といった原子価2以上の金属は，一般に酸化を促進する。これらの金属は誘導期を短くすると共に，ヒドロペルオキシドの分解も促進する。

油脂の酸化は化学反応でもあるので，温度が高いほど酸化は速くなる。また可視光や紫外線といった光照射は，油脂の酸化を促進する。特に波長が短い光は酸化を促進する。したがって，家庭で油脂を保存する場合には，冷暗所に置くことが大切である。酸素分圧が0.5～1.0%濃度の場合，酸素濃度に依存して酸化速度は大きくなる。また，空気との接触面積が大きいほど酸化は速い。一般に水分活性が0.4～0.5のとき酸化速度は小さいとされ，水分活性が高いと金属の移動が容易となり，酸化が促進される。

マヨネーズやドレッシングなど乳化系食品の場合，油脂の酸化は，油脂の種類や乳化剤の種類と量，pHに影響され，エイコサペンタエン酸(EPA)やドコサヘキサエン酸(DHA)といった高度不飽和脂肪酸は，乳化系では酸化されにくいとされる。

(3) 油脂の加熱劣化

大量の揚げ物をつくったり，長時間連続のフライ調理を行うと，油脂は次第に着色する他，粘性が増したり，刺激的な揮発成分や発煙が生じたりする。また，油脂の表面に小さな泡が持続的に立つようになる。このような現象を「油脂の疲れ」といい，油脂の加熱による劣化である。

図4-11に示すように，フライ調理では，油脂は150～200℃で使用されるため，通常の酸化よりも激しい酸化反応が起こるほか，加水分解，重合，分解などのさまざまな化学反応が起こる。

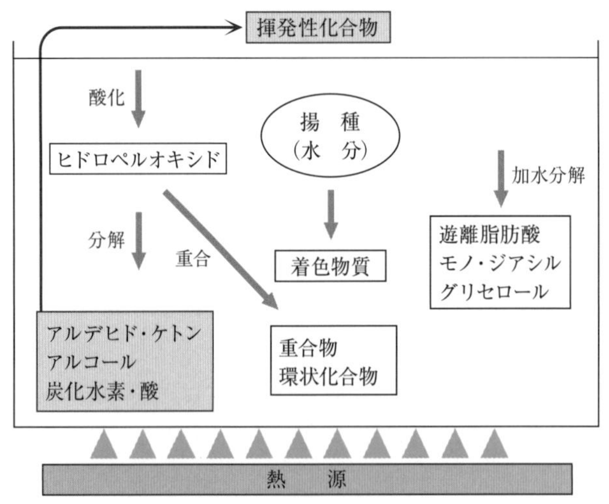

図4-11　油脂の加熱劣化

① 熱酸化

フライ加熱のような高温で起こる酸化は，熱酸化(thermal oxidation)とよばれる。熱酸化は，基本的には自動酸化と同じフリーラジカル反応である。しかしフライ加熱調理のような高温条件では，不飽和脂肪酸だけでなく飽和脂肪酸も酸化される。また，ヒドロペルオキシドは高温では不安定で分解されやすい。そのため，フライ油中にはヒドロペルオキシドは，ほとんど蓄積されず，多くの二次酸化生成物が生じる。フライ加熱中に生じる主な二次酸化生成物は，リノール酸やα-リノレン酸などの多価不飽和脂肪酸に由来する。二次酸化生成物は自動酸化の場合と同様に，飽和・不飽和アルデヒド，ケトン，アルコール，炭化水素，脂肪酸，エポキシドなどが生じるが，自動酸化よりも種類が多い。

油脂の熱酸化は構成脂肪酸の影響を受けやすく，とくに二重結合が多い脂肪酸ほど酸化されやすい。また同じ脂肪酸組成であってもトリアシルグリセロール1分子当たりの多価不飽和脂肪酸の割合が大きいものほど，熱酸化されやすい。熱酸化は，温度が高いほど促進されるが，空気との接触面積が大きいほど，油脂の熱酸化は進行しやすい。また，トコフェロールなどの天然酸化防止剤によって熱酸化は抑制されるが，これら天然酸化防止剤は熱に不安定なため，容易に分解されるので，その効果は弱い。

② 加水分解

油脂の主成分はトリアシルグリセロールであるため，フライ加熱では，揚げ種や空気中の水分（水蒸気）によりエステル結合が切れる加水分解反応が起こりやすい。図4-12に示すように，加水分解反応によりトリアシルグリセロールから遊離脂肪酸とジアシルグリセロールやモノアシルグリセロールが生じるが，構成脂肪酸によって油脂の加水分解のされやすさが異なり，多価不飽和脂肪酸のトリアシルグリセロールよりも1価不飽和脂肪酸や飽和脂肪酸のトリアシルグリセロールで加水分解されやすい。加水分解で生じる遊離脂肪酸は，油脂食品の風味に影響を与えるだけでなく，油脂の発煙点を低下させる。

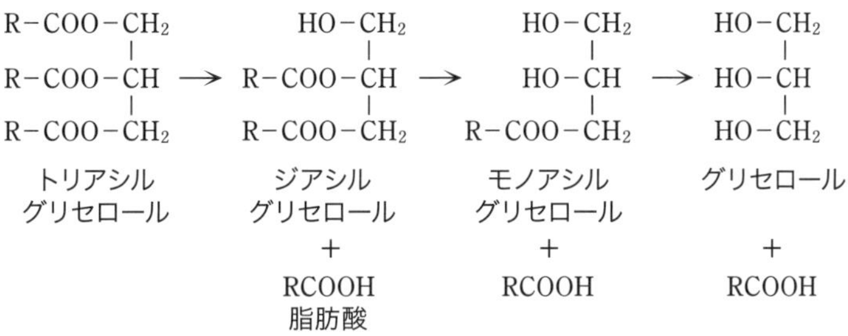

図4-12 油脂の加水分解

油脂の加水分解には酸化も関係し，空気中の酸素濃度を抑えると加水分解されにくくなる。一方，界面活性剤やリン脂質は，油脂の加水分解を促進する。また，揚げ種などに含まれるカルシウムやマグネシウムなどの金属イオンは，遊離脂肪酸と反応して石鹸を作り，泡立ちを引き起こす。

③ 重合，熱分解

フライ加熱調理中には脂肪酸同士，あるいはトリアシルグリセロール間で重合が起こり，環状脂肪酸のほか，二量体や三量体などの高分子量の重合物ができ，粘度が増加する。空気と接触している油脂の表面近くでは，熱酸化重合（thermal oxidative polymerization）が起こるが，鍋底のような空気のない環境下では熱重合（thermal polymerization）が起こる。自動酸化で生じる重合物は酸素架橋のものが多いが，熱酸化重合では，水酸基やカルボニル基を含む炭素―炭素架橋の重合物を生成する。この

topic

油酔い

フライ調理を長時間行ったときに，調理者の気分が悪くなることがある。このような現象を「油酔い」という。この「油酔い」の原因物質は，不飽和アルデヒドのアクロレイン（$CH_2=CH-CHO$）といわれている。このアクロレインは刺激臭のある化合物で，目や肺に障害をもたらす毒性を有することが知られており，わが国では毒物および劇物取締法により劇物に指定されている。このアクロレインは油脂の主成分であるトリアシルグリセロールの熱分解で生じるとこれまで考えられてきたが，実際はグリセロール由来ではなく，油脂を構成する脂肪酸のうち α-リノレン酸が熱酸化を受けて生じることが明らかにされてきた。

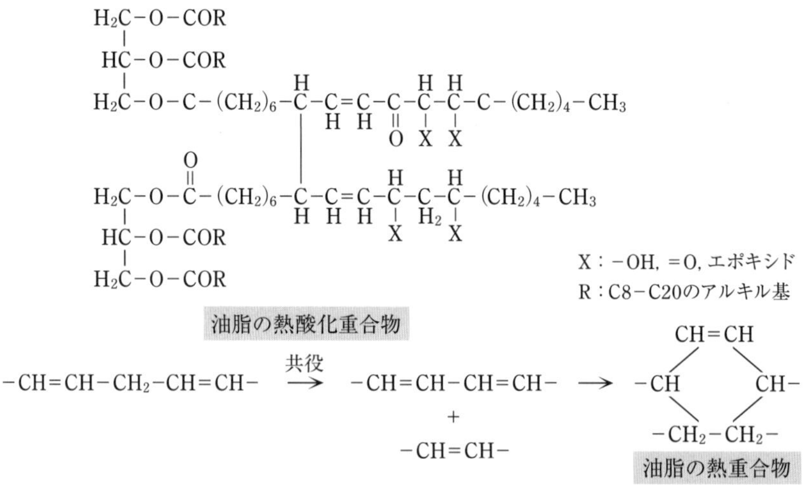

```
H2C−O−COR
 |
 HC−O−COR
 |                    H                H  H
H2C−O−C−(CH2)6−C−C=C−C−C−C−C−(CH2)4−CH3
                      |   H  H  ‖   |   |
                      |            O  X  X
     O                |
     ‖                |           H       H
H2C−O−C−(CH2)6−C−C=C−C−C−C−(CH2)4−CH3
 |                    H  H  H  |  H2 |
 HC−O−COR                    X      X
 |
H2C−O−COR
```

X：−OH, =O, エポキシド
R：C8−C20のアルキル基

油脂の熱酸化重合物

```
                          共役                                              CH=CH
−CH=CH−CH2−CH=CH−  ⟶  −CH=CH−CH=CH−  ⟶  −CH        CH−
                                    +                                 −CH2−CH2−
                               −CH=CH−
```

油脂の熱重合物

図4−13　油脂の重合物

重合反応は不飽和度が高いほど起こりやすい。一方，熱重合は，共役二重結合と非共役二重結合の間でのDiels-Alder反応により環状化合物や二量体などの重合物が生じる（図4-13）。油脂の加熱で生じる重合物には強い毒性があり，大量に摂取すると下痢などの食中毒を引き起こす。

熱分解（thermal decomposition）は，油脂を290～300℃に加熱した場合に起こるとされ，トリアシルグリセロールが分解して炭化水素やケトンなどを生成する。

表4−4　油脂の劣化度評価

評価法	自動酸化・光増感酸化	加熱劣化
化学的評価	過酸化物価 カルボニル価 アニシジン価 チオバルビツール酸値 共役酸量	酸価 カルボニル価 アニシジン価 ケン化価 ヨウ素価 着色度 酸化酸量 極性化合物量 重合物量
物理的評価	電位差滴定 赤外吸収スペクトル 紫外吸収スペクトル 電子スピン共鳴 核磁気共鳴 化学発光 蛍光スペクトル ガスクロマトグラフィー ポーラログラフィー	発煙点 色度，色差 粘度 電導度，誘電率 核磁気共鳴 化学発光 赤外吸収スペクトル ガスクロマトグラフィー 匂いセンサー 泡延距離
官能評価		
生物的評価	成長試験 毒性試験	成長試験 毒性試験

(4) 油脂の劣化度評価

劣化した油脂は食中毒を引き起こすので，油脂がどの程度劣化しているのかを評価する必要がある。表4-4に示すように，油脂の劣化度を評価する方法はいろいろあるが，食品加工・調理の現場では臭いや味といった官能的に評価することが多い。しかし，官能評価は個人差が大きく，客観的な評価が難しい。そのため，油脂の劣化度を数値的に表わす化学的あるいは物理的評価が用いられている。これらの評価法のうち，酸価(Acid Value; AV)，過酸化物価(Peroxide Value; PV)，カルボニル価(Carbonyl Value; CV)が，厚生労働省の衛生規範に採用されている(2章3節　脂質を参照)。

(5) 調理・加工中の脂質変化

食品の調理・加工中にも脂質の酸化が起こり，不飽和脂肪酸が減少する。いわしを調理した際の脂肪酸の変化をみると，焼き物および煮物でEPAやDHAなどの高度不飽和脂肪酸の減少がみられる。また，唐揚げや三杯酢漬けでオレイン酸やリノール酸の顕著な増加がみられるのは，フライに使用した植物油との脂質の交換が起きたためである。

(6) 酸化防止剤

油脂や油脂を含む食品の品質を維持するうえで，油脂の酸化を防止することが必要である。酸化防止を目的に油脂や食品に用いられるものを酸化防止剤あるいは抗酸化剤(antioxidant)といい，天然物と化学合成品がある。その主なものを表4-5, 6に示す。これら酸化防止剤のうち，実際にはごく一部の食品を除いて合成酸化防止剤はあまり使用されていない。わが国で一般によく用いられているのはトコフェロール(ビタミンE)で，食用油脂の製造時に生じる脱臭留出物から抽出されたものである。最近では，食品用の酸化防止剤としてカテキン類を含む茶抽出物やフェノール性化合物を含むローズマリー抽出物などが用いられている。

酸化防止剤はその作用機構により，①ラジカル阻害剤，②相乗剤，③一重項酸素消光剤，④脱酸素剤に分類される。

① ラジカル阻害剤

ラジカル阻害剤(free radical inhibitor)は，自動酸化の連鎖反応を抑制することで酸化防止作用を示す。トコフェロールやフェノール系合成酸化防止剤がこれにあたり，狭義の意味での酸化防止剤である。

酸化防止剤(AH_2)は，基本的には式⑬～⑮に示すように，油脂の酸化で生じるフリーラジカル(L・，LO・，LOO・)に水素ラジカルを供与して，連鎖反応を停止させる。それ自身はラジカルとなるが，フリーラジカルとは異なり反応性が低いので，酸化は進行しない。

$$LOO\cdot + AH_2 \longrightarrow LOOH + AH\cdot \quad ⑬$$

$$LOO\cdot + AH\cdot \longrightarrow LOOH + A \quad ⑭$$

$$2AH\cdot \longrightarrow AH_2 + A \quad ⑮$$

② 相乗剤

自らは抗酸化作用をもたないか，あるいは弱いかで，ラジカル阻害剤と共存してそ

表4-5　代表的な天然酸化防止剤

名　称	構　造　式	所　在
ビタミンE同族体 トコフェロール	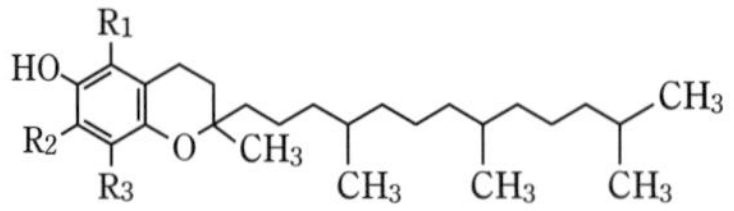 R_1, HO, R_2, R_3, O, CH_3, CH_3, CH_3, CH_3, CH_3 　　　　　　　　R_1　R_2　R_3 α-トコフェロール　CH_3　CH_3　CH_3 β-トコフェロール　CH_3　H　CH_3 γ-トコフェロール　H　CH_3　CH_3 δ-トコフェロール　H　H　CH_3	各種植物油一般
トコトリエノール	（トコフェロール同様に，$\alpha, \beta, \gamma, \delta$がある） 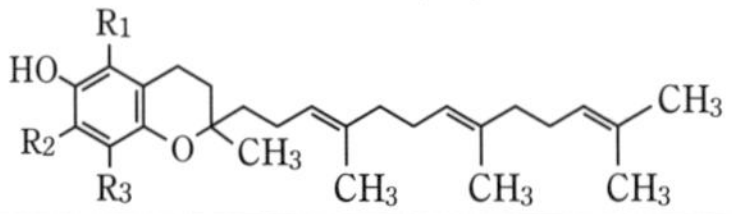 R_1, HO, R_2, R_3, O, CH_3, CH_3, CH_3, CH_3, CH_3	パーム油，こめ油，小麦胚芽油
セサモール	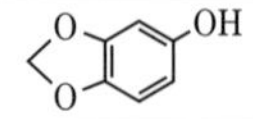 O, O, OH	ごま油（セサミン，セサモリンとして存在）
フラボン誘導体 ケルセチン	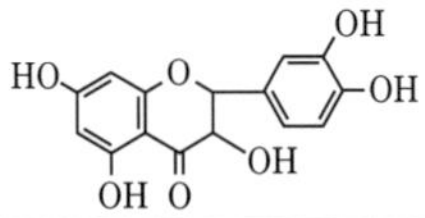 HO, O, OH, OH, OH, OH, O	植物一般に配導体（ケルシトリン，ルチン）として広く分布
フェルラ酸	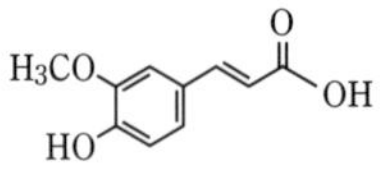 H_3CO, HO, O, OH	米ぬか（γ-オリザノールとして存在）
レスベラトロール	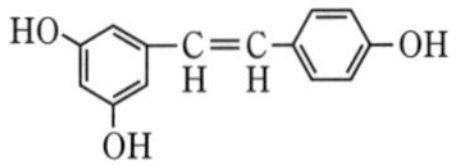 HO, C=C (H, H), OH, OH	ぶどう果皮
グアヤク脂 （グアヤクガム）		ユソウ木樹脂（グアヤコン酸，グアイアレチン酸，精油などの混合物）茶葉など植物一般
没食子酸誘導体	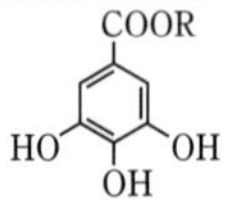 COOR, HO, OH, OH	茶葉
コーヒー酸	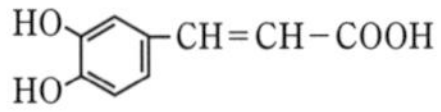 HO, HO, CH=CH−COOH	コーヒー豆・カカオ豆（クロロゲン酸として）
カテキン類	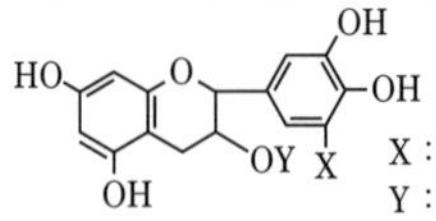 HO, O, OH, OH, OH, OY, X X：−Hまたは−OH Y：−Hまたは没食子酸	茶葉，カカオ豆，アボガド果皮
オイゲノール	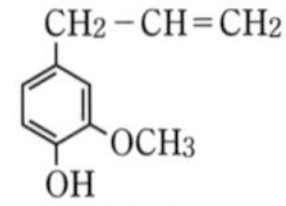 $CH_2-CH=CH_2$, OCH_3, OH	シナモン，クローブ オールスパイス
ロスマノール	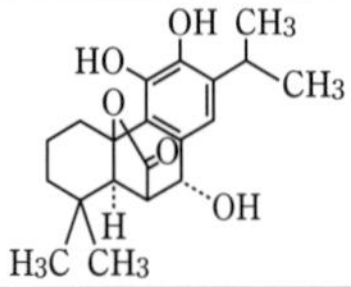 OH, CH_3, HO, CH_3, O, O, OH, H, H_3C, CH_3	ローズマリー
カンフェン	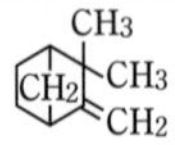 CH_3, CH_2, CH_3, CH_2	ローズマリー，ジンジャー，ナツメグ，セージ

表4-6　代表的な合成抗酸化剤

名　称	構　造　式	使用範囲
ブチルヒドロキシアニソール（BHA）*	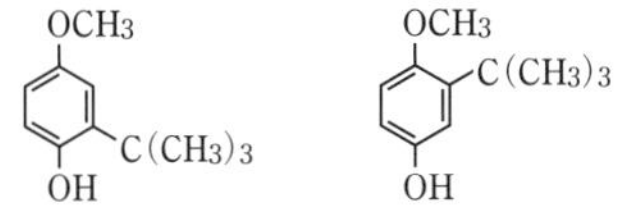 OCH_3, $C(CH_3)_3$, OH　約95% OCH_3, $C(CH_3)_3$, OH　約5%	油脂，バター，魚介塩蔵品，乾燥裏ごしいもに0.02%，魚介冷凍品の場合，浸漬液に0.1%
ブチルヒドロキシトルエン（BHT）*	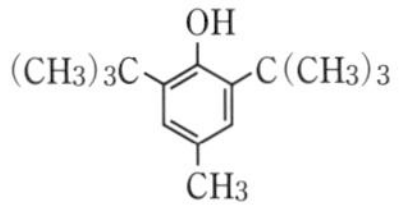 OH, $(CH_3)_3C$, $C(CH_3)_3$, CH_3	BHAと同様 チューインガムには0.075%
没食子酸プロピル（PG）*	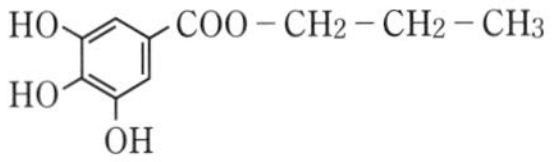 HO, HO, OH, $COO-CH_2-CH_2-CH_3$	油脂，バターに対して0.01%
没食子酸イソアミル（IAG）	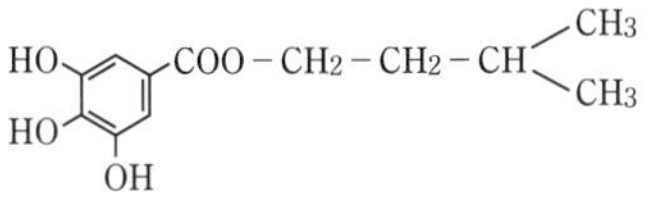 HO, HO, OH, $COO-CH_2-CH_2-CH(CH_3)_2$	油脂，バター，魚介乾燥製品に0.01%，魚介塩蔵品に0.1%，魚介冷凍品の場合浸漬液に0.1%
プロトカテキュ酸エチル（EP）	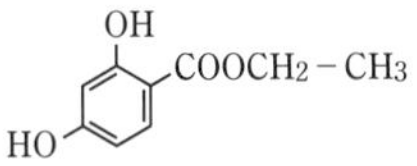 OH, HO, $COOCH_2-CH_3$	油脂，バターに対して0.05%
ノルジヒドログアヤレチック酸（NDGA）*	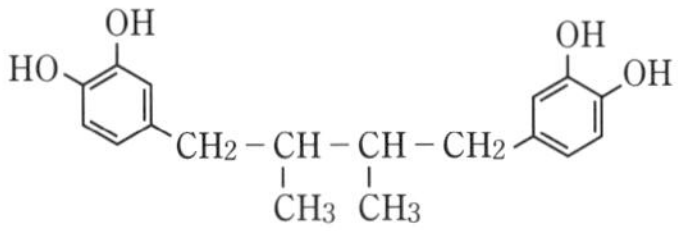 HO, OH, $CH_2-CH(CH_3)-CH(CH_3)-CH_2$, OH, OH	油脂，バターに対して0.01%
エリソルビン酸（EA）* エリソルビル酸ナトリウム*	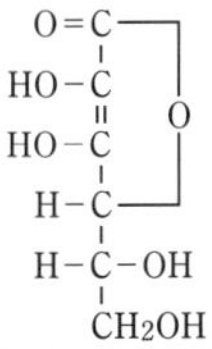 $O=C$, $HO-C$, $HO-C$, $H-C$, O, $H-C-OH$, CH_2OH	果汁飲料，ビール，バター，チーズ
dl-α-トコフェロール*	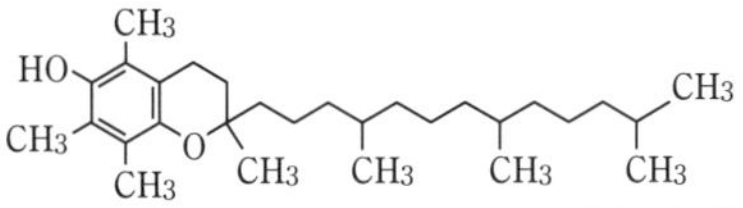 HO, CH_3, CH_3, CH_3, O, CH_3, CH_3, CH_3, CH_3, CH_3	対象食品及び使用量の制限なし

＊は食品添加物として日本で使用が許可されているものを示す。

の作用を増強させる物質を相乗剤（synergist）という。アスコルビン酸（ビタミンC）やクエン酸，リン酸，リン脂質などがこれにあたる。その作用機構としては，式⑯に示すように，相乗剤（BH）が酸化防止剤（AH）に水素を供与して酸化防止剤を再生する。

$$LOO\cdot + AH \longrightarrow LOOH + A\cdot \quad \cdots\cdots ⑬$$

$$A\cdot + BH \longrightarrow AH + B\cdot \quad \cdots\cdots ⑯$$

もしくは，Fe^{2+}やCu^{2+}などの金属イオンとキレートして，その触媒作用を不活性化させる。実際の加工食品では，アスコルビン酸とトコフェロールの組合せがよく用いられる。

③ 一重項酸素消光剤

光増感酸化で生じる一重項酸素($^1O_2$)を消去するもの(quencher)に，β-カロテンのようなカロテノイドやα-トコフェロールが挙げられる。α-トコフェロール(T)には，$^1O_2$を安定な$^3O_2$にエネルギー変換する物理的消光と，$^1O_2$と直接反応する化学的消光の作用がある。

化学的消光 $T + {}^1O_2 \longrightarrow T + {}^3O_2$

物理的消光 $T + {}^1O_2 \longrightarrow TO_2$

④ 脱酸素剤

包装食品の空気中の酸素を取り除く脱酸素剤も，広い意味での酸化防止剤である。実際に脱酸素剤に用いられるのは鉄剤で，下記のような反応で酸素を消費する。

$$Fe + 2H_2O \longrightarrow Fe(OH)_2 + H_2$$

$$2Fe(OH)_2 + \frac{1}{2}O_2 + H_2O \longrightarrow 2Fe(OH)_3 \longrightarrow Fe_2O_3 \cdot 3H_2O$$

（7） 脂質と他成分との反応

脂質は本来疎水性であり，親水性である炭水化物やたんぱく質と反応しにくい。しかし，脂質が酸化すると極性が増し，アミノ酸やたんぱく質と反応して褐変を起こすことがある。煮干しや冷凍いわしを貯蔵した際に，腹部が橙黄色ないしは褐色に変色したものがみられることがある。これを「油焼け」とよんでいる。水産物にはEPAやDHAなどの多価不飽和脂肪酸が多いため酸化されやすく，その結果生じた不飽和アルデヒドなどのカルボニル化合物が，魚体に含まれるアンモニアやトリメチルアミンなどの触媒作用により，アミノ酸やたんぱく質のアミノ基と反応してアミノカルボニル反応が起こり，褐変物質が生成するためである。

また，脂質は，食品たんぱく質の物理的性質に関与することが知られている。製粉直後の小麦粉はべたついてめんにすることはできない。しかし，貯蔵する間に脂質が酸化されて，たんぱく質とある種の結合が起き，めんにしたときに粘弾性が出てくる。これを小麦粉の熟成という。

手延べそうめんは，製造工程で植物油を麺線に塗布し細長くのばしてつくられる。これを半年間貯蔵するうちに，麺に塗布した油脂の油くささがなくなり，弾力性と歯切れのよいそうめんに変わる。このような貯蔵操作を厄(やく)とよんでいる。この物性の変化は，脂質とたんぱく質の相互作用によるためである。

冷凍フライ食品は，揚げたてのフライ食品に比べて，衣のサクサク感が失われることが多い。その理由として，衣に含まれる水分が結晶化して，衣の炭水化物とたんぱく質からなる網目構造を破壊するためと考えられているが，フライ調理に用いた油脂も冷凍中に結晶化するため，この現象に関わることがある。

〈参考文献〉

太田静行：「油脂食品の劣化とその防止法」，幸書房(1977)
金田・植田編：「過酸化脂質実験法」，医歯薬出版(1987)
太田静行・湯木悦二：改訂「フライ食品の理論と実際」，幸書房(1989)

3　たんぱく質の変化

食品を保存・加工・調理する際には，たんぱく質の変化を伴う場合が多い。

食品中のたんぱく質の変化には分子間架橋の形成や開裂，加熱，酸・アルカリによる変性や加水分解，酵素作用などがある。

(1)　ペプチド鎖間の共有結合による架橋形成に伴う変化

①　ジスルフィド結合

たんぱく質を構成しているアミノ酸にはチオール基(thiol group; SH基)を有するシステインが含まれることがある。実際には遊離のSH基が存在している場合と，他のシステイン残基のSH基と結合してジスルフィド結合(disulfide bond; S－S結合)を形成している場合の両方がある。さらにS－S結合は，同一ポリペプチド内の分子内S－S結合と異なるポリペプチド間の分子間S－S結合の2種類がある。このS－S結合は，たんぱく質の立体構造を決定するうえで重要な役割を担っている。さらにS－S結合が多いたんぱく質は高次構造変化を起こしにくく，加熱などに対する安定性が高くなる。図4-14にたんぱく質のSH基が関与する反応についてまとめた。酸化によりS－S結合が形成されたり，交換されたりすることでたんぱく質の性質は大きく変化する。特に分子間S－S結合は，たんぱく質分子による網目構造を誘導し，ゲル化(gelation)といった食品形態の変化とも関連している。

① 酸化によるS–S結合の生成

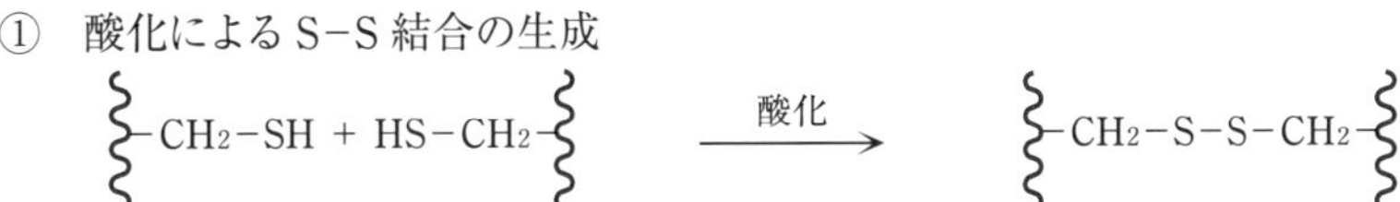

② システインやグルタチオンによるS–S結合の切断

$$\sim CH_2-S-S-CH_2\sim \xrightarrow{RSH} \sim CH_2-S-S-R + HS-CH_2\sim$$

$$\sim CH_2-S-S-R \xrightarrow{RSH} \sim CH_2-SH + R-S-S-R$$

③ SH基とS–S結合の交換反応による新たなS–S結合の生成

$$\begin{matrix}\sim CH_2-S \\ \quad | \\ \sim CH_2-S\end{matrix} + HS-CH_2\sim \xrightarrow{SH/S-S交換反応} \begin{matrix}\sim CH_2-S-S-CH_2\sim \\ \sim CH_2-SH\end{matrix}$$

波線はペプチド鎖を示す

図4-14　たんぱく質のSH基とS-S結合の変化

②　その他の共有結合

S－S結合以外で分子間の共有結合が形成される例としてリジノアラニンの生成が挙げられる。これは食品加工においてアルカリ処理を行ったときに，2分子のシステインがS－S結合を介して結合したシスチン残基などのアミノ酸残基から生成するデヒドロアラニン残基がリジン残基のε-NH_2(リジンの炭素鎖のα位の炭素から数えて5つめの炭素に結合したアミノ基)と反応することでリジノアラニン(lysinoalanine)が生成する(図4-15)。この反応は普通の加熱調理や加工においても起きる。リジノア

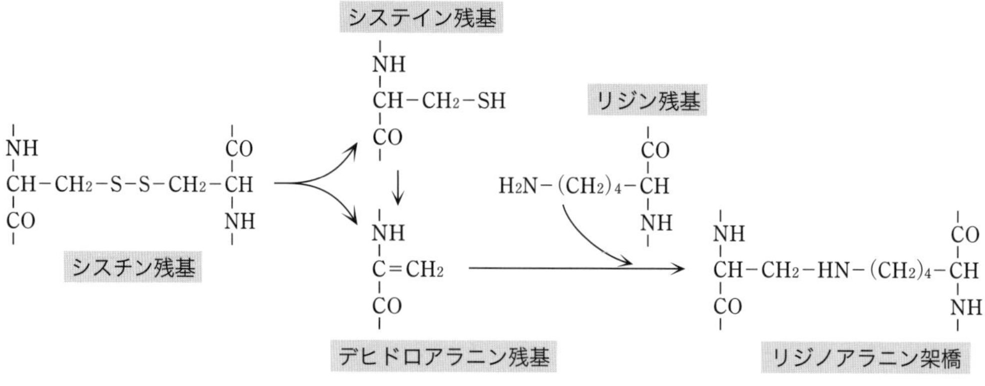

図4-15　リジノアラニンの生成

ラニンが生成すると必須アミノ酸であるリジンが消費されるために栄養価の低下が引き起こされる。人間では明らかではないものの，ラットでは腎障害を引き起こすことが報告されており，食品加工上たんぱく質をアルカリ条件下におくことは避けたほうがよいとされている。

また魚肉のゲル化などにおいてトランスグルタミナーゼ(transglutaminase)のはたらきが注目されている。この酵素はたんぱく質中のグルタミン残基とリジン残基の間で脱アンモニアに伴ってペプチド結合が形成される反応を触媒する(図4-16)。たんぱく質分子間に共有結合が生成するためにゲルの強度が上昇すると考えられている。

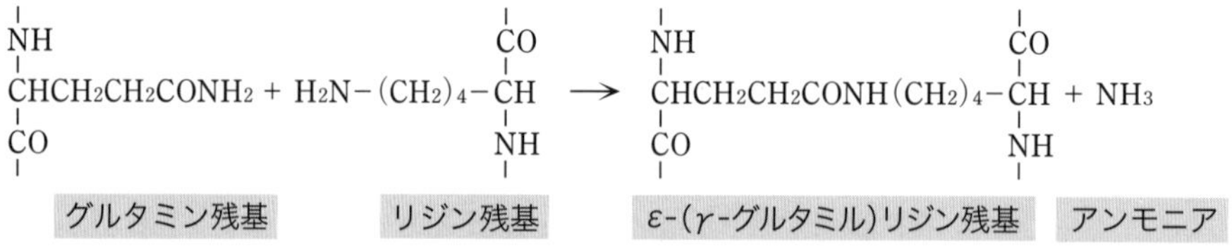

$$\text{-NH-CH(CH}_2\text{CH}_2\text{CONH}_2\text{)-CO-} + \text{H}_2\text{N-(CH}_2\text{)}_4\text{-CH(-CO-)(-NH-)} \longrightarrow \text{-NH-CH(CH}_2\text{CH}_2\text{CONH(CH}_2\text{)}_4\text{-CH(-CO-)(-NH-))-CO-} + \text{NH}_3$$

グルタミン残基　リジン残基　ε-(γ-グルタミル)リジン残基　アンモニア

図4-16　トランスグルタミナーゼによる架橋形成

(2)　たんぱく質の変性

①　加熱変性

たんぱく質が高次構造を保つためには，多くの水素結合，イオン結合(静電的相互作用)，疎水的相互作用が関係している。外部から熱エネルギーを受け取る(あるいは失う)ことでそれらのバランスが変化して不安定となり別な状態へと変化していくために，本来の立体構造が崩壊し，有していた酵素活性などの機能を失っていく。

たんぱく質の加熱変性には，さまざまな変化を伴うが，一般的にはたんぱく質分子の立体構造の崩壊(アンホールディング; unfolding)によって各サブユニットに解離し，さらに解離したサブユニットが凝集していく過程が示されている。多くのたんぱく質で，溶解度の低下や，凝集反応による網目構造の形成がみられる。同時に立体構造の崩壊によってたんぱく質はプロテアーゼの作用を受けやすくなり，加熱変性による消化性の向上は調理の重要な意義の一つである。また卵白のオボムコイド，大豆のトリプシンインヒビターは，消化酵素トリプシンの作用を阻害し，卵白中のアビジンは，ビタミンB群の一種ビオチンと強固に結合して不活性化し，豆類に広く含まれるヘマグルチニンは赤血球を凝集させることが知られている。これらは，いずれも有害なはたらきをするたんぱく質と考えられているが，加熱変性によって活性が消失するために栄養性は向上する。たんぱく質が加熱変性を起こす温度は個々の成分に特有である。筋肉たんぱく質は60℃程度で加熱すると凝固するが，さつまいものアミラーゼは60℃以上でも酵素活性を有しており，焼きいもの甘さに関係していることが知られている。鶏卵では卵黄は70℃以下で凝固するのに対して卵白は75℃以上で凝固することが知られており，この差を利用して温泉卵がつくられる。また，変性温度は，たんぱく質の濃度のほかpHや糖，塩など共存物質の濃度にも依存して変化する。加熱以外も含めてたんぱく質変性の調理・加工分野での利用例を表4-7に示した。

表4-7　たんぱく質の変性を利用して作られる食品

変　性	操　作	利用例
加熱変性	焼き，茹など	ゆで卵，ゼラチンの製造，かまぼこ・ちくわの製造，焼き肉（畜肉・魚肉），ブランチング（酵素の失活）
表面変性	泡立て	スポンジケーキ，メレンゲ，アイスクリーム
凍結変性	凍結	凍り豆腐
酸変性	酢酸，乳酸の添加・生成	しめさば，ポーチドエッグ（落とし卵），ヨーグルト
アルカリ変性	炭酸ナトリウム，生石灰の添加	中華めん
金属・塩類	カルシウム塩，マグネシウム塩の添加	豆腐の製造

②　酸・アルカリ変性

たんぱく質は，pHの変化によっても変性する。これは2章4節 たんぱく質で紹介したようにpHによって表面電荷が変化するために，たんぱく質の立体構造を形作っているイオン結合や水素結合の安定性が崩れ，立体構造が変化してしまうことによる。狭い範囲のpH変化による変性は，可逆的とされているが，極端なpH変化の下では不可逆的な変性が起こる。魚をお酢につけると白く凝固するが，これは酸変性による凝集反応の一種である。また，ヨーグルトも乳中のカゼインタンパク質の酸による凝固反応を利用して作られている。

③　界面変性

卵白を泡立てるとメレンゲとなるが，このとき卵白たんぱく質は液体（卵白）と気体（空気）の境界（これを気液界面あるいは表面という）に配向する性質をもっている。そのときにたんぱく質は，立体構造が変化して分子内部の疎水性の高い領域を空気側に向け，親水性の高い領域を水溶液側へ向けることで安定な状態となっている。このように，たんぱく質は混じり合わない2つの相の界面において変性を起こし，界面活性作用を発現する。

④　凍結変性

大豆たんぱく質の溶液を凍結すると，解凍時に沈殿物がみられる。これは大豆たんぱく質が凍結変性によって溶解性を失ったことによる。実際に，冷却や凍結という現象でたんぱく質が変性する例も知られているが，凍結によって水だけが凍り，残ったたんぱく質の濃度が異常に高くなって，たんぱく質分子間の相互作用が促進されることが変性の原動力となっている場合も多い。

⑤ 金属による変性

金属特に2価以上の電荷を有する金属イオン(Mg^{2+}, Ca^{2+}など)は2つ以上の負イオンとイオン結合することで負イオン同士を結合させることができる。たんぱく質は中性pHでは負の荷電を有するものが多いために金属イオンを添加することによってイオン結合で分子同士が結びついて凝集物を形成して沈殿する場合がある。後述する豆腐は，この金属による変性でつくられる。

(3) 脂質との反応

たんぱく質は，食品中の脂質成分と相互作用して複合体を形成することがある。形成された複合体はそれぞれの成分単独の性質とは異なる性質を示す。

湯葉は豆乳を80℃以上に穏やかに加熱した際に表面に浮いてくる被膜をすくい取ったものである。豆乳を加熱すると，表面で水分の蒸発が起こり，各成分が濃縮されていく。このときに豆乳の表面で，たんぱく質分子や脂質エマルション(emulsion)が互いに接近し，ネットワーク構造を生成して皮膜を形成する。豆乳に含まれる脂質エマルションは表面をたんぱく質成分で覆われており非常に安定性が高く，乾燥状態で保存しても酸化されにくいとされる。たんぱく質と脂質の相互作用は豆腐の形成過程においても報告されている。

他の例として，手延べそうめんは，冬期の低温時に，めんの表面に綿実油などの油を塗布して引き延ばしながらゆっくりと乾燥させて作る。乾燥状態のそうめんは，高温多湿の梅雨期を超えて貯蔵することでコシが強くなる。この現象には貯蔵中に脂質からリパーゼのはたらきで遊離した脂肪酸と，グルテン中の特にグルテニンが関与していると考えられている。遊離した脂肪酸は$-COO^-$を有しているために，正電荷を有するたんぱく質分子と静電的に結合し，電荷を中和することでたんぱく質の凝集が促進するとされている。

(4) たんぱく質の変性を利用した食品

① ドウの形成(小麦たんぱく質のS−S交換反応)

食品加工においてたんぱく質のSH基同士が反応してS−S結合を形成する，あるいはS−S結合の交換が起こる重要な例として小麦粉のドウ(dough)が挙げられる。小麦粉に水を添加して混捏して形成するドウはパン，めん，クッキーなどさまざまな食品のもととなる。ドウの形成にはグルテンが重要な役割を果たしている。グルテン

topic

かまぼこの「足」とたんぱく質

かまぼこの食感を表現することばである「足」は，ゲル強度，歯切れといった特性であらわされると報告されている。この「足」を強くするための工程として水晒しがある。これは魚肉を水に浸して，上澄みを捨てる操作を繰り返すこととなっている。水晒しによって魚肉中の水溶性たんぱく質が，水に溶解して除去される。水晒ししたあとに魚肉中に残るたんぱく質(塩可溶性たんぱく質)には，ゲル化を担うミオシンとそれを助けるアクチンが存在する。魚肉中のたんぱく質のなかにも足を強くするたんぱく質だけではなく，弱くするたんぱく質も存在していることがわかる。

は小麦の主要なたんぱく質のうち，プロラミンの一種であるグリアジンとグルテリンの一種であるグルテニンという2種類のたんぱく質の混合物である。ドウは混捏することで粘弾性が増加するが，これはグルテンを構成するたんぱく質分子に含まれるSH基の酸化あるいはS－S交換反応によって分子間のS－S結合を形成するためと考えられている。さらに小麦粉は2～3週間貯蔵して空気にさらして酸化するか，酸化剤を添加して熟成させるが，これもSH基の酸化あるいはS－S交換反応を促進するためと考えられている。

② 豆 腐（大豆たんぱく質の加熱変性と金属変性）

豆腐は，大豆たんぱく質のほかに脂質や糖質を含んだ豆乳に凝固剤を加えて凝固させたものとなっている。加熱変性した大豆たんぱく質にMg^{2+}を主成分とするにがりやCa^{2+}を主成分とするすまし粉を添加すると凝固して豆腐となるが，一般的には2価のイオンであるMg^{2+}やCa^{2+}がそれぞれポリペプチド鎖のカルボキシ基同士を結びつけ，架橋構造を形成することで凝固すると考えられてきた。最近，大豆に含まれる油脂もこの架橋構造に関係していることが明らかになった。凝固剤の添加によって表面の電荷が中和された変性たんぱく質が疎水的相互作用によって油脂の表面を覆うたんぱく質に結合し，大きな凝集体が成長し，凝集体同士が相互作用によって結びついていく機構が示されている。

③ ハム・ソーセージ（畜肉たんぱく質の加熱変性）

畜肉（食肉）は筋肉，結合組織，脂肪組織などから構成されている。畜肉のたんぱく質は主にアクチン（actin）とミオシン（myosin）からなっている。畜肉たんぱく質の特性として保水性，溶解性，結着性，ゲル化性などを挙げることができる。畜肉たんぱく質は高い保水性を示し，加熱しても離水は少ないために肉汁を閉じ込めることが可能となり，肉を噛んだときの肉独特の風味となる。また，畜肉製品の適当な歯ごたえに関係しているのは結着性である。塩漬けは畜肉の貯蔵性，保存性，呈味において必須であるが，この食塩のはたらきで肉から溶出したたんぱく質が加熱変性によって凝固し網目構造を形成することで，肉の塊を結着させる。食肉たんぱく質のゲル化性は，ミオシンに由来すると考えられているが，アクチンはゲル形成を補強する補助因子としてはたらいている。ハムなどの製造では塩漬（curing）という操作が行われるが，塩漬する溶液中の亜硝酸塩や硝酸塩から生成する一酸化窒素（NO）が，筋肉中のミオグロビン（myoglobin）のヘムに結合することで，好ましい肉色が発現する現象を利用している。

④ ゼラチン（コラーゲンの加熱変性）

動物の結合組織には，硬たんぱく質の一種，コラーゲン（collagen）が含まれているので，動物の肉や骨などを長時間加熱すると，このコラーゲンが熱変性し立体構造が壊れ，さらに部分的に加水分解されてゼラチン（gelatin）を生成する。ゼラチンは水と加熱すると溶けて溶液となり，冷却するとゲル化して形を保つようになる。この反応は可逆的でありゲル化したゼラチンを再び加熱すると溶液にもどる。ゼラチンゲルの生成は寒天などの場合と同様に，水素結合やイオン結合によると考えられている。ゼラチンのアミノ酸組成はグリシンが約1/3（25～35%）を占め，さらにプロリン（15～18%），ヒドロキシプロリン（13～15%）の含量が高く，この3つで全アミノ酸の半分以上を占めている。トリプトファンは全く含まれず，含硫アミノ酸もほとんど含まれていないために，必須アミノ酸の給源としての価値は低い。

⑤　かまぼこ（魚肉たんぱく質の加熱変性）

魚肉をそのまま加熱すると硬くなり，水が分離してしまう。魚肉に食塩を加えてすり潰してすり身にすることで加熱したときに弾力性の高いかまぼことなる。ゲルは加熱によりたんぱく質のミオシンが変性して形成されるが，アクチンの存在も必要である。アクチンとミオシンから生じたアクトミオシンによって，すり身の粘度は上昇し，加熱前の成形が容易になる。かまぼこなどの練り製品の弾力性に富んだテクスチャーは「足」とよばれ，水産練り製品の商品価値を左右する。「足」には魚肉そのもののほかに，水に含まれる金属イオン，pH，温度なども影響する。

また，すり身を比較的低温で加熱すると弾力の強いゲルに変化し，この反応は坐（すわ）りとよばれている。この反応には，トランスグルタミナーゼ（transglutaminase）という酵素が関与し，ミオシン中のグルタミン残基とリジン残基の間に共有結合が形成されていることが示されている（図4-16参照）。

⑥　メレンゲ（卵白タンパク質の表面変性）

メレンゲは卵白を激しく撹拌して細かい気泡を安定に分散させて作る。卵白に含まれるたんぱく質が界面活性剤としてはたらくことで泡立ち（起泡性）やその泡の安定性が非常に高められる。このときたんぱく質分子は激しい撹拌によって，気液界面で部分的に変性を起こし（表面変性），変性した状態で安定な固体状の膜をつくって気泡を包むと考えられている。卵白を構成するたんぱく質の種類によって起泡性は異なり，オボムチンは起泡性に強く関与しているのに対してリゾチームの起泡性は低いことが知られている。こうした，たんぱく質の起泡性は，pH などにも影響される。

〈参考文献〉

Takeda, H.: Fish. Sci., 62 : 462-467, (1996)

食品の褐変（変色）には，酵素が関与するものとしないものが存在する。

―● 4 褐　変

私たちは食事をする際，視覚からの情報によっても味覚や嗅覚が大きく影響される（二次機能）。たとえば，旅行先で黒い紙のようなものを出されたとき食べたいと思うだろうか。あるいは，嗅いだことのないにおいの黒い液体を食品だと思うだろうか。これはかつて日本食が広く受け入れられる以前，外国人が日本に来て戸惑ったという食材の話である。私たちは食経験によって，これらの食材，のりやしょうゆをおいしいものとして認識している。

また，スーパーなどで食材を選ぶ際には，マナーとして過度に触ることはできないし，ましてや何らかの成分を分析することはできないため，その見た目は私たちが商品を選ぶ際の重要な指標となる。

また，経験的に茶色く褐変（変色）した食材は古くなっていると考え避けている。一方，プリンに少量黒い液体がのっていないと物足りなく感じる人もいるかもしれないが，もしも鼻をつまみ，においがわからない状態でこの黒い液体を突然目の前に出されたら口にできるだろうか。

このように，食品のおいしさには，食品の褐変が関わっている場合が多い。そこで本節では，食品の褐変として酵素が関与するもの（酵素的褐変; enzymatic browning）と関与しないもの（非酵素的褐変; none enzymatic browning）に大別し，食品の色に関わる諸反応について述べる。

（1）酵素的褐変

皮をむいたりんごやもも，あるいはバナナを放置すると褐変する。これは，これらの果物や野菜のなかに含まれるポリフェノール類が酸化酵素の作用により酸化されて起こる着色反応である。

褐変を引き起こす代表的な酵素には，ポリフェノールオキシダーゼ（polyphenol oxidase），チロシナーゼ（tyrosinase），カテコールオキシダーゼ（catechol oxidase），アスコルビン酸オキシダーゼ（ascorbate oxidase）などの酸化酵素があり，りんごやなす，ももで

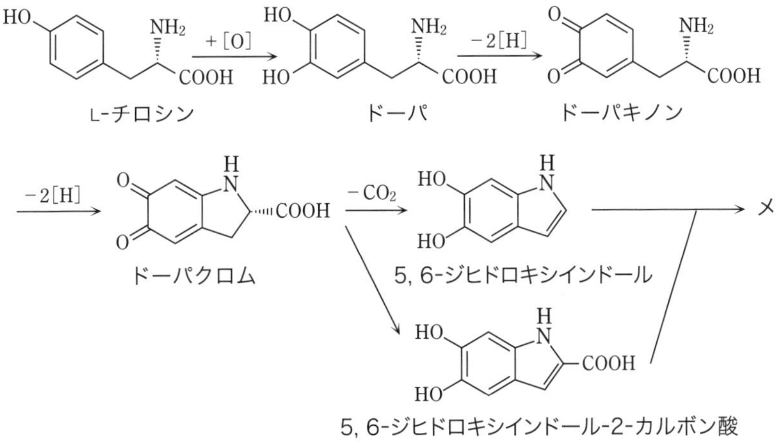

図4-17　チロシナーゼによるチロシンからメラニンの生成

は，カテキンやクロロゲン酸が，マッシュルームやしいたけではチロシンが基質となる。

① チロシナーゼ(チロシンの酵素的褐変)

ヒトは，紫外線を浴びると，黒色のメラニン(メラニン色素; melanin)ができてシミとなることがある。また食品では，しいたけを保存している際に黒くなることがある。これらは，フェノール性水酸基をもつアミノ酸のチロシンに，チロシナーゼが作用してメラニンが生成されることによる。この反応を図4-17に示すが，チロシンはチロシナーゼの作用により酸化されてドーパとなり，さらにドーパキノン，ドーパクロムを経て，5,6-ジヒドロキシインドールならびに5,6-ジヒドロキシインドール-2-カルボン酸が生成される。これらは，さらに反応してユーメラニン(eumelanin; メラニンの一種)を経て黒色のメラニンを生成する。チロシナーゼはチロシンからドーパキノンの生成に関与する酵素であるが，ドーパキノンからメラニン生成までは酵素がなくても進行するため，ドーパキノンの生成量がメラニンの生成に比例することとなる。したがって，この酵素を抑えることが，メラニン産生の低下，すなわち褐変の抑制につながる。そのためチロシナーゼ阻害剤は，いわゆる美白化粧品に用いられることがある。

② ポリフェノールオキシダーゼ

紅茶やウーロン茶は生茶葉に含まれるカテキン類の酵素的酸化反応を積極的に利用したものであり，収穫後の茶葉に対する加熱は行われない。なお緑茶・紅茶・ウーロン茶の原料は適品種の違いはあるものの植物学的には同じツバキ科の茶の木(チャノキ)の葉である。茶葉にはカテキンとよばれるポリフェノールが含まれており，この物質が発酵過程においてポリフェノールオキシダーゼにより酸化的に重合することにより紅茶やウーロン茶のような色が得られる。なお，カテキンは総称であり，お茶のカテキンにはエピガロカテキンガレート(epigallocatechin-3-*O*-gallate)をはじめとする多くのカテキンが存在するため，紅茶やウーロン茶ではその重合の組合せなどによりさらに多種類のポリフェノールが存在することとなる。紅茶には，テアフラビンとよばれるポリフェノールが含まれる。このテアフラビンの生成機構については十分な解明に至っていないが，図4-18のように，ポリフェノールオキシダーゼの作用によりカテキンが酸化重合した後，その中間体から脱炭酸によってテアフラビンが生成すると考えられている。

テアフラビン類は，紅茶に含まれる代表的カテキン二量体であるが，カテキンが2つつながった二量体でも異なる結合様式をもつものや，三量体などさらなる多量体も微量ながら存在していると考えられるが，これまで化学構造や生理作用の解明に至っ

topic

あなたはどちら派？

お茶に含まれるカテキン類は，苦味を呈するため高級なお茶では葉を光に当てないようにしてカテキン類を減らすように栽培しているところもある。しかし，本文中に適品種について述べたが褐変による着色を考えた場合には，カテキン類が多いほうがよいことになり，紅茶などは，より日光に当たる熱帯地域のお茶が適するとされる。

−4〔H〕
ポリフェノール
オキシダーゼ

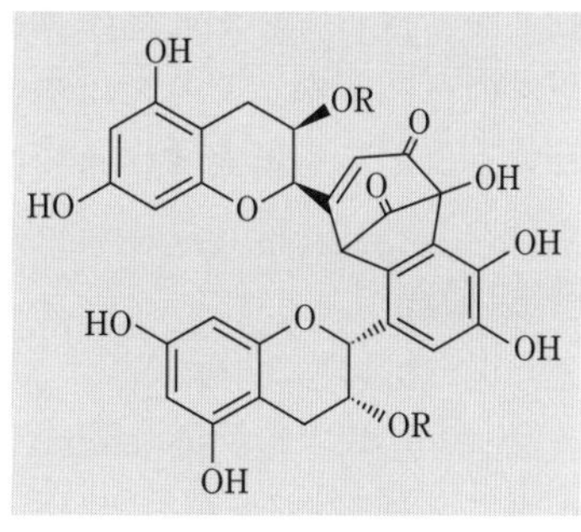

R_1=OH, R_2=H：エピガロカテキン
R_1=OH, R_2=ガロイル基：エピガロカテキンガレート
R_1=H, R_2=H：エピカテキン
R_1=H, R_2=ガロイル基：エピカテキンガレート

$-CO_2$
+〔O〕

ガロイル基

R_1=H, R_2=H：テアフラビン
R_1=ガロイル基, R_2=H：テアフラビンモノガレートA
R_1=H, R_2=ガロイル基：テアフラビンモノガレートB
R_1=ガロイル基, R_2=ガロイル基：テアフラビンジガレート

図4-18　代表的お茶のカテキンと紅茶テアフラビン

ていないものも多い。

③　酵素的褐変の防止

このように紅茶などでは酵素的褐変をうまく利用しているが，避けたい場合には酵素の活性を抑えることが効果的である。食品を加熱して，食品に含まれる酵素たんぱく質を変性させることで酵素を失活させたり，pHを調整することにより酵素の至適条件からずらすことで酵素的褐変を抑えることができる。お茶であれば茶葉を加熱することによりこのような着色は抑えられるし，同様に冷凍野菜などではブランチングと呼ばれる加熱処理により酵素を失活させている。皮をむいたリンゴではレモン汁などによるpH調整や，食塩水による塩濃度調整により酵素の働きを抑制し，褐変を抑

topic

君の名は

今回紹介した「ミオグロビン」，「ニトロソミオグロビン」は，「デオキシミオグロビン」，「ニトロシルミオグロビン」と記載されることがある。化学物質の名前はInternational Union of Pure and Applied Chemistry（IUPAC）によるルールが国際標準とされており，食品関連をはじめ多くの分野でIUPAC命名法に合わせるという流れにある。ただ長く業界で使われ，明確に間違いでもない場合は許容されることがある。例えば3章で学んだEPAもIPAが推奨されているが，現状わが国ではEPAの方が一般には通じやすい。また4章にある5′-グアニル酸も国際的には5プライムであるが、わが国では多くの場合5ダッシュの方が通じる。

えることができる。しかし，酵素はあくまでも触媒であり，上述したような酵素的酸化は酸素の存在下ゆっくりではあっても反応が進み，金属イオンなどによって促進されるということにも留意すべきである。

（2） 非酵素的褐変

① アミノ-カルボニル反応

アミノ-カルボニル反応（amino-carbonyl reaction）はその名の通りアミノ基（$-NH_2$）とカルボニル基（$>C=O$）との反応から始まる一連の反応であり，食品中ではそれぞれアミノ酸・たんぱく質と糖が主体となる。発見者の名前をとってメイラード（マイヤー）反応（Maillard reaction）ともいう。この反応は一種の化学反応であり，反応は温度による影響を受けるとともに，pHや水分といった条件によっても影響を受ける。またアミノ酸も糖も多くの種類があるため，メイラード氏による報告から100年以上経った現在もさまざまな条件で生成する物質，およびその反応の解明が進行中である。そのため本節では，反応の大まかな流れについて述べるにとどめる。

アミノ-カルボニル反応は，図4-19に示すように，還元糖のカルボニル基とアミノ酸・たんぱく質のアミノ基との反応によるシッフ塩基（Schiff base）の生成とアマドリ転位（Amadori rearrangement）によるアマドリ化合物の生成（初期過程）。アマドリ化合物の分解によるオソン（Ⅳ）や3-デオキシオソン（Ⅴ）といったα-ジカルボニル化合物の生成（中間過程）。および副反応であるα-ジカルボニル化合物とさらなるアミノ酸・たんぱく質との反応であるストレッカー分解（Strecker degradation）によるアルデヒド類（グリオキサールやメチルグリオキサールなど）や複素環化合物（ヒドロキシメ

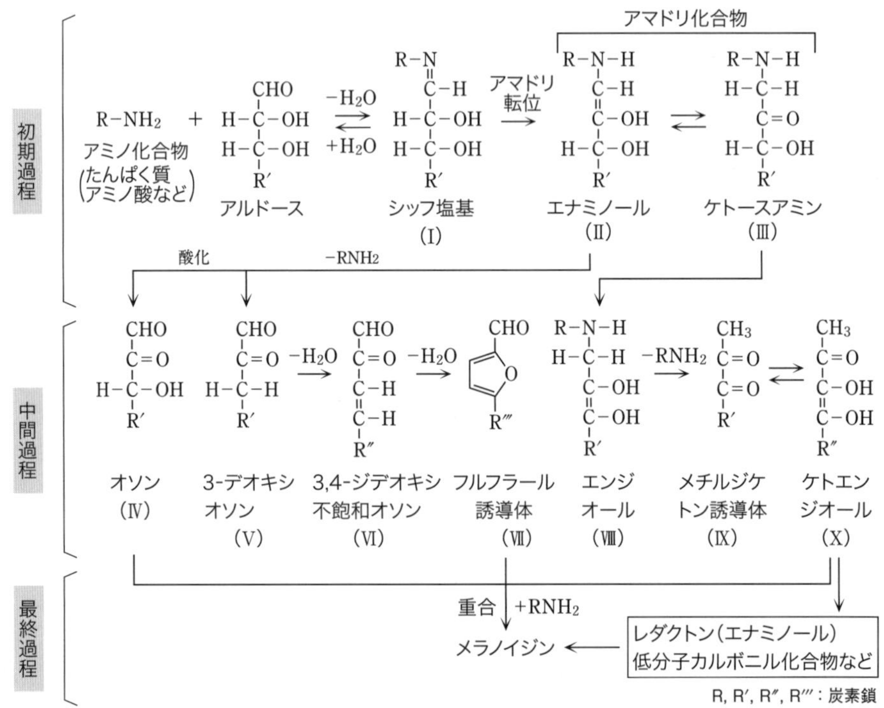

図4-19　アミノ-カルボニル反応によるメラノイジンの生成過程

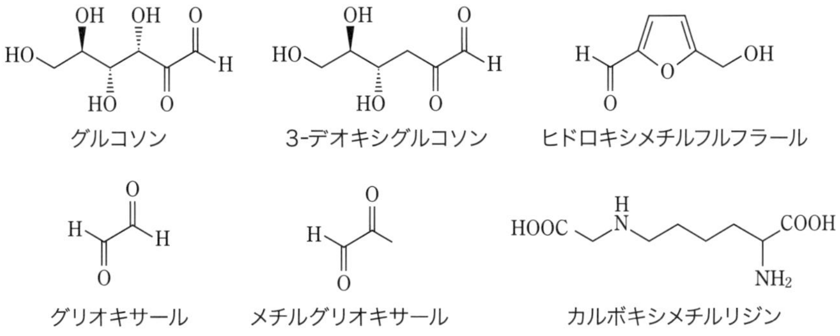

グルコソン　3-デオキシグルコソン　ヒドロキシメチルフルフラール

グリオキサール　メチルグリオキサール　カルボキシメチルリジン

図4-20　代表的アミノ-カルボニル反応生成物

チルフルフラールなど)(図4-20)の生成。生成物の重合による高分子着色物質(メラノイジン; melanoidine)の生成(最終過程)に大きく分けられる。

a)　初期過程：アミノ-カルボニル反応の初期過程では，まずはじめに，アミノ酸やたんぱく質のアミノ基と，還元糖(例えばアルドース)のカルボニル基との反応によりシッフ塩基(I)が生成される。この反応は可逆反応であり，生成したシッフ塩基が再びカルボニル基とアミノ基に戻ることもあるが，アマドリ転移により二重結合の位置が変化すると，エナミノール(Ⅱ)やケトースアミン(Ⅲ)といったアマドリ化合物になる。

b)　中間過程：中間過程では，エナミノール(Ⅱ)から水やアミノ基がとれてオソン(Ⅳ，グルコースに由来する場合はグルコソン)や3-デオキシオソン(Ⅴ，グルコースに由来する場合は3-デオキシグルコソン)になるほか，ケトースアミン(Ⅲ)から異性化反応によりエンジオール(Ⅷ)を経てケトエンジオール(Ⅹ)が生成される。このケトエンジオールは直接褐色物質に変化するとともに，低分子カルボニル化合物になるとされる。また，中間過程で生じるオソン(Ⅳ)や3-デオキシオソン(Ⅴ)といった α-ジカルボニル化合物からは，副反応として後述するストレッカー分解が起こる。

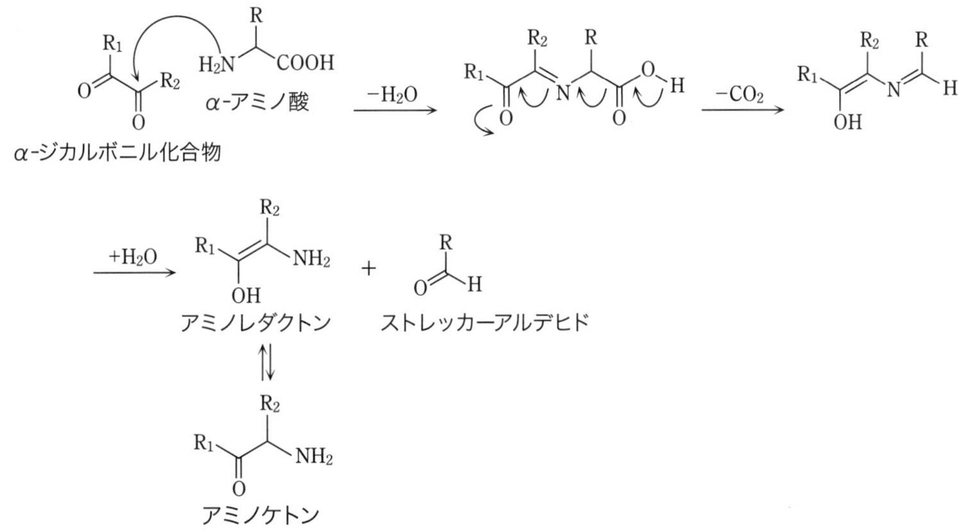

α-ジカルボニル化合物　α-アミノ酸　$-H_2O$　$-CO_2$　$+H_2O$

アミノレダクトン　ストレッカーアルデヒド

アミノケトン

図4-21　ストレッカー分解

c)　最終過程：初期・中間過程で生成した反応性の高い多くの化合物が縮合や重合を繰り返すことにより，最終過程では，着色物質である分子量の大きなメラノイジンが生成すると考えられるが，その詳細な構造は現在も不明である。

②　ストレッカー分解

ストレッカー分解はアミノ-カルボニル反応よりも先に見い出された反応であり，α-ジカルボニル化合物とアミノ酸との反応によりアミノ酸の脱炭酸を経て炭素数の一つ少ないアルデヒド(Strecker aldehyde)とアミノレダクトン(amino reductone)を与える反応である(図4-21)。なお，アミノレダクトンとは，還元性をもつアミノ化合物の総称である。図4-19に示したアミノ-カルボニル反応の中期に生成するα-ジカルボニル化合物から，ストレッカー分解が起こる。ストレッカー分解により生成するストレッカーアルデヒドは特異なにおいを呈するほか，アミノレダクトンから生じるピラジン類などは焙煎香気を与える。そのため，ストレッカー分解はアミノ-カルボニル反応における重要な反応であるが，褐変よりもにおいに影響するとされている。

③　食品におけるアミノ-カルボニル反応

アミノ-カルボニル反応はアミノ基とカルボニル基との反応であるが，食品としては還元糖とアミノ酸との反応が主となる。グルコースやフルクトースなどの還元糖は，スクロースのような非還元糖に比べて高い反応性が知られており，とくにフルクトースはアミノ-カルボニル反応を起こしやすい。この理由としては，フラノース構造の方が，ピラノース構造よりもより開環する割合が高く，結果として開環により生成するカルボニル化合物の割合が高いためと考えられている。

食品分野におけるアミノ-カルボニル反応の重要性は，食品の色やにおいへの影響にある。はじめに述べたように，私たちの身の回りにはよく考えると食べるのに抵抗があるような色をしたものがある。しかし，私たちはコーヒーやしょうゆは黒いものであると認識しており，おそらく色の薄いコーヒーやしょうゆなどをおいしいとは思わないであろう。このコーヒーやしょうゆの色やにおいこそがアミノ-カルボニル反応に由来する。この化学反応を起こすため，コーヒーは高温かつ短時間で，みそやしょうゆでは低温で長時間といったように，反応条件をうまく調整することによって良好な製品としている。また，このようなアミノ-カルボニル反応の進行によって，フラネオールやソトロン，2-アセチル-1-ピロリンといったさまざまなにおい成分が生成し(図4-22)，その複雑な芳香が私たちの食欲をそそっている。

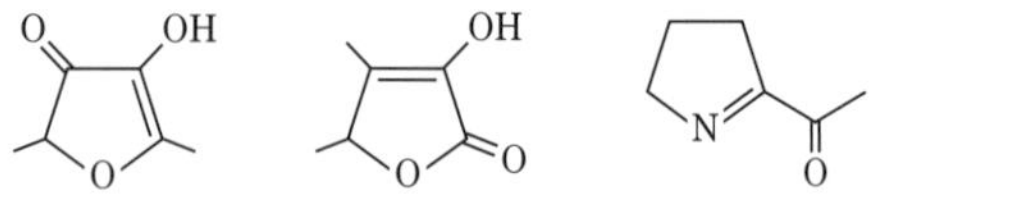

フラネオール　ソトロン　2-アセチル-1-ピロリン

図4-22　さまざまなにおい成分(アミノ-カルボニル反応)

④　アミノ-カルボニル反応と栄養学

アミノ-カルボニル反応を栄養学からみた場合，たんぱく質のどの部分と反応するかが問題となる。もちろんたんぱく質には多くの種類があり，構成するアミノ酸もそれぞれ異なる。しかし，構成アミノ酸の多くのアミノ基は，たんぱく質を形成するためのペプチド結合に使われており，カルボニル基との反応性が劣る。またたんぱく質は高次構造をとるためアミノ基がカルボニル基と反応するためには，アミノ基がたんぱく質の外側に出て反応しやすい状態にあることが望ましい。このことからアミノ-

カルボニル反応は，特に側鎖にアミノ基をもつリジンとの反応が進行しやすいとされている。このことを踏まえて，アミノ-カルボニル反応を栄養学的にとらえた場合には，必須アミノ酸であるリジンをはじめとするアミノ酸の損失やアミノ基を有するピリドキサミンといったビタミン類の低下が問題となる。

近年では，このようなアミノ-カルボニル反応において発がん性が指摘されるアクリルアミドが生成することや，従来アミノ-カルボニル反応生成物とされていたカルボキシメチルリジンが脂質酸化によっても生成することが明らかにされてきている。

⑤ アミノ-カルボニル反応の防止

アミノ酸のアミノ基を換えることは化学的にも食品の安全性からも難しいため，アミノ-カルボニル反応を抑制したい場合には還元糖のカルボニル基を減らせばよいことになる。このような考え方の代表ともいえるものが糖アルコールである。すなわち糖アルコールを用いることにより，甘味度の変化はあるものの，アミノ-カルボニル反応による着色を抑えることができる。

アミノ-カルボニル反応に影響する因子には，温度，湿度(水分)，pH，酸素，金属イオンなどがある。アミノ-カルボニル反応による褐変を防止するには，以下のような方法がある。

- 食品を低温で保存する。
- 水分活性(Aw) 0.65～0.85のいわゆる中間水分活性を避けて保存する。
- 脱酸素材や食材を水につけるなどして酸素との接触を防ぐ。
- 鉄や銅などの遷移金属を除く。
- 亜硝酸塩やシステインなどの阻害剤を加える。

(3) カラメル化

アミノ-カルボニル反応が糖とアミノ酸との間で起こるのに対し，アミノ化合物の非存在下で糖を加熱することにより生じる着色反応をカラメル化といい，アミノ-カルボニル反応よりも高い温度で進行する。カラメル化も熱による化学反応であるため温度や反応時間により反応生成物が異なる。近年，カラメル化反応における質量分析が行われるようになり，スクロースとその加水分解物であるグルコースやフルクトースの分解や重合あるいは脱水といった諸反応の詳細が明らかにされつつある。またカラメル化によって生じるヒドロキシメチルフルフラールをはじめとする数多くのにおい物質も明らかにされてきているが，その反応機構に関しては十分に明らかにされていない。

またこの反応はpHによる影響も受け，カラメル化反応初期に生成する有機酸が重要な役割を示しているとの報告もある。

(4) 食 肉

肉の赤色は血の色と思いがちであるが，通常私たちが口にする肉は血抜き処理がされており，血液中の赤い色素であるヘモグロビンに似た色素たんぱく質であるミオグロビンの色である。ヘモグロビンとミオグロビンはいずれも酸素や一酸化窒素(NO)と結合したり離れたりする。また，これら色素たんぱく質に含まれる鉄は酸化還元によりFe^{2+}とFe^{3+}に変化する。そのためミオグロビンは，酸素の結合状態や鉄の酸化還元状態によって色が変化する。

図4-23に示すように，ミオグロビン(Fe^{2+})に酸素がつく(酸素化)と，オキシミオグロビン(Fe^{2+})となり鮮やかな赤色となる。これが新鮮な肉として目にする鮮やかな赤色である。オキシミオグロビンは，時間が経つと鉄が酸化されメトミオグロビン(Fe^{3+})となり，赤色が失われる。この変化により肉が古くなっていると判断される。また加熱すると鉄の酸化ならびにたんぱく質の変性が起こりメトミオクロモーゲン(Fe^{3+})となり褐色となる。

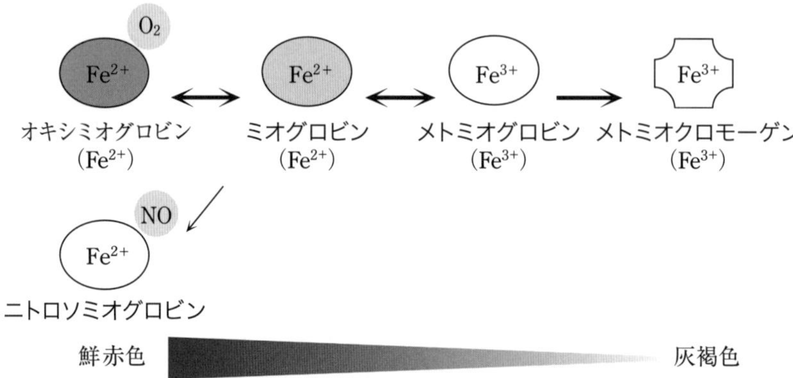

図4-23　食肉の色の変化概念図

肉の赤色を保つためには，ミオグロビン(Fe^{2+})またはオキシミオグロビン(Fe^{2+})の状態のまま，すなわち二価の鉄イオン(Fe^{2+})の状態にしておくことが必要である。ハムやソーセージでは，発色をよくするため亜硝酸塩が用いられることがある。亜硝酸塩から一酸化窒素が生成され，ミオグロビン(Fe^{2+})と結びつくことによりニトロソミオグロビン(Fe^{2+})の状態で安定化する。このニトロソミオグロビン(Fe^{2+})は鮮やかな赤色を示す。加熱するとニトロソミオクロモーゲンになるが，ピンク色を呈し，加熱によっても変色しない。

〈参考文献〉

Arena, S. *et al.*, Non-enzymatic glycation and glycoxidation protein products in foods and diseases: An interconnected, complex scenario fully open to innovative proteomic studies. *Mass Spec. Rev.,* 33, 49(2014).

Chang, T.-S. *et al.*, An updated review of tyrosinase inhibitors. *Int. J. Mol. Sci.*, 10, 2440(2009).

Hellwig and Henle, Baking, ageing, diabates: A short history of the Maillard reaction. *Angew. Chem. Int. Ed.*, 53, 2(2014).

Li, L. *et al.*, Formation and inhibition of N^{ε}-(carboxymethyl)lysine in saccharide-lysine model systems during microwave heating. *Molecules*, 17, 12758(2012).

Paravisini, L. *et al.*, Identification of compounds responsible for the odorant properties of aromatic caramel. *Flavour Fragr. J.,* 27, 424(2012).

5章　食品の物性

食品のおいしさには，食べる人由来の要因（生まれ育った環境や歴史，空腹かどうかなどの生理状態）が関与するが，食品の化学的・物理的性質の影響が特に大きい。食品の化学的性質（甘味，酸味，塩味，苦味などの呈味成分や匂い成分の組成）が食品のおいしさに大きく関与する一方，食品の物理的性質は食品テクスチャー（food texture）とよばれる総合的な物理的食感に関与している。また，固体またはゲル状の食品は，食品テクスチャーが最も重要な要因となることが知られている。特に日常的に食する米飯，パン，めん類，豆腐，こんにゃくなどの食品は，それ自体は化学的な味が強くないため，食品テクスチャーがおいしさの因子となる。例えば，日本人は，もちもちした感じの米飯を好み，めん類には，しこしことした噛みごたえ（コシ）やつるつるとした喉ごしを要求し，こんにゃくには，独特の噛みごたえ（弾力性）を期待する。このような食感は，食品の形状や硬さ，粘弾性といった物理的性質，いわゆる力学的物性に由来する。本章では，食品のおいしさに関わる食品の物性について述べる。

食品は，一般に多成分多相系であり，不均一混合系でもある。

1　食品の構造と物性

食品の物性は，単に食品成分の種類や組成の違いだけでなく，食品成分が固体，液体，気体なのかといった状態を含めた食品の構造に大きく影響される。

（1）　食品の構造

①　高分子化合物からみた食品

食品は一般に多成分多相系であり，不均一混合系でもある。その食品を厳密かつ完全に分類することは困難である。しかし，主な食品成分であるたんぱく質や炭水化物（多糖類）は高分子化合物であることから，これら高分子化合物の状態から分類すると，①高分子希薄系食品，②高分子濃厚系食品，③無定形・非結晶性高分子食品，④結晶性高分子食品，⑤不均一混合系食品の5つに大別できる（表5-1）。

表5-1　コロイド科学・高分子化学からみた食品の分類

食品の分類	食品の例
高分子希薄系食品	牛乳，サラダドレッシング，豆乳
高分子濃厚系食品	ソース，トマトケチャップ，クリーム，練乳，マヨネーズ
無定形・非結晶性高分子食品	米菓，豆腐，湯葉，ジャム，多糖ゲル，こんにゃく，デザートゼリー，チーズ，かまぼこ，グミキャンディ，チューインガム
結晶性高分子食品	米飯，餅，団子，パン，ケーキ，クッキー，はるさめ，ビーフン，ポテトチップス，コーンフレーク，トルティーヤ，ショートニング，チョコレート，バター，マーガリン，ファットスプレッド
不均一混合系食品	ハム，ベーコン，コンビーフ，ソーセージ

高分子希薄系食品は，たんぱく質や炭水化物などが希薄な濃度で存在する食品であり，牛乳や豆乳などがこれにあたる。逆に高分子濃厚系食品は，たんぱく質や炭水化物が高濃度で存在する食品であり，ソースやトマトケチャップなどがある。無定形・非結晶性高分子食品は，結晶構造をとらない高分子化合物でできている食品であり，ゲル状食品ともよばれるデザートゼリーやこんにゃくなどがこれにあたる。一方，結晶性高分子食品は，結晶構造をもつ高分子化合物からなる食品であり，もちやパンなどのでんぷんを主成分にした食品がこれにあたる。不均一混合系食品は，食品成分が不均一に混ざっているような食品であり，代表的なものにハムやソーセージなどがある。

② 相構造からみた食品

食品は，最小の構成単位からみると他の物質と同様に，原子や分子から構成されており，さらに分子を重合度の観点からみれば単量体から重合体の形態をとっている。そして，それらは領域構造，網目構造や組織を形成したりして集合体として存在している。

一方，物質は，構成単位の集合状態に応じて，固体・液体・気体の3つの状態(物質の三態)をとることができる。物質は，与えられた温度，圧力，電場，磁場，電磁場などの環境の下でさまざまな平衡状態をとっている。例えば，水の気体・液体・固体の3相は日常的に出現している。これら物質の諸相間の変化を相転移(phase transition)という。食品を形成している相(気相・液相・固相)からみれば，図5-1に示したように，食品はさまざまな相で構成されている。大きく分けると，食品は単一の相(単相)と複数の相(多相)からできている場合がある。さらに多相の場合は，チョコレートのような固相と固相からなる食品，マヨネーズなどの液相と液相からなる食品，パンやケーキなどの固相と気相からなる食品など，食品によって，相の組合せが異なっている。

また，食品の加工・製造，および貯蔵の過程で起きる主な食品成分ごとの化学変化と物理変化を表5-2に示したが，食品は多成分系であるため，さまざまな化学変化や物理変化が起こる。食品成分が同じであってもこれらの相構造や，食品成分の化学変

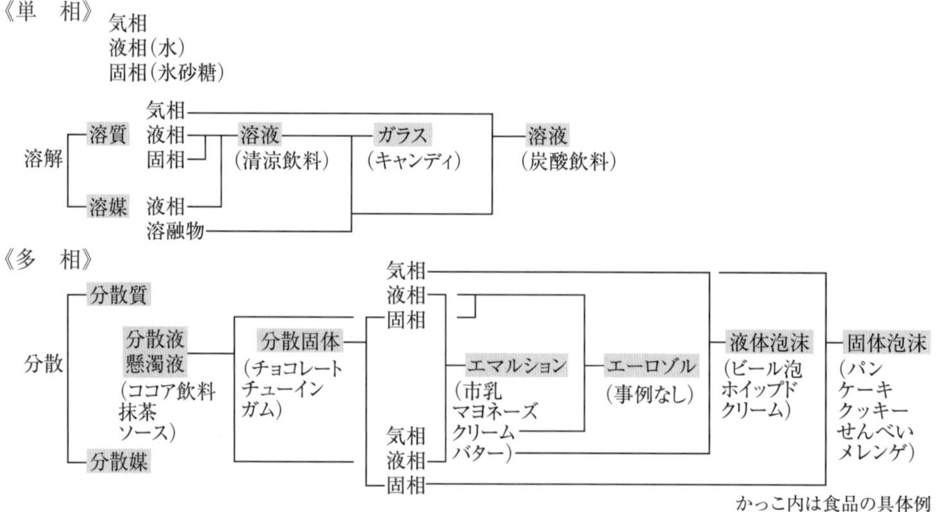

図5-1　食品の相構造

出典：三浦靖：「光琳選書4 食品とテクスチャー」，川端晶子編著，p.107，光琳(2003)を一部改変

表5-2　食品成分の化学変化と物理変化

食品成分	物理変化		化学変化	
	状態変化	現　象	反　応	現　象
水	相転移(固-液) (気-液) (固-気)	凍結・融解 蒸発・凝縮 昇華・凝縮		
たんぱく質	相転移(固-液)	結晶化 凝固・融解	酸化・還元 変性	
ペプチド	ガラス転移 その他の状態変化		アミノ酸残基ラセミ化 β-脱離	異常アミノ酸生成
アミノ酸			架橋形成 脱水縮合，脱アンモニア アミノ-カルボニル反応	イソペプタイド生成 褐変 凝固，ゲル形成
糖　質 単糖	相転移(固-液)	融解・凝固	変旋光 酸化・還元 脱水 異性化	
二　糖 オリゴ糖 多糖	ガラス転移 結晶転移 ゾル-ゲル転移 その他の状態変化	結晶形変化 ゲル化，融解 糊化・老化	転化 脱水，分解 グリコシル転移 脱水縮合	カラメル化 デキストリン化 重合-炭化
脂　質 単純脂質 脂肪酸 アシルグリセロール 複合脂質 リン脂質 糖脂質	相転移(固-液) 結晶転移	融解・凝固 結晶多形	還元 自動酸化 熱酸化 酵素酸化	油焼け
無機塩 有機塩	相転移(固-液) その他の状態変化	融解・凝固 結晶化，潮解		

出典：三浦靖：「光琳選書4 食品とテクスチャー」，川端晶子編著，p.108，光琳(2003)を一部改変

化や物理変化が異なれば当然ながら後述する食品テクスチャー(food texture)とよばれる食感も変化することになる。とくに相転移のような物理変化は，食品の物性を変えるため，食品テクスチャーに大きく影響する。

(2)　食品の物性

①　食品の物性とは

食品の物性とは，食品の物理的性質の総称であり，下記のように主に9つの特性に大別され，広い意味でこれらをまとめて，食品の物性という。

- 光学的特性(透過率，吸光度，屈折率，反射率，旋光度など)
- 電気化学的特性(pH，電気伝導率，拡散電位など)
- 電磁気学的特性(電流，電位，電束密度，電気抵抗，電気容量，磁束密度，磁化率，誘電率，インピーダンス，回転相関時間，放射エネルギー，光度，放射能など)
- 力学的特性(質量，密度，応力，ひずみ，仕事，弾性率，コンプライアンス，せん断応力，粘性率，貯蔵弾性率，損失弾性率，動的粘性率，力学的損失正接，固有振動数，音速，音圧など)
- 熱力学的特性(温度，熱容量，比熱，エントロピー，エンタルピー，自由エネルギー，

活性化エネルギー，物質量など）

- 移動現象論的特性（物質移動係数，拡散係数，分配係数，熱伝導率，熱拡散率，熱伝達率，放射率，反応速度定数など）
- 界面化学的特性（表面張力，界面張力，界面動電位など）
- 空間・時間特性（長さ，角度，面積，体積，時間，速度，加速度など）
- 周期特性（周期，周波数，回転数，波長，波数など）

また上記の食品の物性を食品の品質に対する影響からみると，次のようになる。

- 食品加工（加熱，冷却，濃縮，乾燥，混合，分離，殺菌など）では，主に力学的特性・熱力学的特性・電気化学的特性・電磁気学的特性・移動現象論的特性・界面化学的特性が関与する。
- 食品のおいしさ（視覚，味覚，嗅覚，聴覚，皮膚感覚）では，光学的特性・電気化学的特性・熱力学的特性・力学的特性・移動現象論的特性・界面化学的特性が関与する。
- 食品の保存性については，熱力学的特性・力学的特性・電気化学的特性・界面化学的特性等が関与する。

このうち，食品加工や保存性の点では，力学的・熱力学的特性の関与が特に大きい。一方，食品のおいしさ，とくに食感では，力学的特性の影響が大きい。そのため食品の物性といった場合，狭義的にはこの力学的特性を指すことがある。

②　食品の物性に及ぼす因子

たんぱく質や炭水化物（多糖類）などの高分子化合物を主成分とする食品の物性に及ぼす因子としては，次のようなものが挙げられる。

- 高分子化合物の性質（分子量，分子形状（結晶・非結晶性など），濃度など）
- 環境（温度，湿度，pH など）
- 相構造（相転移・相分離など）
- 食品成分の物理的・化学的変化

これら因子のなかでも，たんぱく質や炭水化物の種類や濃度といった食品成分の組成と共に，相構造が食品の物性に大きく影響することから，食品の相構造から食品の物性を考えることが多い。

〈参考文献〉

土井正男，小貫　明：「現代物理学叢書，高分子物理・相転移ダイナミクス」，岩波書店（2000）

topic

食品用3Dプリンタによる３次元積層造形

3Dプリンタ（3次元造形装置）が様々な業界や業種で活用されており，食品製造分野でも脚光を浴びている。3次元造形法は，①粉体層融合，②直接エネルギー融着，③素材の押し出し成形，④結合剤噴射，⑤素材噴射，⑥シート積層，⑦容器内光重合に分類されている。食品分野では③が主に適用され，粒体／粉体の分散液，糖の融液，ゼリー生地，穀粉ペースト，卵白／卵黄 - 米粉ペースト，油脂食品の融液などを吐出生地にして，均質構造の固体食品を造形しているのが現状である。3次元造形装置は一般調理家電となるような卓上型として普及されることが想定される。吐出材料はプレミックスとして供給され，これに液体素材を加えて生地を調製し，次に3次元造形する。そして，後処理（乾燥，焼成，揚げ加工，調味）して喫食する。

コロイド(colloid)は，約1nm～1μmの大きさのコロイド粒子，および媒質から成る。

2 食品コロイド

食品は一般にコロイド状態で存在しており，食品の種類によって存在状態が異なる。食品コロイドの種類には，エマルション(乳濁液)，サスペンション(懸濁液)，泡沫，ゲルなどがある。当然ながら，食品の物性は，食品のコロイド状態に影響される。本節では，食品コロイドの種類ならびに性質について，とくに加工食品によく用いられるエマルションや泡沫について述べる。

(1) コロイドとは

前節でも述べたが，食品は異なる相の組合せでできている。そのため，食品はコロイド状態であることが多い。コロイド(colloid)とは，極微細な粒子が，液体・気体・固体などの媒体中に分散している状態を指す。分散している粒子を分散質(dispersoid)，媒体を分散媒(suspending medium)という。

食品コロイドの例として，牛乳や味噌汁は，固体や液体(分散質)と液体(分散媒)のコロイド分散系であり，ホイップドクリームは，気体や固体(分散質)と液体(分散媒)のコロイド分散系である。また，エア・イン・チョコレートやマシュマロは，気体(分散質)と固体(分散媒)のコロイド分散系であり，この気泡の大きさや分散状態が食感に影響する。

(2) コロイド分散系

コロイドは分散する分子の種類や大きさによって，分子分散系(粒子径1nm以下)，コロイド分散系(粒子径1nm～1μm)，粗粒子分散系(粒子径1μm以上)に分類される。このうちコロイド分散系(colloidal dispersion)は，分散コロイドともよばれ，粒子径1nm～1μmのコロイド粒子が媒体中に分散しているが，現在では，粒子径1～100nm領域の粒子をナノ粒子とよんでいる。コロイド粒子は可視光線(波長380～780nm程度)を散乱反射(Tyndall scattering, Mie scattering)するために，コロイド分散系中の成分は肉眼や光学顕微鏡では粒子として識別できない。

コロイド分散系では，分散粒子の成因や形状はさまざまであるが，その特性から，次の3種に分類される。

- 一次元コロイド：一方向のみコロイドの特性をもつもので，薄膜など。
- 二次元コロイド：二方向のみコロイドの特性をもつもので，繊維状物質など。
- 三次元コロイド：三方向(縦・横・高さ)にコロイドの特性を示すもので，通常の微粒子状のコロイド。

また，コロイド分散系のうち，液体中に固体粒子が分散したものを分散液(サスペンション; suspension)といい，みそ汁やスープ，果汁などがこれにあたる。一方，液滴または液晶(liquid crystal)が液体中に分散したものを乳濁液(エマルション; emulsion)といい，牛乳やバター，マヨネーズなどがこれにあたる。また，分散質の網目構造により流動性を失い，固体のように振舞うコロイドをゲル(gel)といい，食品ではゼリーやようかんなどがある。

(3) コロイド分散系食品

牛乳の主たるたんぱく質はカゼインであり，いくつかのカゼイン分子が会合して粒子径約20nmのサブミセルを形成している。サブミセルはさらに凝集して粒子径約100～600nmのカゼインミセルとなり，乳清中に分散している。さらに，粒子径0.2～10μmの乳脂肪球も分散している。そのため，牛乳は典型的なエマルションであり，コロイド分散系食品である。先にも述べたが，牛乳のほかにポタージュスープやみそ汁，ソース，果汁，フラワーペーストなどもコロイド分散系食品である。

〈参考文献〉

Hughes, R., Fermin, D., Riley, J., Eastman, J., Eastoe, J., Vincent, B., Reynolds, P.（大島広行訳）：「コロイド科学—基礎と応用—」，東京化学同人（2014）

溶け合わない２つの液体を分散させて，エマルションを得ることを乳化という。

3 エマルション

(1) エマルションとは

エマルションは，液相の分散質が液相の分散媒(連続相; continuous phase)に分散したコロイド分散系である。一般に水と油のように，相互に混じり合わない液体をよく混じり合った状態にしたものをエマルションという。また，水と油が混ざり合ってエマルションが形成される現象やエマルションを形成させる処理を乳化(emulsification)という。反対に乳化物が崩壊する現象，またはエマルションを破壊する処理を解乳化(かいにゅうか)(demulsification)という。

エマルションは，分散相と分散媒の種類の違いにより分類されている。牛乳やフレンチドレッシング，マヨネーズ，コーヒーホワイトナーのような，分散相が油相で連続相が水相のエマルションは水中油滴(oil in water, O/W)型とよばれる(図5-2)。逆に，バターやマーガリン，ファットスプレッドのような，分散相が水相で連続相が油相のエマルションは油中水滴(water in oil, W/O)型とよばれる。この他に，W/O型エマルションの分散相の油相がさらに水相に乳化されたエマルションはW/O/W型，O/W型エマルションの分散相の水相がさらに油相に乳化されたエマルションはO/W/O型とよばれ，両者は多相エマルションと総称される。これらは医薬品や食品成分サプリメントの製造に利用されている。

O/W型

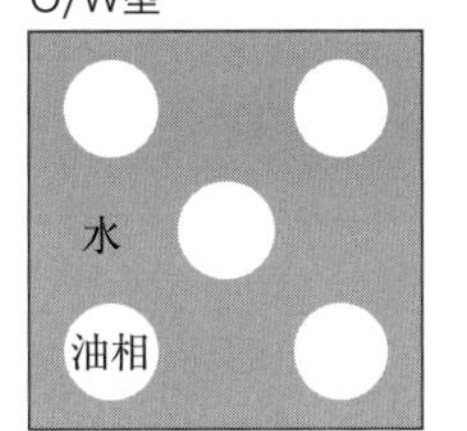

W/O型

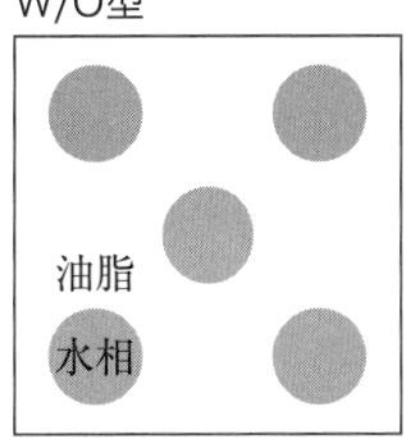

W/O/W型

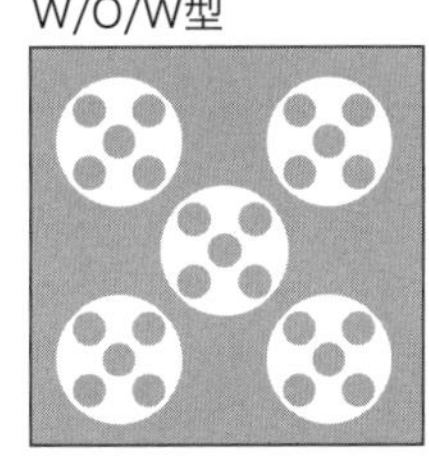

O/W/O型

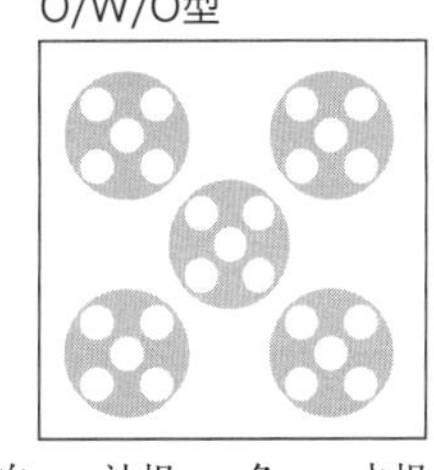

白……油相　色……水相

図5-2　エマルション型の模式図

(2) 乳化剤

安定なエマルションを形成するために，界面活性剤(surfactant)が用いられる。とくに食品用途で用いられる界面活性剤を乳化剤(emulsifier)という。

ある均一な液体(または固体)の相が他の均一な相と接している境界を界面という。界面はできる限り小さくなろうとする性質があり，このときに発生する力を界面張力(interfacial tension)という。水と油からなるエマルションでは，水と油の間で界面が生じるが，この界面にある物質が吸着して，その界面張力が低下する現象を界面活性(surface activity)とよび，吸着する物質を界面活性物質(surface active substance)，特に少量で著しい界面活性を示す効果的な物質を界面活性剤という。

互いに混じり合いにくい水と油からなるエマルションを形成させるためには，界面活性剤は，分子内にある大きさの疎水性(hydrophobic，または親油性(lipophilic))の炭化水素基(炭素数にして約8～18)と，親水性(hydrophilic)を与えるための親水基を併せもつことが必要である。

表5-3　代表的な食品用乳化剤の構造

乳化剤	基本構造	置換基	
グリセリン 脂肪酸エステル	$CH_2-O-C(=O)-R$ $\vert$ $CH-OH$ $\vert$ CH_2-O-R'	R：$(CH_2)_n-CH_3$ R′：H	グリセリン脂肪酸モノエステル
		R：$(CH_2)_n-CH_3$ R′：$C(=O)-CH_3$	グリセリン酢酸脂肪酸モノエステル
		R′：$C(=O)-CH(OH)-CH_3$	グリセリン乳酸脂肪酸モノエステル
		R′：$C(=O)-(CH_2)_2-COOH$	グリセリンコハク酸脂肪酸モノエステル
		R′：$C(=O)-CH(O-C(=O)-CH_3)-CH(O-C(=O)-CH_3)-COOH$	グリセリンジアセチル酒石酸脂肪酸モノエステル
		R′：$C(=O)-CH_2-C(OH)(COOH)-CH_2(COOH)$	グリセリンクエン酸脂肪酸モノエステル
ポリグリセリン 脂肪酸エステル	$CH_2-O-(CH_2-CH(OH)-CH_2-O)_m-H$ $\vert$ $CH-OH$ $\vert$ $CH_2-O-C(=O)-R$	R：$(CH_2)_nCH_3$ $m \geqq 2$	
ショ糖 脂肪酸エステル	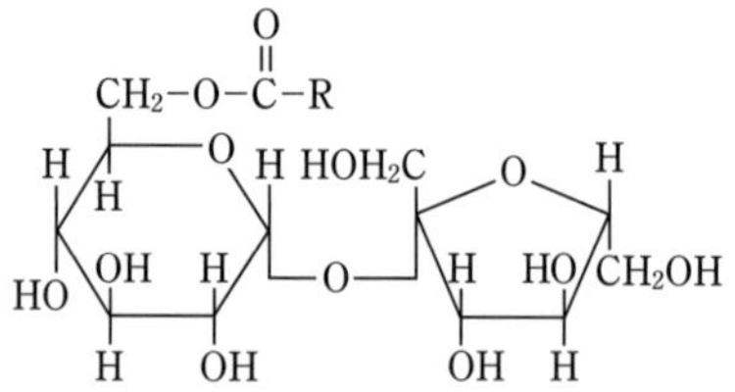 O ‖ $CH_2-O-C-R$ H　　O　H HOH_2C　　O　　H H HO　OH　H　—O—　H　HO　CH_2OH H　OH　　OH　H	R：$(CH_2)_nCH_3$	
プロピレングリコール 脂肪酸エステル	$CH_2-O-C(=O)-R$ $\vert$ $CH-OH$ $\vert$ CH_3	R：$(CH_2)_nCH_3$	
ソルビタン 脂肪酸エステル	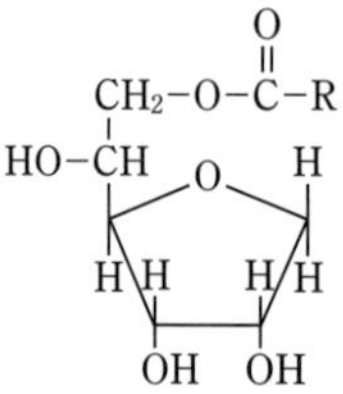 O ‖ $CH_2-O-C-R$ $\vert$ $HO-CH$　　O　　H H　H　H　H OH　OH	R：$(CH_2)_nCH_3$	
ポリオキシエチレン[20] ソルビタン脂肪酸エステル	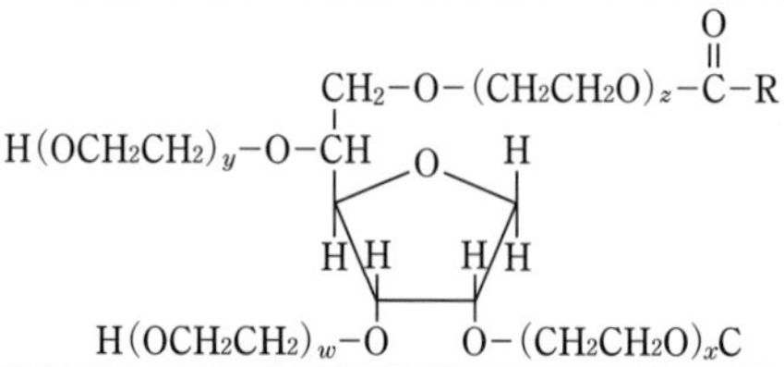 O ‖ $CH_2-O-(CH_2CH_2O)_z-C-R$ $\vert$ $H(OCH_2CH_2)_y-O-CH$　　O　　H H　H　H　H $H(OCH_2CH_2)_w-O$　　$O-(CH_2CH_2O)_xC$	R：$(CH_2)_nCH_3$ $w+x+y+z=$約20	
リン脂質 （レシチン他）	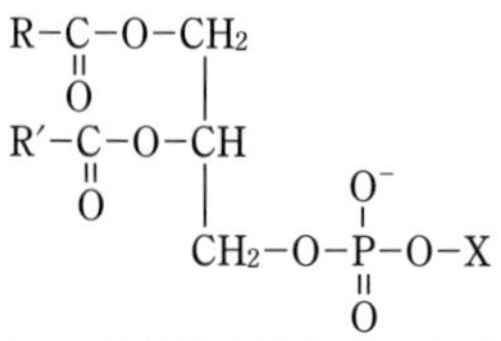 $R-C(=O)-O-CH_2$ $\vert$ $R'-C(=O)-O-CH$ $\vert$ $CH_2-O-P(=O)(O^-)-O-X$	R, R′：$(CH_2)_nCH_3$ X：$CH_2CH_2NH_3^+$ X：$CH_2CH_2N(CH_3)_3^+$ X：$CH_2-CH(OH)-CH_2(OH)$	

簡便のため，モノエステルの構造を記載した。

界面活性剤は，水中における親水基の電離の型により，陰イオン性界面活性剤(anionic surfactant)，陽イオン性界面活性剤(cationic surfactant)，非イオン性界面活性剤(nonionic surfactant)，両性界面活性剤(amphoteric surfactant)に分類されている。わが国で使用が認可されている乳化剤のほとんどは表5-3に示したように，リン脂質のレシチン(卵黄レシチン，大豆レシチンやヒマワリレシチン)とその誘導体，ならびに非イオン性界面活性剤である。非イオン性界面活性剤では，グリセリン脂肪酸エステルやショ糖脂肪酸エステルなどのように多価アルコールに脂肪酸がエステル結合したものが多い。

(3) エマルションの安定化機構

エマルションは，図5-3に示すように不安定な状態である。安定なエマルションでは多数の小さい液滴が他の液体媒質中に分散しているが，分散質と分散媒の密度の差によって分散質が浮上するクリーミング(creaking)が起きることがある。2つの液滴が凝集(coagulation, flocculation)し，合一(coalescence)して大きな一つの液滴になると，界面自由エネルギー(界面が有する内部より過剰の自由エネルギー)が減少するため安定化する。乳化剤は，エマルションの界面自由エネルギーを低下させることで，エマルションを安定化させる。

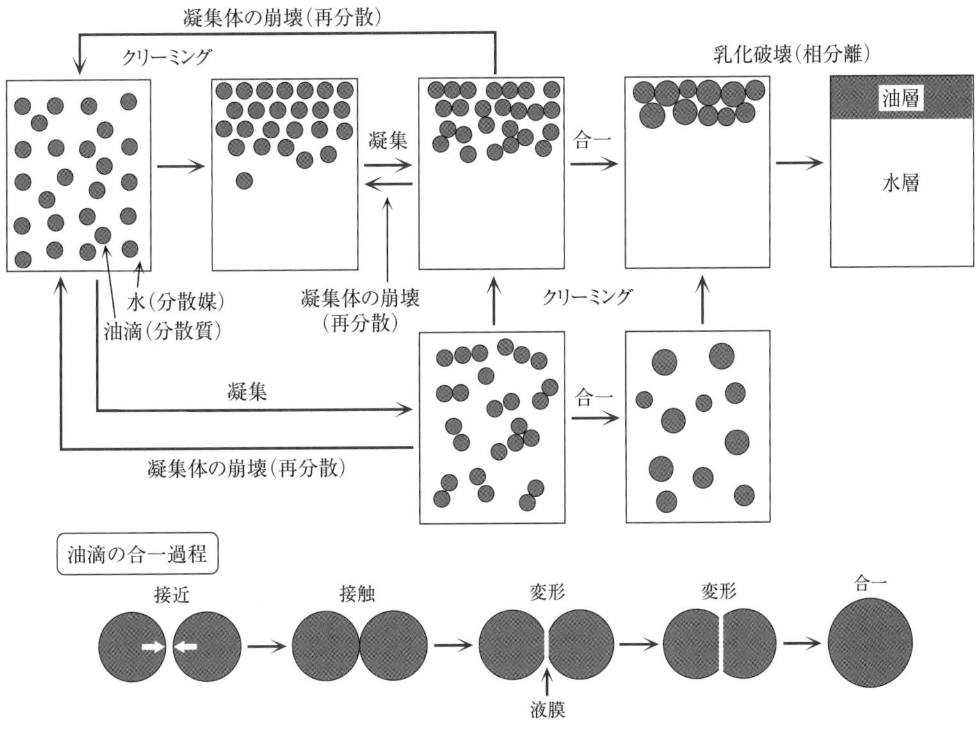

図5-3　O/Wエマルションの状態変化

(4) 乳化安定剤と乳化助剤

安定なエマルションを形成させるために乳化剤とともに乳化助剤(cosurfactant)や乳化安定剤(emulsion stabilizer)が使用されることが多い。乳化安定剤は水溶性の高分子であり，乳化剤にやや遅れて油－水界面に吸着するか，吸着せずに立体構造的に液滴の凝集・合一を抑制し，あるいは逆に液滴を凝集・合一させて系の粘度を増加させるなどしてエマルションを安定化させている。例えば，カゼインなどのたんぱく質，多糖類は乳化安定剤であり，多価アルコール(糖，糖アルコール)や極性脂質などは乳化剤としては作用しないが，その親水性から乳化を補助する乳化助剤になる。

〈参考文献〉

三浦　靖：「食品乳化剤と乳化技術」，工業技術会(1995)
三浦　靖：「ミルクの事典」，朝倉書店(2009)

食品には，気泡を含むものが多く，製造工程で起泡や消泡の操作が必要となる。

4 泡　沫

(1) 起　泡

気泡(gas cell, bubble)の集合体は泡沫(foam)とよばれ，セル状の気相とそれを取り囲む液相や固相の2相系からなるコロイド分散系である。この気泡分散系では，どちらかの相が相対的にそれぞれ分散相と連続相になる。

液体中に気泡がある液体泡沫の食品には，発泡飲料，ホイップドクリーム，メレンゲなどがある。また固体泡沫の食品には，パン，ケーキ，クッキーなどのベークド製品，マシュマロ，エア・イン・チョコレート，カルメラ，マジパン(マルチパン)，アイスクリームなどがある。

この泡沫を作り出すことを起泡という。起泡の方法には，液体中に細いノズルを介して気体を吹き込む気体吹込み法，液体中に多孔質の平板を介して気体を吹き込むスパージング法，液体を激しく振動させて気泡を作る振とう法などがある。また，起泡には乳化剤(界面活性剤)がよく用いられる。乳化剤は連続相の表面張力を低下させ，泡が立ちやすくするとともに，気・液界面に吸着することで泡(泡沫)がすぐ消えることのないよう保護する作用がある。発泡飲料などの食品製造工程においては，起泡を積極的に利用している。一方，製造工程で発生する気泡は，運動量移動や熱移動，物質移動の障害になって作業効率を低下させるために消泡・脱泡が必要になる。

(2) 消　泡

消泡には，抑泡，破泡および脱泡という3つの機構が関与している。抑泡とは泡沫の生成を抑制することであり，破泡とは生成した泡沫の気泡膜を崩壊することであり，脱泡とは生成した気泡を取り除くことである。消泡は一般的に物理的消泡と化学的消泡とに大別されている。

①　物理的な消泡

起泡物質の種類により異なるが，液体を冷却したり，加熱したりする温度変化の利用，沸騰や減圧，超音波照射などによる液体中の溶存気体を除去することなどが抑泡に有効である。温度変化の利用（加熱，凍結など）ならびに圧力変化の利用（減圧による脱泡後の昇圧など）などが破泡に有効である。そして，圧力変化の利用（加圧による気泡の収縮・消滅，減圧による膨張・破壊など）ならびに力場の利用（遠心力による気泡の移動・大気への放出など）などが脱泡に有効である。

②　化学的な消泡

消泡剤には抑泡剤と破泡剤とがある。抑泡剤とは発泡前に液体に添加しておき泡沫生成を抑制するものであり，シリコーンオイルなどがある。この抑泡剤は，一般に水に対する溶解性が小さく，表面張力が小さいために大部分は気-液界面に不均一に吸着し，結果として界面活性物質の吸着層を部分的に除去することにより系の表面張力が不均一になり発泡を抑制すると考えられている。一方，破泡剤とは形成されている泡沫層に添加して気泡を崩壊して速やかに消泡するものであり，低級アルコールなどがある。この破泡剤は水に対して分散性が良好で，表面張力が小さいために気泡間の液体膜中に分散・溶解して局部的に表面張力を著しく低下させ，この表面張力が低下した部分が周囲の表面張力の大きい部分から張力を受けて液体膜が拡張して崩壊すると考えられている。

〈参考文献〉

Weaire, D. and Hutzler, S.（大塚正久，佐藤英一，北薗幸一共訳）:「泡の物理」，内田老鶴圃（2004）
三浦　靖 :「泡コントロールと消泡・脱泡事例集」，技術情報協会（2007）
三浦　靖 :「食品の界面制御技術と応用－開発現場と研究最前線を繋ぐ－」，シーエムシー出版（2011）

レオロジーは，物質・物体の変形と流動を取り扱う科学である。

5　食品のレオロジー

(1)　レオロジー

レオロジー(rheology)は，物質または物体の変形と流動を取り扱う科学であり，変形と力と時間との関係を明らかにして，変形を明確に記述するという現象論的な目的と，変形を構造論的に解釈する目的とがある。現象論的な取扱いでは，調理食品の評価や調理過程での材料の変化に関する情報を与えるほか，食品加工・製造における工程管理と品質管理での客観的な評価を可能にする。一方，構造論的な取り扱いでは，製品設計の際に有益な情報を与える。

食品は一般に多成分の不均一混合系であり，物理学的・化学的・生物学的に不安定な場合が多いため，そのレオロジー的挙動は純物質ではみられない特異的な現象を呈することが多い。

(2)　変形と弾性

物体に外力を加えると，形や寸法が変化して物体内部にはこの変形を元に戻そうとする力が発生し，外力を除けば元の寸法に戻ろうとする性質がある。これを弾性(elasticity)という。変形の原因となる力の大きさは，式①のように，面積Aにかかる力Fとして応力σ(stress)で表される。

$$\sigma\,(\text{応力}) = \frac{F\,(\text{力})}{A\,(\text{面積})} \quad \cdots\cdots\cdots\cdots\text{式①}$$

外力を加えるとき瞬間的に起こり，これを除くとき完全かつ瞬間的に消失する変形を理想弾性変形という。変形の大きさをひずみγ(strain)で表すと，式②に示すように，ひずみと応力は比例するというフックの弾性法則(Hooke's law)が成立する。このときの比例定数を弾性率E(modulus of viscoleasticity)といい，かまぼこやデザートゼリー，こんにゃくなどの弾性率は，硬さ，コシの強さなどの食感に深く関わっている。

$$\text{フックの弾性法則：}\frac{\sigma\,(\text{応力})}{\gamma\,(\text{ひずみ})} = \text{定数} = E\,(\text{弾性率}) \quad \cdots\cdots\text{式②}$$

(3)　流動と粘性

①　ニュートン流体

食品の粘性は食品の食感だけでなく，食品の調理・加工における操作性にも大きく影響する。物体の粘性は，その物体の流動性に基づく。物体に外力を加えると，内部抵抗を発生しながら流動し，外力を除いてもひずみは全く回復しない性質を粘性(viscosity)という。物体が流動する方向に力を加えた際の応力をせん断応力(shearing stress)σ，また物体中に発生する速度勾配をせん断速度(rate of shear)$\dot{\gamma}$という。式③で示されるニュートンの粘性法則(Newton's law)に従う流動をニュートン流動(Newtonian flow)といい，その流動を示す物体をニュートン流体という。ニュートンの粘性法則では，せん断応力σとせん断速度$\dot{\gamma}$は比例し，このときの比例定数が，粘度(viscosity)ηである。水，糖液，清澄果汁，水飴，食用油，低分子物質や非凝集性の球形粒子分散系(低濃度)などは，ニュートン流体の典型的な例である。

$$\text{ニュートンの粘性法則：}\frac{\sigma\,(\text{せん断応力})}{\dot{\gamma}\,(\text{せん断速度})} = \text{定数} = \eta\,(\text{粘度})\quad\cdots\cdots\cdots\cdots\text{式③}$$

② 非ニュートン流体

一方，ニュートンの粘性法則が適用されない流動を非ニュートン流動(non-Newtonian flow)といい，その流動を示す流体を非ニュートン流体とよぶ。この流動には，流動曲線(図5-4)の型から，次のようなものがある。

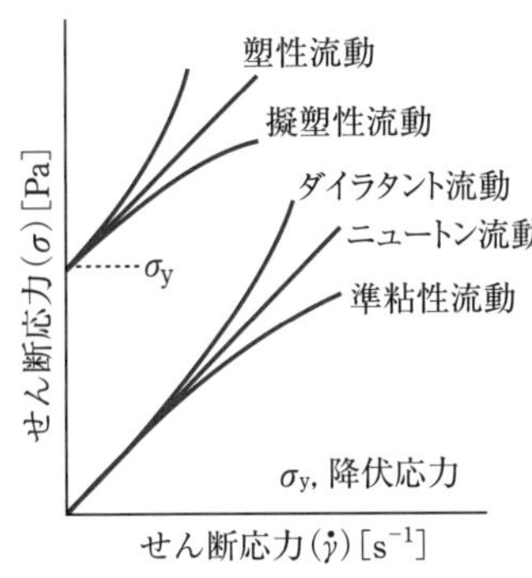

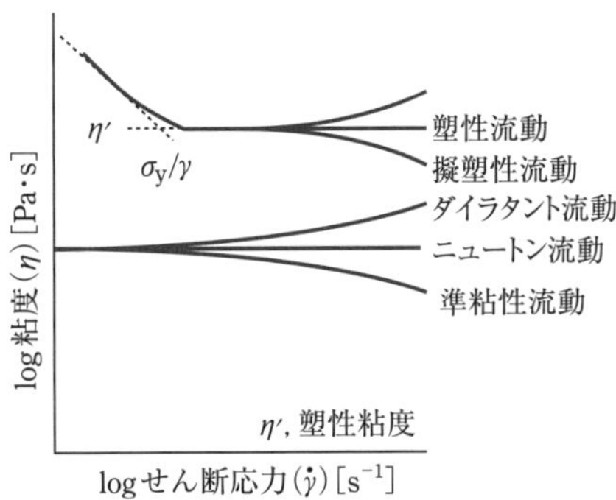

図5-4　ニュートン流体と非ニュートン流体の流動曲線

a)　塑性流動(plastic flow)またはビンガム流動(Bingham flow)：流動し始める限界のせん断応力を降伏応力(yield stress)というが，これ以上の力を加えると，ニュートン流動のように流動するもので，溶融チョコレート生地，トマトピューレ，ホイップドクリーム，バター，マーガリン，固体粒子分散系(高濃度)などがこの流動を示す。この場合の粘度は，降伏応力以上での流動を取り扱っているので，塑性粘度(plastic viscosity)とよび分けている。

b)　準粘性流動(quasi-viscous flow)：降伏応力をもたないでせん断流動化する流動ともよばれる。せん断速度が増すと粘度が減少する流動であり，果実ピューレ，濃縮果汁，ソース，コンデンスミルク，高分子物質の溶融物・溶液，非凝集性の棒状・繊維状粒子分散系などがこの流動を示す。この場合に，式③で定義された粘度は定数にならず，せん断応力により変化するため見かけ粘度という。

c)　擬塑性流動(pseudo-plastic flow)：降伏応力をもってせん断流動化する流動ともよばれる。降伏応力を越える力を加えると，準粘性流動のように流動するものであり，トマトケチャップ，ホワイトソース，マヨネーズ，フレンチマスタード，プディ

topic

構造変化を伴う流動

容器充填のトマトケチャップや濃厚サラダドレッシングはチキソトロピーを示すために，静置状態から容器を傾けても中身が流れ出ない。そこで，容器を振り動かして中身がせん断流動化した後に使用している。一方，じゃがいもでんぷんの水分散液を加熱した食材に徐々に添加して，でんぷんを糊化させて粘稠な糊液にすることを利用して，料理にとろみを付与している。このときに，じゃがいもでんぷんの水分散液がダイラタンシーを示して撹拌抵抗が増大するために，水を過剰に加えてしまい，思ったようなとろみが付与できない場合がある。フォンダンの製造において，フォンダン生地もダイラタンシーを示すために，スクロースの再結晶量が不完全なまま使用してしまい，菓子やパンの上部に留まっておらず流下してしまうことがある。

ングなどがこの流動を示す。

d)　ダイラタント流動(dilatant flow)：液状食品にはみられないが，その流動曲線は準粘性流動の場合とは逆に，せん断速度が増すと粘度が上昇する流動で，でんぷんを水に分散させて濃厚な液体とした場合にこの流動を示す。

e)　構造変化を伴う流動：多くの液状食品などの分散系においては，分散粒子が形成する特殊な構造と，せん断による比較的緩慢な構造変化を考えないと解釈できないような現象がみられる。

<チキソトロピー(thixotropy)>

トマトケチャップやソース，マヨネーズ，塗料ペンキなどのように，等温状態においても変形，特にせん断のために見かけ粘度が一時的に低下し，一定時間静置した後に再び元の高粘度の状態に回復する現象である。この粘度の低下は，分散液中の分散粒子が形成している連続的な構造(準構造)がせん断により破壊されるために生じ，逆に高粘度状態への回復は，一旦破壊された構造が再び形成されるためと解釈されている。流動曲線の上向曲線と下向曲線が一致せずに履歴曲線を画き，せん断速度ゼロで閉じる。

<レオペクシー(rheopexy)>

セッコウや五酸化バナジウム，ベントナイトの懸濁液などのように，チキソトロピーとは逆に，比較的小さい変形，特にせん断のために見かけ粘度が増加する現象である。これは液体の流動によって分散粒子が相互に接近しやすくなり，接近すれば分散粒子が凝集・凝固するためと解釈されている。

<ダイラタンシー(dilatancy)>

でんぷん－水分散液などのように，比較的大きい固体粒子が液体の中で密な充填状態で集まっているところへ，急激なせん断を与えることにより系全体の体積が増大して固化し，外力を除けば増加した分の体積が減少して再び元の流動性を回復する現象である。

③　**粘弾性**

物体に限界値(弾性限界)を超える外力を加えると，外力を除いても形状が元に戻らず，外力が増すにつれて変形が急に進んだり，流動し始めたりする性質を塑性(plasticity)という。多くの物質は，弾性と粘性，弾性と塑性，または弾性と塑性と粘性という複数の性質をもっている。弾性と粘性との組合せは粘弾性(viscoelasticity)，弾性と塑性との組合せは塑弾性(plasto－elasticity)，弾性と塑性と粘性との組合せは粘塑弾性(visco－plasto－elasticity)とよばれる。かまぼこやデザートゼリーでは粘弾性，食品ではないが眼球被膜では塑弾性，パン生地では粘塑弾性を示す場合が多い。

a)　応力緩和：粘弾性を示す物体に一定のひずみを与え続けると，ひずみを与えた瞬間は弾性的に高い応力(初期応力)を示すが，時間の経過とともに応力が減衰する現象を応力緩和(stress relaxation)とよぶ。

b)　クリープ：粘弾性を示す物体に一定の応力を与え続けると，ひずみが時間の経過とともに徐々に増大する現象をクリープ(creep)とよぶ。

c)　静的粘弾性と動的粘弾性：前述の応力緩和とクリープから測定した粘弾性は，静的粘弾性(static viscoelasticity)とよばれる。これに対し，時間の経過と共に周期的に変化するひずみ，または応力を物体に負荷して測定した粘弾性は，動的粘弾性(dynamic viscoelasticity)とよばれる。この動的粘弾性は，食品素材や加工食品の食品テクスチャーを客観的に評価する際に利用されている。

④ **破壊特性**

破壊(fracture, failure)とは，物体を 2 つ以上の断片に分離して，物体にかかる負荷がゼロになるような状態を指す。応力とひずみの関係を表した図を応力-ひずみ曲線(図5-5)という。この応力－ひずみ曲線の初期の直線部分の勾配は，見かけの弾性率とよばれ，指を押しつけた際に感じる硬さに相当する。曲線の極大値を降伏点といい，それに対応する応力は降伏応力(yield stress)，ひずみは降伏ひずみ(yield strain)とよばれ，咀しゃく時のもろさの指標になる。曲線の末端は破断点といい，それに対応する応力は破断応力(breaking stress)，ひずみは破断ひずみ(breaking strain)とよばれ，咀しゃく時の硬さの指標になる。塑性変形を起こしつつ，大きなひずみで破壊する様式は延性(えんせい)破壊(ductile failure)といい，これに対し，ひずみの増加と共に応力も単調に増加している途中で，比較的小さいひずみで塑性変形がほとんど起こらずに破壊する様式を脆性(ぜいせい)破壊(brittle failure)という。破断とは，食品を口の中に入れ，上下の歯牙で力を加えて変形させ続けると，ついに食品が原形を保てなくなり，崩れる現象のことをいう。この破断の性質は，延性破壊と脆性破壊から判断される。グミゼリーやかまぼこは前者，せんべいやクッキーは後者の破断挙動を示し，それぞれ独特の歯ごたえを有している。

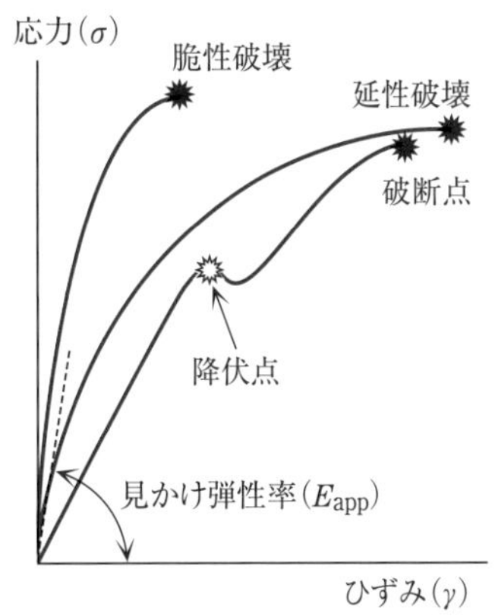

図5-5　応力－ひずみ曲線における破断性

〈参考文献〉

尾崎邦宏，升田利史郎，高橋雅興：「新講座・レオロジー」，日本レオロジー学会(2014)
川端晶子：サイコレオロジーと咀嚼　食べ物のおいしさ－その文化と科学，建帛社(1995)
三浦　靖：「21世紀の調理学3　美味学」，建帛社(1997)
三浦 靖：「分散系のレオロジー」，エヌ・ティー・エス(2021)

食品テクスチャーとは，食品の物理的食感で，「口あたり」，「舌ざわり」にあたる。

●6　食品テクスチャーとおいしさ

（1）　食品のおいしさ

ヒトは食品の組成と物性に由来する感覚情報を感覚器官で受容している。そして，視覚，聴覚，嗅覚，味覚，皮膚感覚の感覚情報は感覚神経系を介して中枢神経系に送られ，脊髄では感覚情報の伝達，脳では感覚情報の処理が行われる。その際に，食品のおいしさの直接要因である食品の感覚特性（味覚特性，嗅覚特性，視覚情報，聴覚特性，触覚特性，温度覚特性）として知覚されるとともに，記憶・学習される。これに経験や知識などの背景要因，および人種や性別など先天的要因，生活様式や宗教などの後天的要因，ならびに年齢や生理状態などの現在の状態などの間接要因が加わり，食品のおいしさが総合的に理解・判断される（図5-6）。

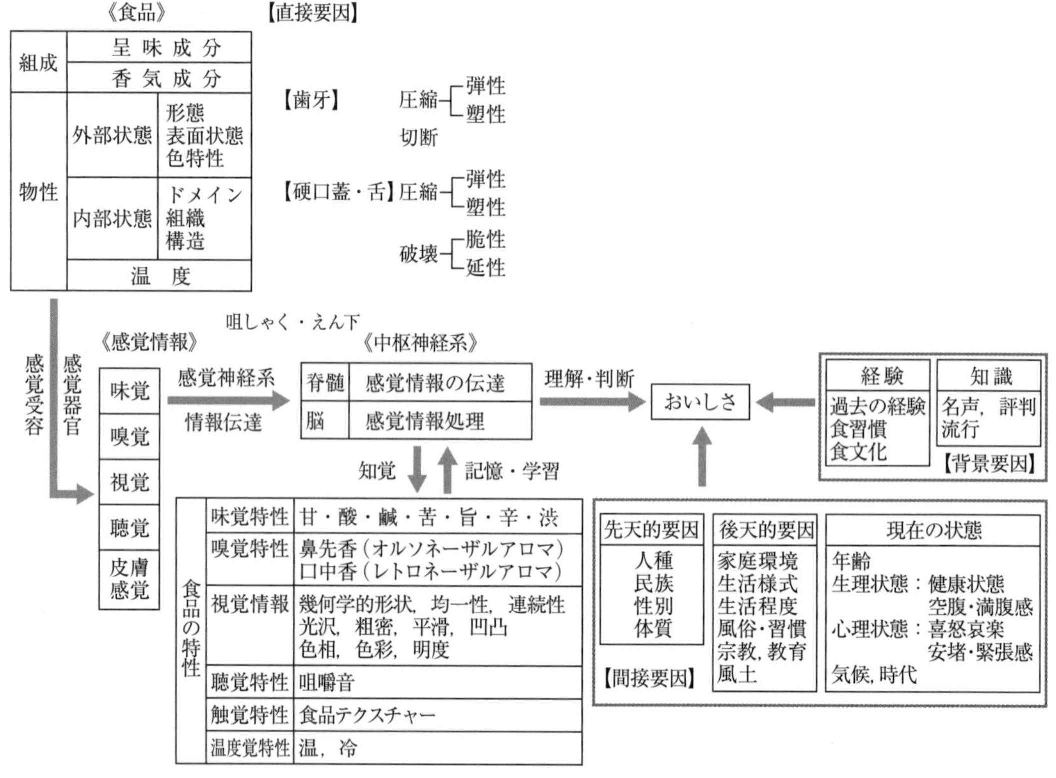

図5-6　食品の「おいしさ」の判定過程

（2）　食品テクスチャー

①　食品テクスチャーとは

一般的に理解されている食品テクスチャー（food texture）とは，口中に入れたときの食品の組織，構造，形態やレオロジー的性質などの物性に起因する総合的な物理的食感を指す。一般には「口当たり」，「歯ごたえ」，「舌触り」，「のどごし」など口腔内で感覚される食品の力学的性状を広く表す言葉として用いられるが，食品を口に入れる前の視覚情報(形状，色，つや，表面状態)や噛んだり飲んだりするときの音や食品自体の温度も含まれる。

Szczeniak らは74種類の食品の名称に対する連想語を整理し，食感要素を数種類のカテゴリーに分類したところ，その一つである食品テクスチャーが，食感全体の30%を超える要素であることを明らかにし，食品テクスチャーの研究の重要性が広く認められる契機を与えた。その後，食感における食品テクスチャーの位置づけがSherman により提案されたテクスチャープロファイルで一般化された(図5-7)。

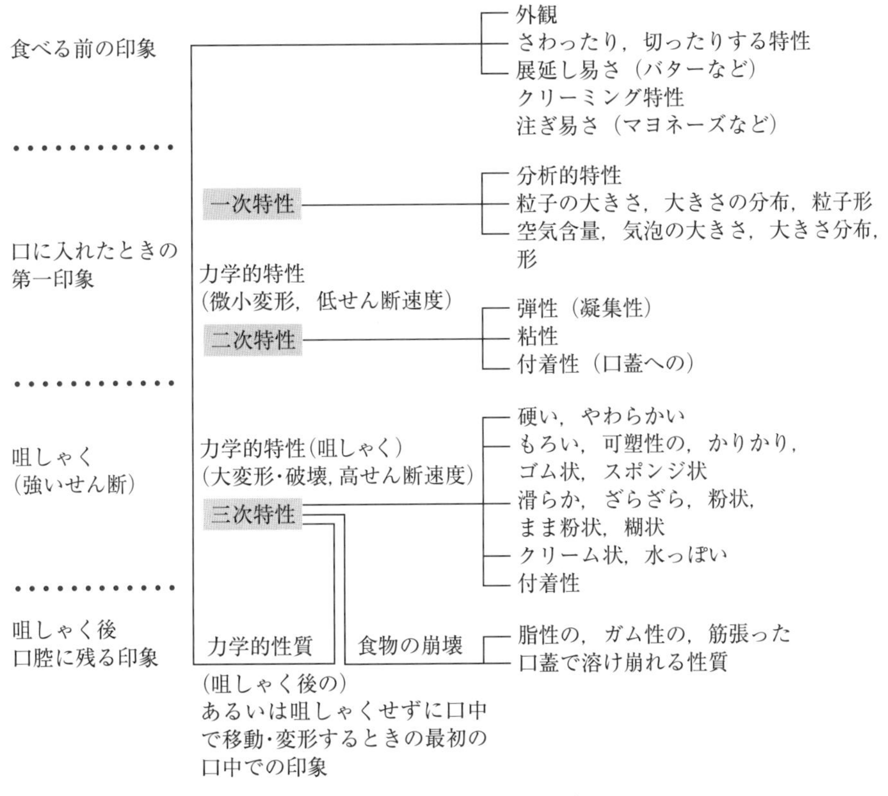

図5-7　Sherman によるテクスチャープロファイル

出典：Sherman, P., *J. Food Sci.*, 34, 458-462(1969)

Scott Blair は，物質の力学的性質をヒトは総合的に硬さとして知覚し，硬さの程度は試料の変形量から判断されるとした。本来，次元の異なる粘性率と弾性率を対等に比較することは物理学では不可能であるが，ヒトの感覚では粘性体と弾性体の硬さを知覚し比較している。

Shama らは，粘性の知覚においても判断の規準になるのがせん断速度であり，それが試料の粘性に応じて変化することを明らかにした。

このように，食品テクスチャーは食品の物性に大きく依存している。

②　テクスチャー用語

食品テクスチャーは，視覚，聴覚，皮膚感覚により捉えられる総合的なものが多いのにもかかわらず，抽象化された用語が少なく，擬声語(onomatopée)や「……のような」という表現が用いられることが多い。また，同一の食品テクスチャーでも同義語

表5-4　日本語食品テクスチャー用語体系

大分類	中分類	小分類	用　　語
力学的特性	噛みごたえ	引き締まった感じの弾力	しっかり，ぷりぷり，ぷるぷる，むちむちなど
		ほどよい噛みごたえのある弾力	こしがある，しこしこ，芯がある，もちもちなど
		のびる感じの弾力	ゴムのような，しなやかな，弾力のある，のびるなど
		硬さや強い噛みごたえ	硬い，かみ切れない，かちかち，がりがり，ポキポキなど
		硬さと破砕	コキコキ，こちこち，ゴリゴリ，ポリポリなど
	破　砕	繰り返しの破砕	くしゃくしゃ，ザクザク，シャキシャキ，ジャリジャリなど
		切れやすさ	切れやすい，サクサク，さっくり，歯ざわりがよいなど
		破砕や折れやすさ	からっ，カリッ，パキッ，パリッなど
		不完全な切断	皮ばった，ギシギシ，ごわごわ，すじっぽいなど
		重さ	重い，がっしり，どっしり
	凝集の小ささ(もろさ，こわれやすさなど)	こわれやすい感じのもろさ	くずれやすい，こわれやすい，ほろほろ，もろいなど
		乾いた感じのもろさ	ぼそぼそ，もそもそなど
		つぶれやすさと流れにくさ	ぼってり，もったりなど
		もろい感じのやわらかさ	ほくほく，ほっくり，ほこほこなど
		膨らんだ感じのやわらかさ	ふかふか，ふっくら，ふわふわ，ふんわかなど
	変形しやすさ	やわらかさ	軽い，ふにゃふにゃ，やわらかいなど
		やわらかい弾力	ゼリー状の，ぷにぷに，ぷりんぷりん，ぷるんぷるんなど
		張りの喪失	はじける，ぷちぷち，ぷよぷよ，ぷにょぷにょなど
		曲がりやすさ	キシキシ，くにゃくにゃ，ぐにゃぐにゃなど
		つぶれた状態	ぐちゃぐちゃ，ぐちゅぐちゅなど
		つぶれやすさと流れにくさ	かゆ状の，ぐずぐず，だらだら，つぶれやすい，ゆるいなど
		弾力の喪失	くたくた，しなしな，しんなり，のびた，へなへななど
	粘りとぬめり	付着	舌に残る，べたつく，べたべた，まとわりつくなど
		糸引き	糸を引く，水飴状の，蜜状の
		付着と濃厚感	からみつく，くっつく，ねとつく，ねばつく，ねとねとなど
		ぬめり	ぬたっ，ぬめぬめ，ぬるぬるなど
	流動となめらかさ	流れやすさやすべり	液状の，さらさら，じゅるじゅる，ちゅるちゅる，にゅるにゅるなど
		なめらかさ	口あたりがよい，舌ざわりがよい，つるつる，なめらかなど
		流れやすさと濃厚感	口どけがよい，クリーミー，とろとろ，濃厚な，まったりなど

幾何学的特性	空　気	硬い気泡壁	かすかす，すかすか
		やわらかい起泡壁	スポンジ状の，パフ状の，わた上の
		泡	泡状の，泡の立つ，シュワシュワ
		軽さと膨らみ	ふっくら，ふわふわ，ふんわり，ほわほわなど
		厚みと膨らみ	厚い，ぷっくり
	粒　子	小さな球	球状の，ころころ，粒状の，つぶつぶなど
		小さな球の集まり	ぷちぷち，ぶつぶつ，ぷつぷつなど
		小さな粒や粉	粉状の，粉っぽい，ぱらぱらなど
		粉質	ほくほく，ほっくり，ぽくぽく，ぽっくり
		大きめの粒の集まり	ぱらぱら，ぱらり，ぽそぽそ，ぽろぽろなど
	なめらかさと均一性	細かさ	均一な，細かい
		なめらかさと細かさ	きめ細かい，口ざわりがよい，クリーミー，舌ざわりがよいなど
		なめらかさと口どけ	口どけがよい，霜降り状の，ゼリー状の
		なめらかさとすべり	さらさら，すべる，するり，ズルズル，つるつるなど
	粗さと不均一性	粗さ	粗い，ざらざら，ざらつく，でこぼこなど
		乾いた感じの粗さ	がさがさ，ばさばさ
		硬い感じの粗さ	顆粒状の，ジャリジャリ，砂状のなど
		軽い薄片	シャーベット状の，ジョリジョリ
		繊維と皮	皮ばった，ごわごわ，すじっぽい，繊維状の
		突起	いがいが，とげとげ
		ちぢれ	ちぢれた，ちりちり
	薄　さ	層	サンドイッチ状の，層状の，ほぐれやすい
		膜	薄い，ぺらぺら，膜状の
		分離した薄	片うろこ状の，薄片状の，分離した
	疎　密	密度	ぎっしり，ずっしり，どっしり，密ななど
		塊	塊状の，ごろごろ，ごろっ，ごろり
		固形	結晶状の，固形の
		かど	かくばった，かどばった，ごつごつ
その他の特性（油脂と水）	脂　肪	油脂の濃厚感	脂っこい，油っこい，ぎとぎと，こってり，まったりなど
		口どけ	口どけがよい，とろける，乳状の
	乾　燥	乾燥	かさかさ，がさがさ，からり，乾いた，ぱさつく，ぱさぱさなど
		劣化した感じの乾燥	ぼそぼそ，もそもそ，もっさりなど
	水　分	水分の吸収または喪失	吸湿性がある，吸水性がある，しけた，しっとり，しんなりなど
		にじみ出る感じの水分	ジューシー，汁気が多い，水っぽい，みずみずしいなど
		多量の水分	液状の，じゅるじゅる，ぴちゃぴちゃ，べちゃべちゃなど

出典：Hayakawa, F., *et al.*, *Journal of Texture Studies*, 44, 140 - 159（2013）より作成

が多く用いられ，反対に異なった性質を同じ用語で表現することも多く，無用の混乱を生じやすいので，用語の標準化が行われている。官能検査用語の国際規格(ISO 5492)が1992年に改訂され，食品テクスチャー用語がこれまでの7語(hard, firm, soft, tender, crisp, crunchy, crusty)から45語に増加するとともに体系化された。

一方，日本語食品テクスチャー用語体系においては，表5-4に示されるように，食品テクスチャー用語は445語で，大分類3，中分類15，小分類64に分類されており，一般に，これらの用語を用いて個々の食品のテクスチャーを表現している。

③ サイコレオロジー

サイコレオロジー(psychorheology)とは，英国の心理物理学者であるBlairらが提唱した学問領域であり，食品のレオロジー的性質と，ヒトの生理的感覚および心理的判断である物理的(圧力，弾性，粘性，温度など)感覚とを実験心理学の観点から解析するものである。サイコレオロジーの意義は，食品テクスチャーの官能検査による主観的評価，あるいはその評価と機器測定による客観的評価との対比から口腔生理学，精神物理学(psychophysics)，計量心理学(psychometrics)そのものを研究することである。

④ 食品のおいしさの評価

食品のおいしさを評価する方法には，客観的評価法と主観的評価法がある。客観的評価法としては，呈味成分を高速液体クロマトグラフィー(HPLC)で，また匂い成分をGC-O (gas chromatography-olfactometry)，AEDA (aroma extract dilution analysis)，GC-FTIR-MS (GC-Fourier-transform infrared spectroscopy-mass spectrometry)などのクロマトグラフィーを用いて定性・定量分析する。食品テクスチャーについては，経験的原理に基づく手法(機器固有の特性値であり，データ互換は困難である。回転せん断の際のトルクを測定するRVA (Rapid Visco Analyzer)などを使用する)，咀しゃく運動の模擬的手法(測定条件が明確であればデータ互換は比較的に容易である。単軸圧縮・伸長型レオメータを使用する)，機械的・物理的特性を計測する手法(測定条件が明確であればデータ互換は容易である。粘弾性測定装置や粘度測定装置を使用する)，咀しゃく筋・舌骨上筋群の筋活動電位を筋電位測定装置で計測する手法(筋電位測定(electromyography：EMG))，造影剤配合食品を咀しゃく・嚥下している状態をX線透視検査装置で可視化する手法(嚥下造影検査(video fluorography：VF))，舌運動や食塊移動を超音波画像診断装置で計測する手法(舌運動(Bモード)，食塊移動(パルスドップラ法))，咀しゃく音を咀しゃく音測定装置で計測する手法(筋音測定(mechanomyography：MMG))，口蓋圧を計測する手法(ストレインゲージ圧力素子を挿入した人工口蓋を顎の歯に固定して咀しゃく)，咀しゃく力・咀しゃく圧・舌圧を測定する手法(ストレインゲージ圧力素子を挿入した義歯を装着，または咀しゃく測定用多点シートセンサを装着して咀しゃく)，下顎運動描記装置により破砕運動と磨砕運動のパターン計測する手法(mandibular kinesiograph：MKG))，咀しゃく音関連信号を波形解析する手法(音声の振動波形(周波数)解析，力-変形曲線の周波数解析(discrete Fourier transform：DFT)，スケール-時間解析(discrete wavelet transform：DWT)，フラクタル次元解析)，アコースティック・エミッション(acoustic emission：AE)法，食品が破壊する際の圧縮応力と音響信号を同時に計測)などがある。さらに，色や水分，粒子の大きさ等の形状なども食品テクスチャーの一つとして測定される。

一方，主観的評価法は官能検査(sensory evaluation)とよばれ，分析機器ではなくヒトの感覚を介して，食品の特性を表現し，さらに心理学，生理学，統計学などの手法を用いておいしさを数値化する方法である。

食品を食べるのはヒトであることから，食品のおいしさを評価するには，ヒトによる官能検査がよく用いられる。しかし，信頼あるデータを得るためには，パネル(官能検査をする人)の選定と教育，ならびに規定された設備・実験法などを遵守する必要がある。

〈参考文献〉

川端晶子：サイコレオロジーと咀嚼　食べ物のおいしさ－その文化と科学，建帛社(1995)
三浦　靖：「21世紀の調理学3　美味学」，建帛社(1997)
三浦　靖：「光琳選書4 食品とテクスチャー」，光琳(2003)
三浦　靖：食品のコクとは何か，恒星社厚生閣 (2021)

topic

米粉パン製造が容易ではない理由

米粉パンの製造において，パン用強力小麦粉の体積平均粒子径が58μm，多分散度が14(＝体積平均粒子径／数平均粒子径)であるのに対して，製菓・製パン用米粉のそれらは58μmおよび4というように，製菓・製パン用米粉の粒子径分布幅が狭くて粒子空間率が大きくてダイラタンシーを示すために，米粉パン生地に適切な粘塑弾性を付与するための水配合量を過剰にせざるを得ない。したがって，焼成後のパン内相の気泡壁の力学的強度が低下してしまい，冷却に伴ってパンが収縮して外相に皺が発生したり，側面が窪んだりする。したがって，米粉を汎用の食品素材にするためには，損傷でんぷん含量を減少させるのはもちろんのこと，粒子径分布を小麦粉のように幅広くなるように調整する必要がある。

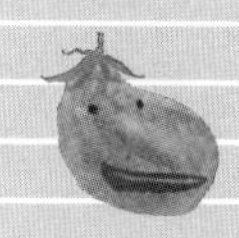

6章　食品の機能性

食品を構成する化合物には，健康機能をもつものが数多く存在する。

1　健康機能成分

食品には，ヒトの生命活動を維持するためのエネルギー源としての炭水化物や脂質，体たんぱく質の合成に必要なたんぱく質，それらのはたらきを維持したり，骨の形成に必要なミネラルやビタミンのような栄養機能がある。これを「食品の一次機能」という。一方，私たちは食品に栄養機能だけを求めているわけではなく，「おいしさ」も食品の重要な要素である。色，味，香り，テクスチャーなどの嗜好性に関係する食品の機能を「食品の二次機能」という。さらに食品成分には健康維持や向上に貢献するものも数多くあり，これらは「食品の三次機能」とよばれている。食品の一次，二次機能成分については古くから研究が行われていたが，近年，食品の三次機能を示す成分についても多くの知見が得られ，それらが実際の食品の特徴として消費者に示されるようになってきた。

食品の三次機能が注目されるようになってきた理由は，日本人をはじめ先進国の平均寿命の延長が大きく関わっている。わが国においても高齢者数は年々増加している。高齢者は筋力の低下(サルコペニア)などから活動量が低下し，骨折などの可能性も高い。また，食の欧米化に伴い脂質の摂取量の増加などから生活習慣病のリスクが高くなってきている。このような状況において，健康で長寿を目指すことは重要であり，そのためには薬に頼るのではなく，食により健康を増進することの重要性が認識されるようになってきた。

食品を構成する成分には水分，炭水化物，たんぱく質，脂質，ミネラル，ビタミン以外にも多くの化合物がある。特に，私たちが摂取している植物には，炭化水素，アルコール，アルデヒド，有機酸，テルペノイド，フェノール性物質，酸素複素環化合物，アミノ化合物，窒素複素環化合物，含硫化合物(または硫黄化合物)などきわめて多くの化合物が存在している。このような化合物のなかには，健康の維持・増進に寄与するものが多数存在している。古くから医食同源，薬膳の形で健康に関係するものとしてこのような化合物を含む食品は摂取されてきた。現在では，これら化合物の健康機能性について，科学的に根拠を示すことができるようになったものも少なくなく，健康機能性をもつ成分として積極的に摂取することができるようになってきた。

注意すべきは，これらはあくまで食品として摂取するのであり，医薬品のように劇的に効果が現れるものではない点である。食品中に含まれる健康機能性をもつ成分は，一般的に量が少なく，効果が表れるまでに時間がかかり，かつ継続的な摂取が必要となる場合が多い。また，食品という複雑な系のなかで，健康機能性を示す成分が他の成分とどのような相互作用を示すのか，医薬品とは異なる点にも注意を払う必要がある。

健康機能性成分は化合物の構造から分類することもあるが，健康維持の対象となる疾病ごとに分類されることが多い。すなわち整腸作用，骨密度の低下，血圧低下，血中コレステロール濃度低下，血中中性脂肪濃度低下，血糖値低下に対して機能する化合物ごとに分類される。ここでは後者の分類をもとに解説し，合わせて近年注目されているポリフェノールについても説明する。

（1） 整腸作用成分

整腸作用とは，排便回数や便性状の改善，または腸内菌叢バランスの改善をいう。このような作用をもつものとして，ヨーグルトのような発酵乳や乳酸菌飲料に含まれる乳酸菌，さらに納豆菌や酪酸菌などの生菌がある（表6-1）。乳酸菌の細胞表面にあ

表6-1　プロバイオティクスに用いられる菌種

Lactobacillus（乳酸桿菌，ラクトバシラス属） *L. bulgaricus, L. acidophilus, L. casei, L salivarius, L. gasseri, L. plantarum, L. rhamnosus, L. reuteri* など
Streptococcus（*Enterococcus* を含む）（乳酸球菌，ストレプトコッカス属，エンテロコッカス属） *E. faecalis, E. faecium, S. thermophilus* など
Lactococcus lactis（乳酸球菌，ラクトコッカス・ラクティス）
Bifidobacterium（ビフィズス菌，ビフィドバクテリウム属） *B. thermophilum, B. pseudolongum, B. animalis* など
Bacillus（バシラス属） *B. megaterium, B subtillis, B. cereus* など
Clostridium butyricum（酪酸菌）
酵　母 *Saccharomyces cervisiae*

topic

フレイル・ロコモティブシンドローム・サルコペニア

超高齢化社会では健康寿命の延伸が重要な課題である。加齢によりいろいろな臓器の機能や免疫力などの防御機構が低下するため，健康障害が誘発され要介護の必要性が高まる。「フレイル」とは健康な状態と要介護状態の間に位置する状態で，身体的，精神・心理的，社会的要因を含む。一方，加齢に伴い骨格筋，骨，関節，軟骨などの運動器に障害が起こり，運動機能が低下する場合がある。この状態を「ロコモティブシンドローム」という（わが国オリジナルの概念）。また，骨格筋量，筋力の低下減少による運動機能の低下を「サルコペニア」という。加齢によるロコモティブシンドロームは，フレイル状態となり要介護になる可能性が高く，健康寿命の延伸のためには運動機能をいかに維持するかが重要である。このような状態を予防，改善する食品成分の研究が現在盛んに行われている。良質なたんぱく質の十分量の摂取や分岐鎖アミノ酸（BCAA）の摂取が骨格筋量を増やし，サルコペニアを抑制することが知られている。また，プロテオグリカンなどの複合糖質が関節の劣化を防ぐことからロコモティブシンドロームを改善する作用がある可能性もある。さらにカルシウムの摂取や骨密度増加を促す食品成分も骨の健康を維持するために重要である。一方，ドコサヘキサエン酸（DHA）や γ-アミノ酪酸（GABA）が脳機能の改善を通じてフレイルを防ぐ可能性のある食品成分として報告されている。フレイル，ロコモティブシンドローム，サルコペニアの予防，改善には食品成分だけではなく運動も重要な要素であり，今後運動と食品による老化予防が重要になるであろう。

る糖結合性たんぱく質であるレクチンは，大腸の粘膜と結合しやすいため大腸粘膜上にとどまり増殖する。このため病原菌や腐敗細菌（悪玉菌）の繁殖を抑制するなど腸内微生物のバランスを改善することができる。

また，乳酸菌が生産する乳酸は大腸を刺激することから大腸の運動を活発にし，排便を促す。さらに最近では乳酸菌が免疫細胞を活性化し，抗体の産生を促進する研究結果も得られている。このような腸内微生物のバランスを改善することなどでヒトに対して有益にはたらくことができる生菌添加物をプロバイオティクスという。しかし，私たちが発酵乳などを摂取した場合には，胃酸により乳酸菌が死滅し効果が弱まることが考えられる。このような観点から耐酸性の乳酸菌が開発されている。

フルクトオリゴ糖や乳果オリゴ糖などのオリゴ糖（図6-1）にも整腸作用があるものがある。これは消化酵素で消化せずに大腸へ到達し，乳酸菌などの増殖因子となるためであり，プレバイオティクスとよばれる。

キチンやペクチンなどの難消化性多糖類は食物繊維としての機能がある。これらは糞便量の増加や水分の保持により便性状を改善する作用がある。

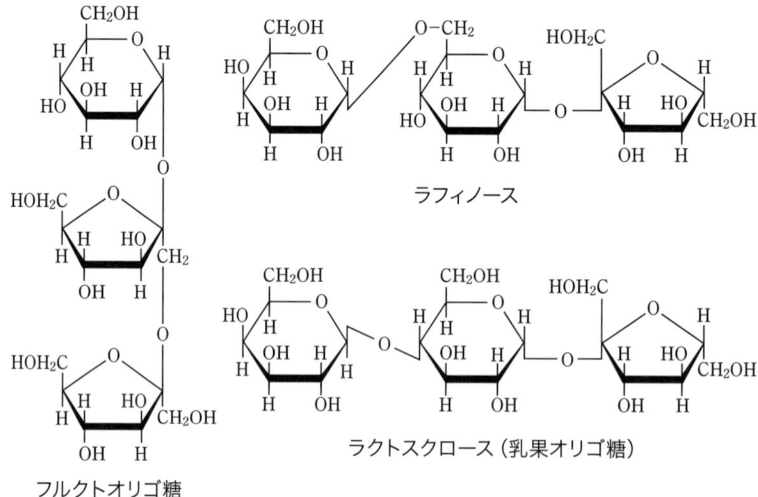

図6-1　代表的なオリゴ糖の構造

（2）　骨密度の減少を抑制する成分

骨はからだを支え，動かし，内臓を保護する役割だけではなく，血液成分や免疫系細胞を作り，カルシウムの貯蔵組織として体全体の細胞にカルシウムを供給する役割も担う。加齢に伴い，特に女性では閉経後に骨密度（骨を形成するカルシウムなどのミネラルがどのくらい含まれているかを示す指標）が減少し，骨折などを起こしやすくなる骨粗鬆症を発症しやすくなる。骨は常に作られ，壊される代謝回転をしている。骨密度を維持するためには，食事から必要量のカルシウムを吸収し，骨を作る（骨形成）活性を高くし，また骨を分解する（骨吸収）活性を低く抑える必要がある。しかし，加齢によるホルモンバランスの変化により，骨形成能力が低下し骨量の減少が起こりやすくなる。

カルシウムの摂取は，日本人の食事摂取基準（2020年版）において1日当たり成人男性（18～74歳）で750～800 mg，女性（18～74歳）で650 mgが推奨されている（表6-2）。

表6-2　1日当たりのカルシウムの食事摂取基準(2020年日本人の食事摂取基準概要)　(単位 mg/日)

性　別	男　性				女　性			
年齢等	推定平均必要量	推奨量	目安量	耐容上限量	推定平均必要量	推奨量	目安量	耐容上限量
0～5(月)	−	−	200	−	−	−	200	−
6～11(月)	−	−	250	−	−	−	250	−
1～2(歳)	350	450	−	−	350	400	−	−
3～5(歳)	500	600	−	−	450	550	−	−
6～7(歳)	500	600	−	−	450	550	−	−
8～9(歳)	550	650	−	−	600	750	−	−
10～11(歳)	600	700	−	−	600	750	−	−
12～14(歳)	850	1,000	−	−	700	800	−	−
15～17(歳)	650	800	−	−	550	650	−	−
18～29(歳)	650	800	−	2,500	550	650	−	2,500
30～49(歳)	600	750	−	2,500	550	650	−	2,500
50～64(歳)	600	750	−	2,500	550	650	−	2,500
65～74(歳)	600	750	−	2,500	550	650	−	2,500
75以上(歳)	600	700	−	2,500	500	600	−	2,500
妊　婦(付加量)					+0	+0	−	−
授乳婦(付加量)					+0	+0	−	−

出典：厚生労働省，日本人の食品摂取基準(2020)

しかし，実生活においてはこの基準に達していない場合も多い。カルシウムの吸収は小腸で行われ，小腸上部(空腸)ではビタミンDが関与する能動輸送で，小腸下部(回腸)では受動輸送で吸収される。カルシウムに限らずミネラルは一般的に可溶性の状態でないと吸収できない。カルシウムは，食事中のリン酸により小腸のpHである中性付近ではリン酸カルシウムを生成し不溶化しやすい。カゼインホスホペプチド(CPP)は，たんぱく質を分解する消化酵素でミルクに含まれるカゼインを加水分解した際に生成するホスホセリン残基に富むペプチドである。CPPは弱アルカリ性条件下においてもカルシウムを可溶化する作用があるため，小腸下部におけるカルシウムの吸収を促進する。

乳塩基性たんぱく質(MBP)は，乳清(ホエイ)から陽イオン交換樹脂を用いて調製されるラクトフェリンなどの塩基性たんぱく質の複合体である。MBPは骨を壊す破骨細胞の活性を低下させて骨吸収を抑制し，骨芽細胞の増殖を促進して骨形成を促進する作用を有することから，骨密度増加作用があることが報告されている。

女性ホルモンの一つであるエストロゲン(卵胞ホルモン)は，細胞内のエストロゲン受容体に結合することで女性生殖器の発育，二次性徴促進，排卵誘発などさまざまな作用を示すが，骨吸収を抑制する作用もある。したがって，閉経によるエストロゲンの分泌減少は，骨粗鬆症を誘発しやすくする。大豆に含まれるイソフラボン(ダイゼイン，ゲニステイン，グリシティン)には弱いエストロゲン活性が認められる。イソフラボンは，グルコシル配糖体などの配糖体として存在し，腸内細菌により糖がはずれアグリコンとして吸収されるが，ダイゼインは腸内細菌によりエストロゲン活性の強いエクオール(図6-2)に代謝され吸収される。エクオールの産生は腸内フローラにより異なるため，イソフラボンのエストロゲン活性には個人差がある。このようなことから，エクオール産生菌やエクオールを含む食品の摂取が閉経後女性の骨粗鬆症予防効果を期待でき，注目されている。

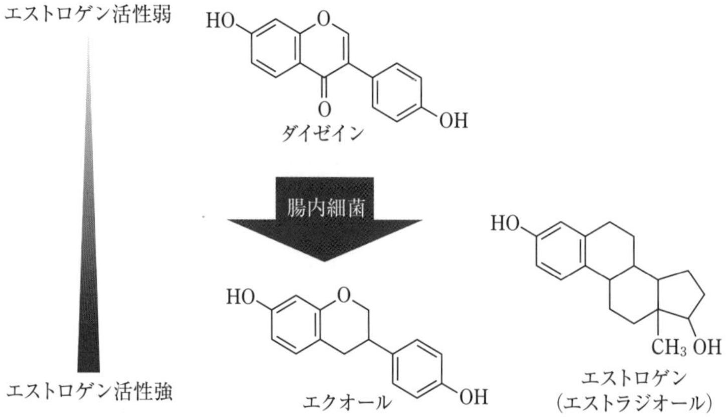

エストロゲン活性弱
ダイゼイン
腸内細菌
エクオール
エストロゲン活性強
エストロゲン
(エストラジオール)

図6-2　エクオールの産生

(3)　血圧低下成分

加齢や疾病により血圧の上昇がみられるケースが多く，心疾患などのリスクが高くなることがよく知られている。疫学的研究により，食塩の摂取量と血圧の間には正の相関があり，食塩(ナトリウム)の摂取量の低減が血圧の上昇抑制の大切な方法である。「日本人の食事摂取基準(2020)」においては，推定平均必要量は成人男女でナトリウムとして1日当たり600 mg，食塩として1.5 gで，食塩摂取の目標量は男性で1日当たり7.5 g未満，女性で6.5 g未満とする値が示されている。しかし，食塩は味を構成するきわめて重要な成分であり，日常の食事において目標量を超えてしまうことが多い。食塩の摂取制限により臨床的にも血圧低下が認められていることから，食塩の摂取を少なくしておいしさを保つ食品が必要である。うま味成分であるグルタミン酸ナトリウムの存在で食塩が少なくてもおいしさを保つことができる。実際の食生活においても，うま味成分が含まれる「だし」はおいしさを引き出すために重要であるが，食塩摂取量の点からも活用すべきである。

酢の成分である酢酸にも血圧低下作用が認められている。やや血圧が高いヒトで適量摂取により血圧の低下が報告されている。このメカニズムはレニン-アンジオテンシン系の阻害作用であると考えられている。肝臓や脂肪細胞で生産されたアンジオテンシノーゲンとよばれるペプチドを腎臓から分泌されるたんぱく質分解酵素のレニンが分解し，アンジオテンシンIを生成する。アンジオ

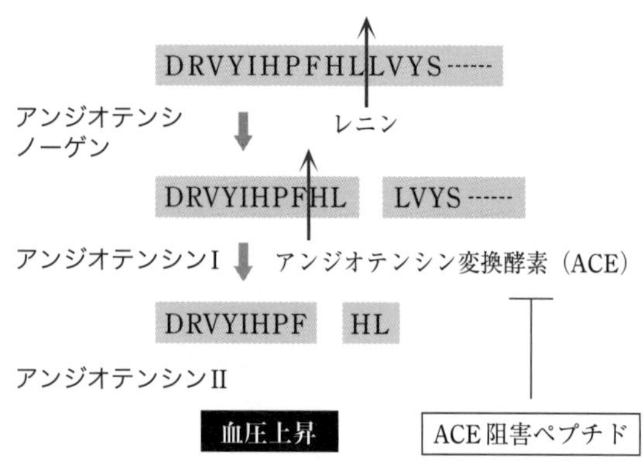

図6-3　アンジオテンシン変換酵素阻害剤の作用機構

テンシンⅠはさらにアンジオテンシン変換酵素(ACE)によりアンジオテンシンⅡに分解され，このアンジオテンシンⅡが腎臓に作用すると水分の再吸収を抑制することから血圧が上昇する(図6-3)。この系(レニン-アンジオテンシン系)においてアンジオテンシン変換酵素を阻害をするペプチドが食品から見出されている。かつお節，いわしなどのたんぱく質を部分加水分解して得られたペプチドに効果が認められている。

(4) 血中コレステロール濃度低下成分

血中コレステロール，特に低密度リポタンパク質(LDL)の増加は動脈硬化や脳血管障害などの危険因子としてよく知られている。医薬品ではコレステロールの合成における律速段階であるHMG-CoA還元酵素の阻害剤であるスタチン系化合物が高LDL血症で処方される。コレステロールの代謝を考えた場合，血中コレステロール濃度は，食事コレステロール，体内におけるコレステロール生合成，コレステロールの排泄と再吸収が変動要因となる。したがって，食事中からのコレステロールの摂取を減らすのが最も簡単な食事による血中コレステロール濃度低下の方法である。

大豆たんぱく質の摂取は血中コレステロール濃度を低下させることができる。大豆たんぱく質の消化産物であるペプチドが，コレステロールの代謝産物である胆汁酸を吸着し，再吸収されずに糞便として排泄されやすくするためである。また，大豆たんぱく質のアミノ酸組成も関係すると言われている。この作用をもとに血中コレステロール濃度を低下させる目的でさまざまな大豆たんぱく質食品が開発されている。

コレステロールは小腸において胆汁酸とのミセルを形成して吸収される。植物ステロールとして知られているβ-シトステロール，カンペステロールなどは，食事として摂取すると胆汁酸とのミセルにおいてコレステロールが植物ステロールに置換されることからコレステロールの吸収を抑制することが明らかにされている(図6-4)。現在，植物ステロールを含む食用油が市販されている。

そのほか，キトサンや食物繊維もコレステロールを吸着することから，コレステ

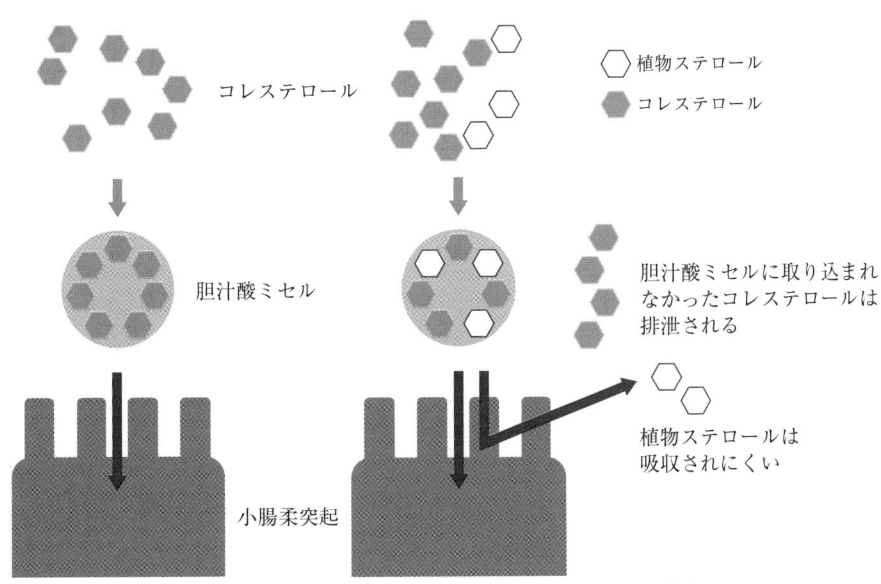

図6-4　植物ステロールのコレステロール吸収抑制機構

ロールの吸収を抑制するとともに排泄の促進の機能がある。

しかし，コレステロール代謝においては代謝のフィードバックがあり，血中コレステロール濃度の低下によりコレステロール合成が活発になる。食事成分で血中コレステロール濃度が低下しない場合には，コレステロールの生合成を阻害する医薬品が必要となる。

（5） 血中中性脂肪濃度低下成分

血中の中性脂肪（トリアシルグリセロール）濃度の増加は，動脈硬化や脂肪肝との関連が強いため，血中のLDLと同様に適正な値を保つことが望ましい。肥満や運動不足，飲酒に伴い増加することがあるが，運動習慣をつけることや脂質や炭水化物の少ない食事に心がけると減らすことが可能である。

炭素数が8個のカプリル酸（C8：0），10個のカプリン酸（C10：0）は中鎖脂肪酸とよばれているが（図6-5），これらを構成脂肪酸とする油脂（パーム核油，やし油に多い）は，一般の食用油を構成している炭素数16以上の脂肪酸（長鎖脂肪酸）と異なり，小腸から直接門脈を経て肝臓に入り，分解される。したがって，中鎖脂肪酸を多く含む油脂は脂質生合成の基質にならないために体脂肪の減少，血中中性脂肪濃度の減少が期待できる。

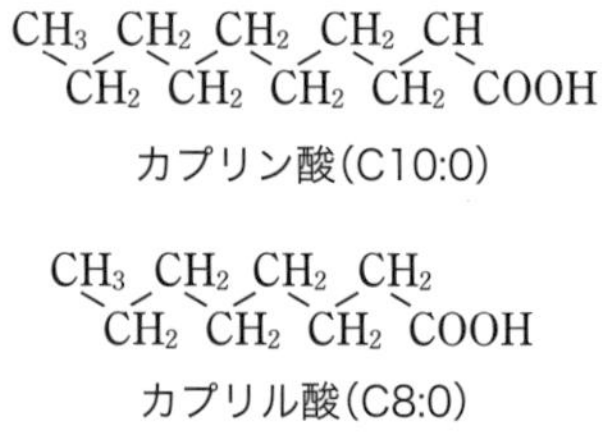

CH_3 CH_2 CH_2 CH_2 CH
CH_2 CH_2 CH_2 CH_2 COOH
カプリン酸（C10:0）

CH_3 CH_2 CH_2 CH_2
CH_2 CH_2 CH_2 COOH
カプリル酸（C8:0）

図6-5　中鎖脂肪酸の構造

エネルギーが不足するような状態では貯蔵されている中性脂肪が酸化され消費される。カテキンやイソケルシトリンなどのポリフェノール（（7）参照）には脂肪酸を酸化する系（β-酸化）を活性化する作用が認められている。したがって，これらの摂取で貯蔵脂肪を減らす可能性がある。

食事性脂肪（トリアシルグリセロール）は，消化管内で肝臓から分泌された胆汁酸で乳化され，膵液に含まれる膵リパーゼにより加水分解され，モノアシルグリセロールになった後，小腸から吸収される。カテキンが重合したポリフェノール（プロアントシアニジン）はリパーゼを阻害する作用があるため，このようなポリフェノールの摂取で脂質の吸収を抑制することができる。

（6） 血糖値低下成分

糖尿病は，インスリンの分泌不足あるいは細胞のインスリン応答性の低下により，グルコースの分解が低下し，逆に糖新生が促進されることで血中や組織中のグルコース濃度（血糖値）が増加する典型的な生活習慣病である。その結果，からだのいろいろな組織において組織たんぱく質が糖化（グリケーション）され，それが蓄積して細胞機能が顕著に低下する。

具体的には糖尿病性網膜症，糖尿病性腎症，糖尿病性神経症など生活の質を極度に低下させる糖尿病合併症が問題となってくる。糖尿病の発症は毎日の生活内容が大きく関わり，過食や運動不足が原因となることが多い。このため，食事制限や運動療法などが処方されることが多い。動物実験においては，インスリンと同じような作用をもつ食品成分について多くの研究があるが，ヒトに対して効果を証明した研究は少ない。一方，食後の血糖値を上げないことは，インスリンの節約につながる。そこで糖質の消化・吸収を遅らせる方法が考えられる（図6-6）。

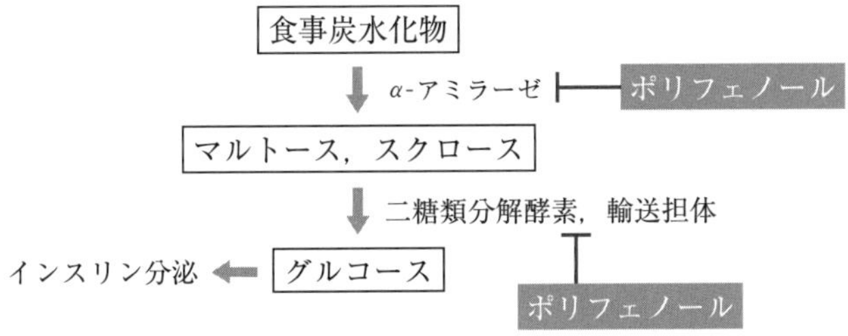

図6-6　糖質消化酵素のポリフェノールによる阻害

グアバ茶ポリフェノールはα-アミラーゼの阻害が認められる。また桑葉に含まれる1-デオキシノジリマイシン（図6-7）は，グルコースの類縁体（アナログ）であり，でんぷんの消化で生じるマルトースを加水分解するマルターゼを阻害することが報告されている。

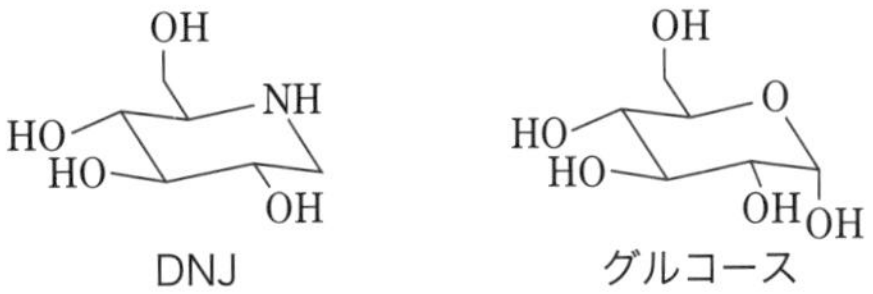

DNJ　グルコース

図6-7　1-デオキシノジリマイシン（DNJ）の構造

（7）ポリフェノールの健康機能性

健康機能性成分としてポリフェノールが最近話題になっている。今まで述べてきた各種病態の緩和効果を有する食品成分にもポリフェノールが多くみられる。ここではポリフェノールの健康機能性についてまとめてみる。

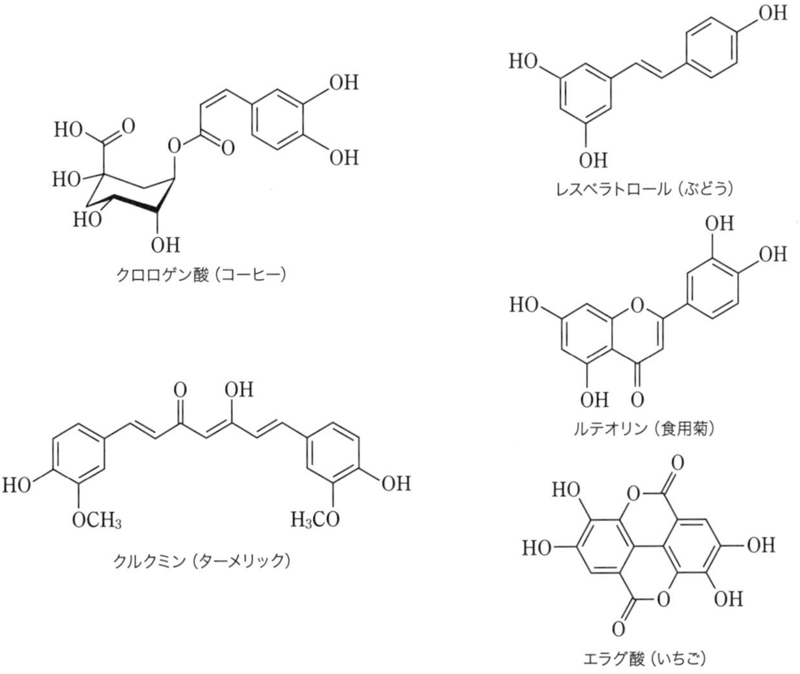

クロロゲン酸（コーヒー）

レスベラトロール（ぶどう）

ルテオリン（食用菊）

クルクミン（ターメリック）

エラグ酸（いちご）

図6-8　ポリフェノールの例

ポリフェノールとは，ベンゼン環に複数個のフェノール性水酸基を有する化合物の総称である。多くの種類のポリフェノールが食品成分，特に植物性食品成分から見出されている（図6-8）。これは移動できない植物の生体防御物質，例えば，植物体に対する抗菌物質や紫外線防御物質としてポリフェノールが存在するためである。これまでポリフェノールは色素や味覚物質としての研究が進められてきたが，近年，ポリフェノールの健康機能性について多くの知見が得られてきている。

ポリフェノールは，複数個のフェノール性水酸基を有するため，不対電子であるフリーラジカル（X･）に水素ラジカルを供与して，フリーラジカルを消去することができる（図6-9）。フリーラジカルは分子の熱分解，光分解，放射線分解によって化学結合が切断されて生じるが，酸素分子もラジカルとなる。一般的な安定な酸素分子（三重項酸素）は電子が付加されることによりスーパーオキシドアニオンラジカル（$O_2^-\cdot$），過酸化水素を経てヒドロキシルラジカル（HO･）を生成する（図6-10）。スーパーオキシドアニオンラジカルとヒドロキシルラジカルは化学反応性がきわめて強く，生体物質を容

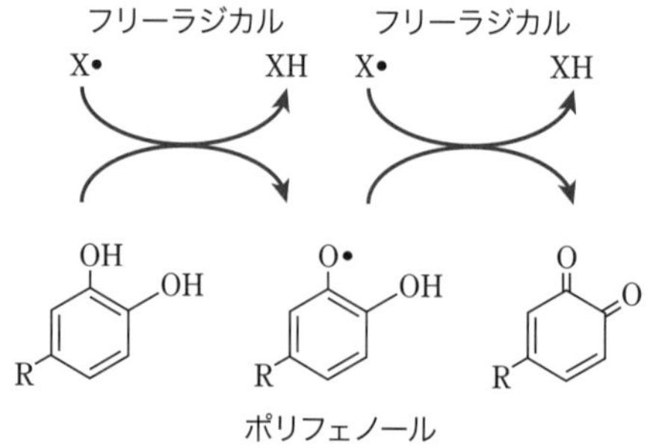

フリーラジカル X• XH　フリーラジカル X• XH

ポリフェノール

図6-9　ポリフェノールのラジカル捕捉機構

$O_2 \xrightarrow{e^-} O_2^-\cdot \xrightarrow{e^-} H_2O_2 \xrightarrow{e^-} HO\cdot \xrightarrow{e^-} H_2O$

スーパーオキシドアニオンラジカル　過酸化水素　ヒドロキシルラジカル

図6-10　活性酸素種

カテキン類

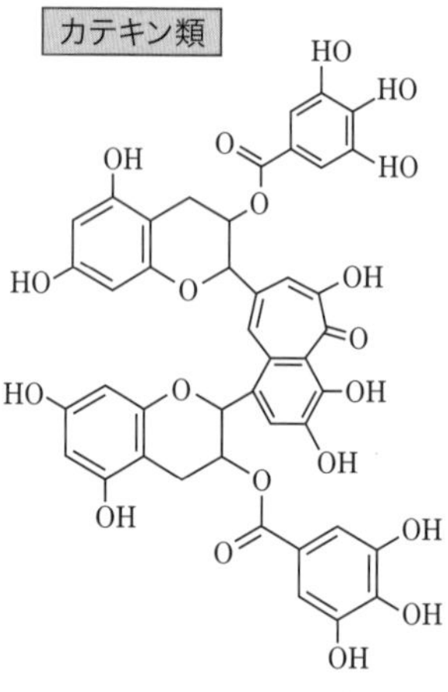

テアフラビンジガレート（紅茶）

アントシアニン類

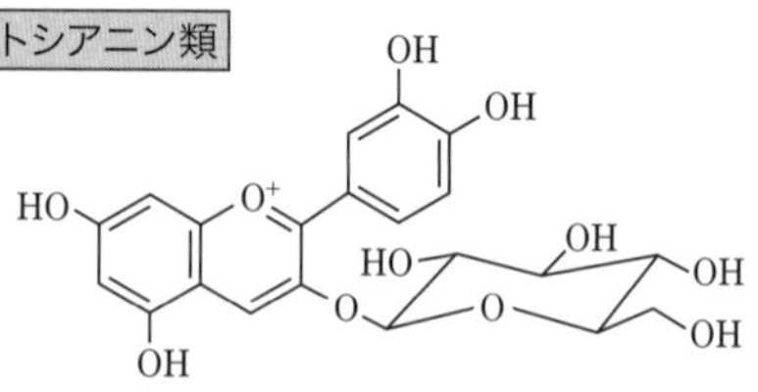

シアニジン-3-グルコシド（ブドウ）

フラボノール類

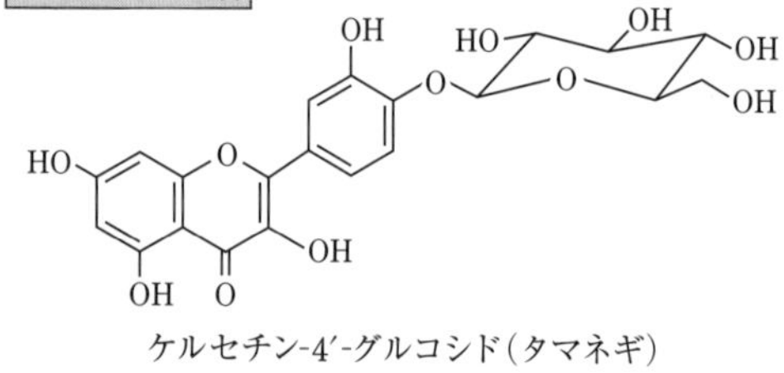

ケルセチン-4′-グルコシド（タマネギ）

イソフラボン類

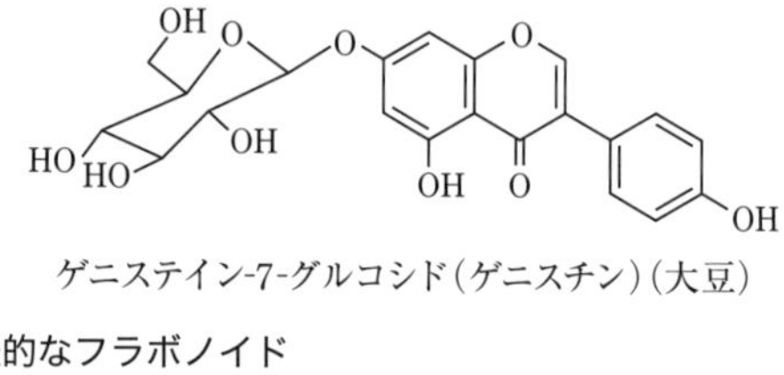

ゲニステイン-7-グルコシド（ゲニスチン）（大豆）

図6-11　代表的なフラボノイド

易に酸化する。このような酸素を活性酸素(種)という(広義の活性酸素種には脂質過酸化物ラジカルなども含まれる)。活性酸素により酸化修飾された生体物質は細胞機能を低下させ，種々の疾病の原因となる可能性がある。生体内には活性酸素を消去するスーパーオキシドジスムダーゼ，グルタチオンパーオキシダーゼなどの抗酸化酵素もあるが，食品成分による活性酸素の消去も無視できない。活性酸素を消去する食品成分としては，ビタミンC，ビタミンE，カロテノイドなどがよく知られているが，ポリフェノールも活性酸素を消去する活性が高い。

ポリフェノールのなかでも C_6-C_3-C_6構造を有するフラボノイドは，健康機能性に関する研究が進んでいる。図6-11に示すように，フラボノイドにはカテキン，アントシアニン，フラボノール，イソフラボンなど多くの構造があり，それぞれに水酸基や糖が結合しているので，きわめて多数の種類がある。そのなかでも緑茶に多く含まれるカテキン類は健康機能性がよく知られている。カテキンにはいくつかの種類(図6-12)があるが，エピガロカテキンガレート(EGCg)が最も量が多い(煎茶で乾物中7～8%)。これらのフラボノイドには，その構造で強弱があるが抗酸化性が認められている。多くの疾患に何らかの形で活性酸素が関係している。特に，生活習慣病である脂質異常症や糖尿病においては，活性酸素による生体分子の修飾が病態の発症や進行に密接に関連している。

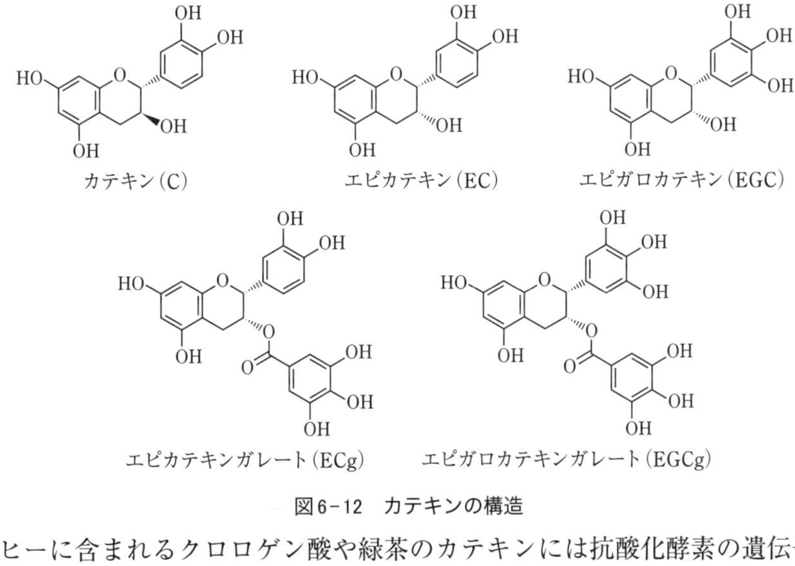

カテキン(C)　エピカテキン(EC)　エピガロカテキン(EGC)

エピカテキンガレート(ECg)　エピガロカテキンガレート(EGCg)

図6-12　カテキンの構造

コーヒーに含まれるクロロゲン酸や緑茶のカテキンには抗酸化酵素の遺伝子発現に関与するNrf2とよばれる核内転写因子を活性化する作用も認められている。このように，ポリフェノールにはそれ自身の抗酸化性と抗酸化酵素の遺伝子発現に対する作用の両面から生体への酸化ストレスを軽減することで，疾病の病態緩和に効果がある可能性も考えられる。

フラボノイドのようなポリフェノールには，抗酸化性とは別の機構で病態の緩和に効果がある場合もある。カテキン類は，マスト細胞からのヒスタミン遊離，チロシンのリン酸化の阻害により，アレルギーや炎症に対して抑制的にはたらくことが知られている。また，脂質代謝についてもコレステロール吸収を阻害することで正常化する作用が知られている。さらに，カテキン類は脂肪酸の酸化に関わるβ-酸化系を活性化することも報告されている。一方，ポリフェノールには糖質や脂質の消化・吸収に関与する酵素を阻害することで，糖や脂質の吸収を抑制するはたらきがあるものもある。

ポリフェノールの健康機能性を考えるうえで重要な点に，ポリフェノールの吸収の問題がある。栄養成分の消化・吸収の段階に作用する場合を除き，食事性ポリフェノールが生体に作用するためには，吸収されなくてはならない。しかし，一般的にポリフェノールの吸収はよくない。多くのポリフェノールはグルコースやラムノースなどの糖とグリコシド結合し，配糖体となっている（カテキン類を除く）。配糖体は，大腸で微生物により分解されてポリフェノール（アグリコンという）の形で吸収される。また，小腸で一部は配糖体として，あるいは小腸のβ-グルコシダーゼで糖が外れて小腸の細胞から吸収される。吸収されたポリフェノールは肝臓などで硫酸やグルクロン酸との結合（抱合体化）およびメチル化反応がおこり，最終的に尿から排泄される（図6-13）。したがって，*in vitro* でポリフェノールに効果が認められても，*in vivo* では吸収されにくい場合や，抱合体化されたものは活性が弱いということもある。

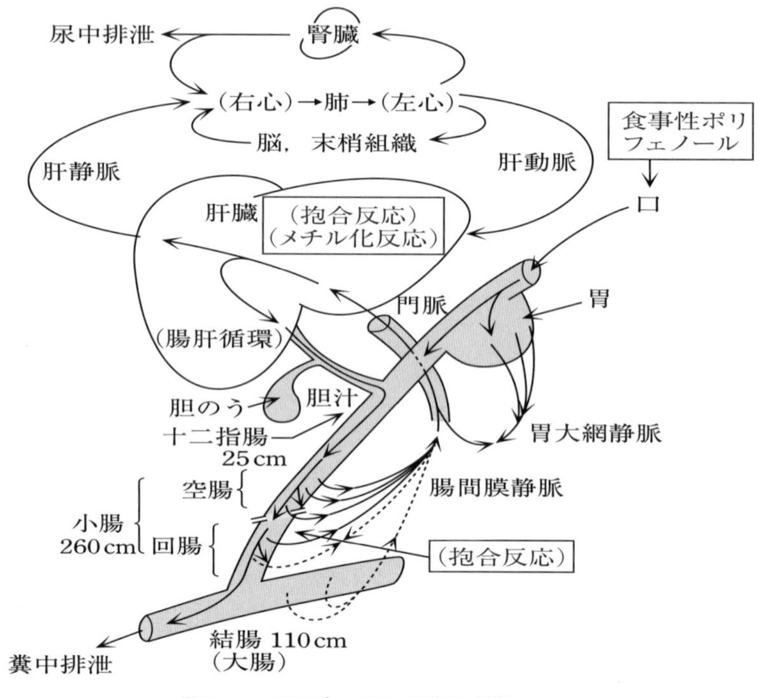

図6-13　フラボノイドの吸収と代謝

出典：宮澤陽夫，「化学と生物」，38，104-114(2000)より一部改変

〈参考文献〉

吉田勉監修，佐藤隆一郎，長澤孝志編著：「わかりやすい食品機能栄養学」，三共出版(2010)
吉田勉監修，早瀬文孝，佐藤隆一郎編著：「わかりやすい食品化学」，三共出版(2008)
大庭理一郎，五十嵐喜治，津久井亜紀夫編著：「アントシアニン－食品の色と健康－」，建帛社(2003)

保健機能食品とは，医薬品と一般的な食品の間に位置する食品である。

2　栄養機能食品・特定保健用食品

昨今，食品成分の健康機能性が認識されるようになってきたが，食品と医薬品は厳密に法的に区分されている。食品は医薬品のように疾病を治癒できることを製品にうたうことはできない。医薬品は薬事法に基づき，日本薬局方に記載されていて，ヒトや動物の疾病の診断，治療，予防を目的としたものをいう。したがって，その摂取により確実に効果が得られなくてはならないので，成分，薬効・薬理などについて，多くの科学的根拠に基づき検証されている。それらの根拠に基づき，国から承認されはじめて医薬品として利用できる。食品において，薬効を示すことは原則的にはできず，示した場合は薬事法違反となる。しかし，いくつかの食品(成分)においては，科学的な根拠を示したうえで健康機能(保健機能)を示すことができる。これが保健機能食品制度である。すなわち，保健機能食品とは医薬品と一般的な食品(いわゆる健康食品も含む)の間に位置する食品である。これは，食生活の多様化に伴い，消費者へ情報提供をすることを目的としたものであり，平成13年に制度化された。保健機能食品には，「栄養機能食品」，「特定保健用食品」があり，さらに平成27年度から「機能性表示食品」が加わった。また，病者用食品など特別な用途の食品については特別用途食品制度が設けられ，これには「病者用食品」，「妊産婦，授乳婦用粉乳」，「乳児用調製乳」，「えん下困難者用食品」，および「特定保健用食品」がある。「特定保健用食品」は両制度にまたがっている食品になる。(図6-14)。

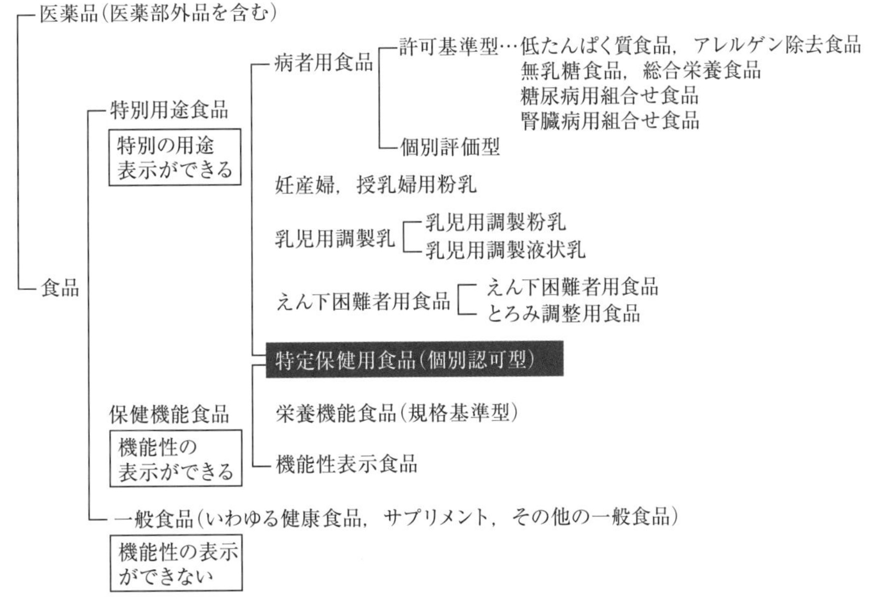

図6-14　特定保健用食品の位置づけ

「栄養機能食品」は，通常の食事からでは不足するような食品成分を補うための食品であり，後述するサプリメントの一種にあたる。1日当たりの摂取量が，国が定めた規格に適合している場合，その栄養成分の機能の表示ができる。具体的には，いくつかのミネラル類，ビタミン類およびn-3系脂肪酸が該当する(表6-3)。摂取の目安

表6-3　規格基準が定められている栄養成分

ミネラル類	ビタミン類	脂肪酸
カルシウム，亜鉛，銅，鉄 マグネシウム，カリウム	ナイアシン，パントテン酸，ビオチン， ビタミンA，ビタミンB_1，ビタミンB_2， ビタミンB_6，ビタミンB_{12}，ビタミンC， ビタミンD，ビタミンE，ビタミンK，葉酸	n-3系脂肪酸

量，どのような栄養機能があるのかを示した「栄養機能表示」と摂取量や乳幼児・小児への摂取を避けるといった「注意喚起表示」が定められている。

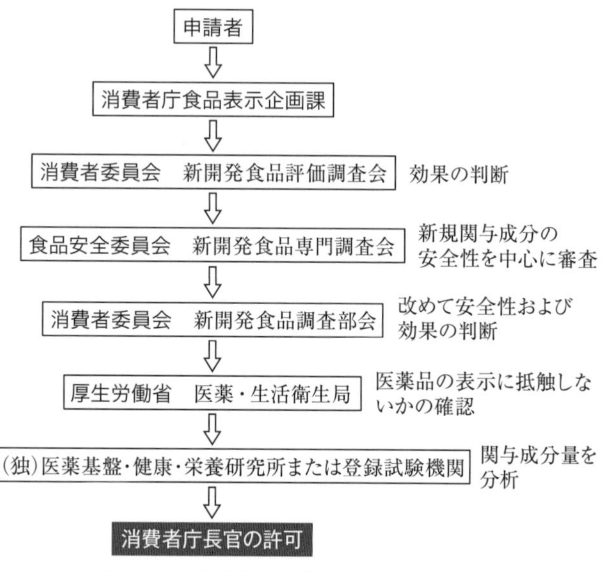

図6-15　特定保健用食品の許可に至る経過

「特別用途食品」のうち，「特定保健用食品」は，近年特に注目されている。これは，健康機能性を有する成分を含む食品であり，いくつかの特定の健康機能(保健機能)に使えるということを製品に表示できる食品である。保健機能は疾病を治癒するというものではなく，体の調子を整える，不適切な生活習慣による健康リスクの低減という機能である点に注意しなくてはならない。「特定保健用食品」は，身体の生理機能などに影響を与える特定の成分を含んだ食品の，有効性，安全性，品質などの科学的根拠を示して，国の厳しい審査・評価のもとに 国より表示が許可され(図6-15)，製品に消費者庁許可の表示をすることができる(図6-16)。保健機能として，整腸，コレステロール調節，血圧調節，ミネラル吸収と骨・歯の健康，血糖値調節，血中中性脂肪・体脂肪上昇抑制といった機能が挙げられ，令和4年6月現在で1,050品目以上が許可されている。

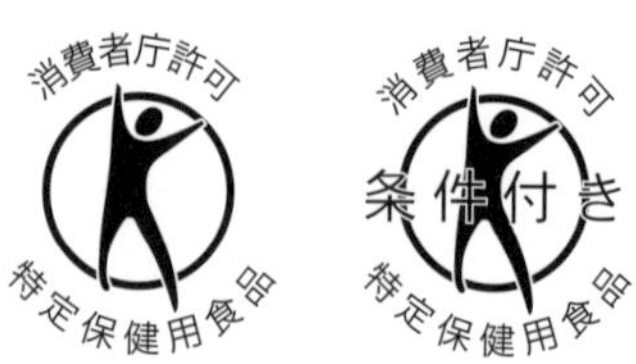

図6-16　特定保健用食品と条件付き特定保健用食品のマーク

「条件付き特定保健用食品」は有効性の科学的根拠が特定保健用食品のレベルに届かないものの，一定の有効性が確認された食品を，限定的な科学的根拠であるという表示条件付きで許可されたものであり，平成26年に制定された。科学的根拠は不十分であるがある保健機能に対して適している可能性がある食品ということになる。また，これまでの許可件数の実績が多く，それにより科学的根拠が蓄積したと考えられるものについては「特定保健用食品(規格基準型)」として許可される。さらに「特定保健用食品」のうち，関与する成分を摂取することによる疾病のリスクの低減が医学的・栄養学的に認められ確立されているもののみ，疾病のリスクを低減させるのに役立つことから「特定保健用食品(疾病リスク低減表示)」と表示することが認められている。

「機能性表示食品」は，食品の製造会社の責任において，その食品に含まれる特定の成分について科学的根拠に基づいた健康機能性を表示することができる制度である。販売前に安全性と機能性の根拠に関する情報などを消費者庁に届けなくてはならないが，特定保健用食品とは異なり国の審査はない。

通常の食品では不足する栄養素を補う目的の食品を「サプリメント」という。

3 サプリメント

日本人の食事摂取基準(2020年)では，カルシウムの摂取推奨量は18～29歳の男性で1日800mg，女性で650mgである(表6-2)。また，食物繊維は18歳以上の男性で1日21g以上，女性で18g以上が目標量とされている。しかし，これらの栄養素は実生活ではその値に届いていないことから，不足分を補うことで，健康上のリスクを減らすことができる。ところが，「サプリメント」として販売されている製品の多くに不足を補う目的ではなく，「健康食品」と同じように保健機能的な意味合いをもたせたものが少なくない。これらについては，科学的根拠のあるものもあるが，根拠が不十分，あるいは全くないものもある。さらに不足する成分の補給ではなく漫然と「サプリメント」を摂取すると，ある食品成分について過剰摂取となることもあり得るので注意が必要である。食生活の基本はよいバランスであり，不足しがちの成分は積極的に摂取する努力が必要である。安易にサプリメントに頼ることなく，バランスのよい食生活に心がけるべきであろう。

〈参考文献〉

城西大学薬学部医療栄養学科編著：「保健機能食品・サプリメント」，株式会社カザン(2006)

topic

抗老化と食品

生活習慣病や整腸などに対する食品成分の健康機能性に関する研究に加えて，新しい分野への有効性を念頭においたアプローチも行われている。例えば，その一つに，加齢に伴う身体の変化や機能の低下，すなわち「老化」がある。現在のところ，「老化」を止める方法はないが，加齢に伴う機能低下を遅くする試みが多くなされている。糖尿病は，高血糖が持続するためにたんぱく質の糖化(グリケーション)が進展し，分解されにくいグリケーション後期段階生成物(AGE)が腎臓などに蓄積され，糖尿病性腎症などの合併症の原因となる。グリケーションは，非酵素的な反応であり，糖尿病のように反応物(グルコース)が多ければ進行が速いが，時間も反応のファクターとなる。すなわち，加齢という長い時間の間に次第に組織にAGEが蓄積されてくる。その結果，細胞機能の低下が起こる。一方，ポリフェノールには抗酸化作用だけではなく，抗糖化作用があることが明らかにされている。このような観点から，食品成分による「抗糖化」が「抗老化」につながる可能性がある。他に，紫外線を浴びる皮膚では，活性酸素による傷害と同時にグリケーションも進むため，老化による変化が明瞭に表れやすい。健康機能性に対する食品成分だけではなく，皮膚科学，化粧品の側面からの食品が注目されている。

索　引

と

な

に

ぬ

ね

の

は

ひ

ふ

執筆者紹介

編著者

遠藤　泰志（えんどう　やすし）

東京工科大学　応用生物学部教授
東北大学農学部食糧化学科卒業
東北大学大学院農学研究科食糧化学専攻博士課程後期修了　農学博士
東北大学農学部助手，助教授を経て現職
主要著書「油脂の科学」（朝倉書店）

池田　郁男（いけだ　いくお）

東北大学　名誉教授
東北大学大学院農学研究科特任教授（客員）
九州大学農学部食糧化学工学科卒業
九州大学大学院農学研究科食糧化学工学専攻博士後期課程修了　農学博士
九州大学農学部助手，助教授，東北大学農学部教授を経て現職
主要著書「栄養機能化学」（朝倉書店），「食品分析学」（培風館）

著　者

梶原　一人（かじわら　かずひと）　東京工科大学　名誉教授
阿部　周司（あべ　しゅうじ）　新潟食料農業大学　食料産業学部講師
西田　芳弘（にしだ　よしひろ）　千葉大学　園芸学部教授
西川　正純（にしかわ　まさずみ）　宮城大学　食産業学群教授，理事兼副学長
保科　由智恵（ほしな　ゆちえ）　仙台青葉学院短期大学　栄養学科助手
下山田　真（しもやまだ　まこと）　静岡県立大学　食品栄養科学部教授
白川　仁（しらかわ　ひとし）　東北大学　大学院農学研究科教授
駒井　三千夫（こまい　みちお）　東北大学　名誉教授・特任教授（客員）
湊　健一郎（みなと　けんいちろう）　名城大学　農学部教授
宮澤　陽夫（みやざわ　てるお）　東北大学　名誉教授・未来科学技術共同研究センター教授
仲川　清隆（なかがわ　きよたか）　東北大学　大学院農学研究科教授
小原　章裕（おはら　あきひろ）　名城大学　学長
矢部　富雄（やべ　とみお）　岐阜大学　応用生物科学部教授
丹羽　利夫（にわ　としお）　修文大学　健康栄養学部准教授
三浦　靖（みうら　まこと）　岩手大学　農学部教授
長澤　孝志（ながさわ　たかし）　岩手大学　名誉教授
伊藤　芳明（いとう　よしあき）　岩手大学　農学部准教授

章　順

新編　基礎食品学

初版発行　　2023年３月30日

編著者　遠藤　泰志
　　　　池田　郁男

発行者　森田　富子
発行所　株式会社 アイ・ケイ コーポレーション
　　　　東京都葛飾区西新小岩４-37-16
　　　　メゾンドール I&K ／〒124-0025
　　　　TEL 03-5654-3722, 3番
　　　　FAX 03-5654-3720番

表紙デザイン　㈱エナグ　渡部晶子
組版　㈲ぷりんてぃあ第二／印刷所　㈱エーヴィスシステムズ

ISBN978-4-87492-387-0 C3077